Adolf
Voegeli

Warum
so
krank?

Adolf Voegeli

Warum so krank?

Erfahrungen
und Erkenntnisse
aus 55 Jahren
ärztlicher Praxis

Verlag Ronald Schindler

Herstellung Books on Demand GmbH, Norderstedt
Umschlag: Illustration Claudia Becker

ISBN 3-9802838-1-X

INHALTSVERZEICHNIS

Vorwort

Hiermit übergebe ich mit 81 Jahren mein wahrscheinlich letztes größeres Werk der Öffentlichkeit. Es enthält die Erfahrungen und Erkenntnisse aus 55 Jahren ärztlicher Tätigkeit, die ersten zwei Jahre als Landarzt in einem schweizerischen Gebirgskanton, dann zehn Jahre Praxis als Facharzt für Radiologie und Radiumtherapie, hierauf, unbefriedigt angesichts der schulmedizinischen Methoden, Aufgabe dieser Tätigkeit und eifriges Suchen nach Besserem, schließlich Vertrautwerden mit der Homöopathie und deren Ausübung während nahezu 40 Jahren.

Stets nach dem Goethewort handelnd „Wer immer strebend sich bemüht, den können wir erlösen" war es mir nie darum zu tun, eine große Klientele zu haben, sondern ich reservierte mir immer hinreichend Zeit, um die Resultate meiner Behandlungen kritisch zu betrachten, darüber nachzudenken und Erkenntnisse zu gewinnen, was eigentlich im lebenden Organismus während einer Krankheit alles passiert, was eine Krankheit ist, welche ihre Ursachen sein können, wo infolgedessen die Behandlung ansetzen und was sie bzwecken muß. In Ferien und Nachtstunden schrieb ich meine Bücher, in denen die gewonnenen Erkenntnisse aufgezeichnet sind.

Erfahrungen, kritisches Sichten und Studium der Schriften insbesondere früherer Ärzte haben mich zu Schlüssen geführt, die sehr verschieden von denen der Schulmedizin, in vielen Punkten gar das Gegenteil dessen sind, was die Schule behauptet. Das mag manchen Leser zunächst befremden, doch rate ich ihm, dennoch aufmerksam weiter zu lesen.

Das erste und letzte Drittel des Buches bestehen hauptsächlich aus Kapiteln, die neu verfaßt und bisher nirgendwo veröffentlicht wurden. Im mittleren Drittel fanden vorwiegend Artikel Platz, die ich früher in medizinischen Zeitschriften publiziert habe, weil man mich aufgefordert hatte, diese einmal zusammenhängend herauszugeben. Da die früheren Publikationen in langen Intervallen erfolgten, sodaß ich annehmen mußte, daß frühere Leser, zumal man heute häufig oberflächlich hinwegliest, inzwischen manches vergessen hatten, konnte ich nicht umhin, einige Punkte aufzufrischen. Daraus ergeben sich gewisse Wiederholungen, die auszumerzen ich mich so gut wie möglich bemühte. Ich muß gestehen, daß dies nicht immer möglich war; ich hätte sonst den ganzen Artikel umarbeiten müssen. Hier bitte ich den Leser um Nachsicht.

Andererseits sind gewisse Wiederholungen nicht nutzlos, vielmehr dringend notwendig, zumal vieles im vorliegenden Werk für den Leser unbedingt neu ist. Manches wird ihm zunächst unglaublich erscheinen; es ist oft das Gegenteil dessen, was man heute auf medizinischen Kongressen, in medizinischen Handbüchern, wissenschaftlichen und populären Inhalts und erst recht in meist von wenig erfahrenen Ärzten verfaßten Artikeln in Magazinen und Tageszeitungen, an Vorträgen hört. Der Leser könnte das Neue womöglich nicht gleich erfassen, wenn er es nur einmal zu lesen bekäme; er kann es erst dann begreifen, wenn es ihm mehrmals und jeweils unter verschiedenen Aspekten und verschiedenen Gestalten zu Gemüte geführt wird.

Der einseitig orientierte Leser, der ununterbrochen mit den panagyrischen Behauptungen von „schwindelerregenden Fortschritten" der Medizin gefüttert wird, also immer wieder der Propaganda-Dampfwalze der dividendenhungrigen pharmazeutischen Industrie und der Medizin selbst ausgesetzt ist — dessen Geist ist in der Regel derart in diesen Gedankengängen festgefahren, daß es der verschiedenartigen Anstöße bedarf, um diese Fesseln zu lockern, ihn aus den ausgefahrenen Gleisen herauszuheben und für das Neue, wie ich es ihm darzulegen mich bemühe, aufnahmefähig zu machen.

So übergebe ich dieses Werk der Öffentlichkeit in der Hoffnung, daß es dazu beitragen wird, gewisse Probleme des derzeitigen Gesundheitsdienstes, die dringend der Lösung bedürfen, wie die Kostenexplosion und die chronischen, ungemein verbreiteten Krankheiten, einer Lösung näher zu bringen.

Pully, Ostern 1980 DER VERFASSER

Einleitung

Wer noch im letzten Jahrhundert geboren wurde und 55 Jahre lang Arzt gewesen ist, kann sich ein Bild machen über die Entwicklung des Gesundheitszustandes der Bevölkerung im Laufe der letzten 70 Jahre. Da wäre einmal festzustellen, daß es damals zu den Seltenheiten gehörte, wenn jemand den Arzt aufsuchen mußte, und ebenso selten kam es zu ärztlichen Hausbesuchen.

Mein Großvater war bis zum 88. Lebensjahre nie bei einem Arzt gewesen, meine Mutter nur einmal als ältere Frau wegen einem chronischen Kehlkopfkatarrh, doch nützte die Behandlung nichts; mein Vater war zweimal in seinem Leben behandelt worden wegen einer angeblichen Leberstörung und einmal wegen Rheumatismus der Schulter, sonst aber kerngesund und überaus leistungsfähig, meine Schwester einmal wegen einem Beinbruch, sonst war sie nie krank gewesen. Und ich selbst, obwohl ich häufig an Schnupfen litt, wurde nur einmal zu Hause behandelt wegen einem Scharlach, dazu noch 2 oder 3 Mal bis zu meinem 25. Jahre wegen kleinerer Unfälle. Dann wurde ich ja selber Arzt, habe aber kein Buch über meine eigenen Konsultationen geführt.

Und so war es noch im Beginn unseres Jahrhunderts bei den meisten Leuten. Alle unsere Nachbarn waren gesund außer einer mit Tuberkulose befallenen Familie. Wir wohnten in einem Dorfe am unteren Zürichsee und täglich fuhren ca. 60 bis 80 Geschäftsleute, Arbeiter und Schüler mit dem Dampfboot in die Stadt, um ihren Berufen nachzugehen. Während 12 Jahren befuhr ich diese Strecke bis zum Abschluß meines Studiums; eine Seltenheit, daß einer fehlte, ja, wenn dies doch einmal vorkam, war das ein außerordentlicher Vorfall, der die Gemüter der Passagiere nicht wenig erregte, bis der Fehlende nach einigen Tagen wieder wohlbehalten und von seiner Unpäßlichkeit genesen im Kreise der Mitfahrenden auftauchte. Hinkende, an Krücken Gehende sah man nicht; ich kann mich nur an einen alten Bauern in unserer 3 000 Einwohner zählenden Gemeinde erinnern, der von Rheumatismus geplagt war, ferner an eine alte Frau, die ein bißchen hinkte, aber kaum bemerkbar. Alles schien gesund und guter Dinge, von Krankheiten wurde auf dem Dampfboot nie gesprochen, außer, wenn einer fehlte. Dieses Problem war nicht aktuell, weil es sozusagen niemanden berührte.

Auch in den Schulen, kann man fast sagen, „tobte" die gleiche Gesundheit. Außer einer Schülerin unter den 70 unserer Klasse, welche wegen einer chronischen Kniegelenksentzündung eine Höhenkur durchmachen mußte, war während der 4 Jahre, die ich in der dortigen Volksschule zubrachte, kaum je einer krank gewesen. Die Kinderkrankheiten waren vorbei, wegen einem Schnupfen, Halsweh oder einem kurzdauernden Fieberanfall ging man nicht zum Arzt, sondern überließ die Sache der Heilkraft der Natur; auch kleinere Verletzungen, die ja bei so wilden Rangen häufig waren, überließ man der Vorsehung oder behandelte sie mehr oder weniger kunstgerecht mit Hausmitteln. Das hatte kaum nachteilige Folgen, obwohl infolge der allgemeinen Unkenntnis in dieser Sache oft abenteuerliche, ja sogar haarsträubende Methoden zur Anwendung kamen. Aber die gute „*Vis medicatrix naturae*" wurde nicht nur mit den Wunden, sondern auch mit diesem Unsinn fertig, und die Heilung ließ nicht lange auf sich warten.

Einzig dann hörte man etwas vom Eingreifen eines Arztes, wenn einer sich einen Zahn ziehen lassen mußte, was der unserer Schule direkt gegenüberliegende Arzt besorgte. Da hatten wir eine Heidenangst, weil man damals noch nicht wagte, schon Kindern Einspritzungen zu machen, da diese selbst unter den Ärzten, geschweige denn beim großen Publikum, keinen guten Leumund hatten. Da tat das Zahnziehen nicht gerade gut, und mit Stolz zeigte uns jeweils der Kamerad den in einem Schächtelchen sorgsam gehüteten Sünder als Zeugen der eigenen heldischen Haltung beim Ausreißen.

Von Tetanus und dergleichen wußte man überhaupt nichts, obwohl mehr als die Hälfte unserer Klasse der Primarschule Bauernbuben waren, deren Eltern Pferde* hielten, infolgedessen also mit Pferdemist hantieren muß-

* Der Tetanusbazillus gedeiht nur in Pferdemist und in mit Pferdemist gedüngter Erde, ist also heute sehr selten geworden. Aber schon früher gab es zahlreiche Ärzte, z. B. Prof. Brun, Direktor des Kantonsspitals Luzern, und Dr. Gut, Direktor des Unfallkrankenhauses in St. Moritz, welch ersterer Tetanusserum überhaupt nie einspritzte bei Verwundungen, der letztere äüßerst selten. Außerdem ist dieser Bazillus ein Anaerobier, d. h. er gedeiht nur unter Luftabschluß, also nur in tiefen Stichwunden oder in anderen tiefen, besonders zerfetzten Wunden. Oberflächliche Wunden sind gänzlich gefahrlos. Nichtsdestoweniger wird heute Tetanusserum auch bei oberflächlichen Wunden, sogar Schürfungen auf Asphaltstraßen, wo meilenweit keine Tetanusbazillen vorhanden sind, eingespritzt. Dazu kommt noch, daß der Tetanusbazillus nur in einer Wunde gedeihen kann, die außerdem noch mit anderen Bakterien infiziert ist, was also bei oberflächlichen Wunden, die mit Antisepticis desinfiziert werden können, ebenfalls ausgeschlossen ist. So werden Zehn-, ja Hunderttausende von Patienten unnötigerweise mit Serum prophylaktisch behandelt und haben Nachteile von den überflüssigen Impfungen, obwohl nicht die geringste Gefahr für Tetanus besteht. Diese Polypragmasie gehört ins Kapitel der Kostenexplosion der heutigen Medizin; was die Schädigungen durch diese anbetrifft, so werden wir darüber später Näheres hören.

ten und sich dabei nicht selten mit der Mistgabel verletzten oder Verletzungen an den Füßen aufwiesen, weil sie barfuß liefen und oft auf Scherben, Nägel und dergleichen traten. Es fiel keinem ein, solch unbedeutende Wunden zu verbinden.

Aber seit Menschengedenken war in der ganzen ziemlich großen Gemeinde kein Tetanusfall vorgekommen, obwohl der Tetanus fast nur im Pferdemist gedeiht, ein Umstand der infolge der Verminderung der Pferde nur noch selten zutrifft, weshalb die Tetanusgefahr gegen früher bedeutend zurückgegangen ist.

Auch mir war diese Krankheit unbekannt; ich hörte zum ersten Male davon in einer der oberen Klassen des Gymnasiums.

Was brauchte man auch von einer Krankheit zu wissen, welche praktisch nicht existierte, oder gar davor Angst haben und sich die Lebensfreude verderben lassen!

Auch im Gymnasium waren wir praktisch alle kerngesund, nur einer hatte Asthma und einer Heuschnupfen unter den 650 Schülern. Von ärztlichen Konsultationen wußte man nichts, mit der Ausnahme eines einzigen unserer Klasse, eines reichen Herrensöhnchens, der in den 6 1/2 Jahren, die wir dort verbrachten, vielleicht zwei oder dreimal beim Arzt gewesen, aber sonst ebenso gesund war wie wir alle.

Während des ersten Weltkrieges gab das Eidgenössische Gesundheitsamt jede Woche ein Bulletin sowohl über den Gesundheitszustand der Armee, als auch der Zivilbevölkerung heraus. Da hieß es in beiden immerfort: Der Gesundheitszustand der Armee als auch derjenige der Zivilbevölkerung ist fortdauernd ausgezeichnet, die Krankenzimmer der Armee sind sozusagen leer. Dies blieb so bis zum Sommer 1918, als die Grippewelle grassierte, eine akute, eingeschleppte Epidemie, also etwas, das auch heute ebensogut vorkommen könnte wie damals, wogegen auch jetzt noch die Schulmedizin keine Mittel hätte, falls es sich um eine virale Erkrankung handelte, gegen die sowohl die Sulfonamide als auch die Penizilline unwirksam, ja sogar schädlich sind. Leider finden sie immer noch reichliche Verwendung in diesen Krankheitsfällen, zum Schaden der Patienten. Nach etwa sechs Monaten erlosch die Epidemie von selbst, wie das bei allen solchen Vorkommnissen der Fall ist. Die Verhältnisse während der Kriegszeit kannte ich sehr genau, da ich 1917 bereits militärpflichtig war, und, obwohl erst Medizinstudent in den ersten Semestern, sofort zur Pflege der Grippekranken in ein Lazarett aufgeboten wurde.

Bis zu jenen Zeiten kümmerte sich die Bevölkerung keineswegs um Krankheiten. Sie war vollkommen ignorant auf diesem Gebiete, ja, hatte darüber mehr oder weniger abenteuerliche Vorstellungen. War mal einer krank, ging man nicht gleich zum Arzt, sondern wartete vorerst ab, indem man der Heilkraft der Natur vertraute. Zog sich die Sache in die Länge, mischten sich Onkel, Tanten oder Nachbarn ein, behaupteten dies oder jenes und schlugen alle möglichen, meist harmlosen Hausmittel vor. Erst wenn das alles nichts half, ging man zum Arzt. Außer Kräutertee, Wickel und Diät, Wärme- oder Kälteanwendungen, ausnahmsweise einigen Aspirintabletten, wurde nichts unternommen. Jedenfalls wurden die Krankheitserscheinungen nicht durch symptomische Mittel abgewürgt, sondern man ließ die Naturkräfte unbehindert walten und schalten.

Und gar Kontrolluntersuchungen, um festzustellen, ob trotz Wohlbefinden eventuell irgendwo ein Krankheitsherd im Entstehen war, gab es überhaupt nicht. Kein Mensch dachte daran zum Arzt zu gehen, wenn er sich gesund fühlte. Auch Schüleruntersuchungen, wie sie heute am laufenden Band vorgenommen werden, meist mit jährlicher Wiederholung, waren sozusagen unbekannt. Höchstens, daß in Privatschulen, die nur von Begüterten besucht wurden, einmal ein Arzt die Augen und das Gehör untersuchte und bei Bedarf eine Brille verschrieb, womit die Sache ein für allemal erledigt war.

Seit ich 1923 promovierte und eine eigene Praxis hatte, mußte ich konstatieren, daß der Gesundheitszustand der Bevölkerung sich allmählich verschlechterte, zuerst kaum merklich. Noch bis zu Anfang des zweiten Weltkriegs hielt sich die Verschlechterung in engen Grenzen. Zuerst waren es vor allem die rheumatischen Krankheiten, die in immer größerer Anzahl auftraten. Waren es bisher fast ausschließlich alte Leute, vor allem Arbeiter und Bauern, die häufig den Unbilden der Witterung ausgesetzt oder in feuchtem Erdreich, Tunnels oder bei Flußkorrektionen werkten, die von dieser Krankheit ergriffen wurden, so trat sie nun in vermehrtem Maße auch bei jüngeren Leuten, von Jahr zu Jahr sich steigernd, auf.

Wenn man heute an einem Samstagnachmittag oder einem Sonntag einen Spaziergang unternimmt, ist man erstaunt über die vielen Menschen, die im Gebrauch ihrer Glieder beeinträchtigt sind. Fast jeder Dritte hinkt, die

Frau stützt sich auf den Mann, oder der Mann auf die Frau, um gehen zu können. Andere schleppen sich mit Stöcken oder gar mit Krücken, mühselig und von Schmerzen geplagt, vorwärts; es ist oft ein jammervolles Bild.

Schon 1928 berichtete Liek*, daß 50 % der Krankenversicherungsausgaben für ärztliche Behandlung und Lohnausfall allein von den sich ständig mehrenden Rheumatikern beansprucht werde. Und in der täglichen Praxis macht man die Erfahrung, daß fast jeder zweite Patient, der wegen irgend einem anderen Leiden in Behandlung kommt, sich überdies noch über Rückenschmerzen, einen steifen Nacken, Arthritis der Schulter, Knieschmerzen beim Treppensteigen oder von mit Schmerzen begleitetem Knirschen aller möglichen Gelenke beklagt, während wieder andere jammern, daß sie in der Nacht nicht schlafen könnten wegen der beim Liegen auftretenden Gelenk- oder Muskelschmerzen. Die Mehrzahl dieser Rheumatiker sind nicht etwa alte Leute, welche früher allein von solchen Beschwerden geplagt wurden, sondern kaum der Pubertät entwachsene Jugendliche, ja nicht selten sogar schon Kinder.

Wenn man heute mit Tram, Autobus oder der Bahn fährt, in einem Restaurant an einem Tische sitzt oder sonstwie mit Leuten zusammenkommt und sich unterhält, so kann man sicher sein, daß sie das Thema Krankheit „beim Wickel haben".

Endlos wird über Kuren diskutiert, die meist ohne befriedigenden Erfolg verlaufen. Und dasselbe Thema schneidet sofort ein unbekannter Tischnachbar an, sobald sich ein Gespräch anbahnt; es kommt mir oft vor, daß man keinen anderen Gesprächsstoff mehr kennt. Dasselbe passiert mir, wenn ich im Hotel bin oder Camping in den Ferien mache. Gewöhnlich wünscht schon am ersten Tage ein Kranker eine Konsultation, da er vom Hotelier oder Campingwart gehört hat, es sei ein Arzt auf dem Platze. Ist er verarztet, kommt er mit seiner Frau, alsdann mit seinen Kindern, ganz besonders, wenn er erfährt, daß ich homöopathischer Arzt und Akupunkteur bin. Und es dauert nicht lange, dann habe ich das ganze Hotel oder den ganzen Campingplatz in Behandlung — wenn ich mich nicht der Mühsal solcher Ferien durch die Flucht entziehe.

Als wir einmal in Gastein waren, mußten wir jede Woche das Hotel wechseln, weil unser Zimmer in unerträglicher Weise belagert wurde, zumal ich

---

* Liek: „Der Arzt und seine Sendung"

gleich beim ersten Patienten, einem chronischen Haemorrhoidarier, einen schlagenden Erfolg hatte. Ein „Glück", wenn man so sagen will, das mir ganz besonders in den Ferien treu ist, offenbar um mich nicht vergessen zu lassen, daß ich Arzt bin. Als wir daraufhin nach Salzburg zu den Festspielen fuhren und ich auf einer Bank Geld holte, schaute der Schalterbeamte meinen Scheck besonders aufmerksam an, wiegte zunächst den Kopf und sagte plötzlich: „Ah so, Sie sind ja der berühmte Doktor, der in Gastein in den Ferien war und dort so viele Leute heilte. Dürfte ich Sie nicht um eine Konsultation bitten?" Nach diesem Aufenthalt in Gastein bekam ich so viele Patienten aus Österreich, daß ich dort auf einer Bank ein eigenes Konto eröffnen mußte. Dann flaute es nach einiger Zeit wegen der großen Entfernung wieder ab, aber eine ganze Anzahl sind mir bis heute treu geblieben.

Wenn man oft solche Dinge erlebt, Ferienhotels, überfüllte Campings, Restaurants, Cafés, Eisenbahnwagen, Autobusse, Trams voller Kranken antrifft, alle auf der Lauer, endlich einen Arzt zu finden, der sie von ihren Leiden erlösen könnte, so muß man notwendigerweise den Eindruck gewinnen, daß heute die Menschheit mit Kind und Kegel voller Siechtum ist und daß gesunde Menschen sozusagen eine Seltenheit darstellen. Es ist nicht zu verwundern, daß einem auf Grund dieser täglichen Erfahrungen die panegyrischen Behauptungen von den „schwindelerregenden Fortschritten" der Medizin, die in allen Zeitungen, Magazinen, im Rundfunk und den Fernsehsendungen ständig ausgeschrien werden, in einem merkwürdigen Lichte erscheinen.

Ursachen dieser Verschlechterung des Gesundheitszustandes der Bevölkerung aller Länder

Welches sind die Gründe für diese enorme Verschlechterung?

Etwa gegen 1910 wurde in die zahnärztliche Praxis die Devitalisierung der Zähne eingeführt; sie ermöglichte, auch Zähne, deren Karies die Pulpa angegriffen hat, zu plombieren, Stiftzähne einzusetzen und tote Wurzeln zu Brückenpfeilern und Goldkronen zu benützen. Gegen Ende des ersten Weltkriegs kam dann das Krankenkassenwesen auf, das sich in der Schweiz sehr langsam entwickelte, heute aber fast die gesamte Bevölkerung erfaßt. Dieser Umstand hat dazu geführt, daß nun, im Gegensatz zu früher, fast jede auch noch so kleine Wunde und alle, auch die unbedeutendsten Krankheiten, vom Arzt mit Medikamenten behandelt werden, während bis dahin die meisten dieser Gesundheitsstörungen der Naturheilung überlassen blieben. Es fragt sich, ob dieses fortwährende Eingreifen des Arztes die gründliche Heilung dieser Störungen begünstigt, oder die Heilung gar vereitelt.

Des weiteren entstand allmählich eine enorme chemische Giftproduktion, welche die Luft und die Gewässer verseucht. Der aufkommende Automobilverkehr, der Übergang der Heizung und Industrie zum Schweröl, verbunden mit Zusatz von Giften in Benzin und Schmieröl führte eine weitere Verseuchung herbei, vor allem der Atemluft. Schließlich kam auch noch eine Reihe von Impfungen auf, neben der bereits bestehenden Pockenimpfung, die in vielen Ländern obligatorisch erklärt wurden. Zudem wurde das Leben hastiger, die Einmischungen des Staates größer, die Arbeit immer mehr mit Papierwust belastet, alles Dinge, die das seelische Gleichgewicht der Menschen in Mitleidenschaft ziehen und die Lebensfreude beeinträchtigen. Zweifellos haben diese Umstände bei der Verschlechterung der Volksgesundheit mitgewirkt; es fragt sich nur, in welcher Weise jeder einzelne Faktor wirksam und wie stark er an dieser Verschlechterung beteiligt ist.

Zunächst die Impfungen: Viele sind schädlich, da sie Allergien erzeugen, die heute nach amerikanischen Statistiken 30- bis 40mal häufiger sind als am Anfang unseres Jahrhunderts. Sie geben Anlass zu schweren Beeinträchtigungen der Gesundheit, wie Hautausschlägen, Heuschnupfen, Asthma und anderen Überempfindlickeiten. Sie haben auch noch andere

Nachteile, die aber einem spätern Kapitel vorbehalten bleiben, da der Leser dies hier wohl nicht verstehen würde. Bei sehr gefährlichen Krankheiten, wie Pocken und Poliomyelitis, ist gegen die Impfung nichts einzuwenden, da die Vorteile größer sind als die bisher bekannten Nachteile. Die meisten dieser Impfungen aber sind überflüssig, weil die zu bekämpfenden Krankheiten seit Jahrzehnten sozusagen erloschen sind, wie beispielsweise die Diphterie, andere wie der Tetanus sind äußerst selten und bei dritten wird durch die Impfung nur ein kurzer Schutz oder überhaupt keiner gewährleistet.

Die allgemeine Luft- und Wasserverunreinigung fördert sehr viele Krankheiten, beispielsweise die heute so verbreiteten Bronchitiden, die bei älteren Leuten chronisch werden und kaum zu beeinflussen sind. Sie verursacht auch andere Krankheiten, z. B. nervöse Überleitungsstörungen, Neuralgien, Muskelschwund und Muskelschwäche, doch liegen hierüber keine sicheren Beobachtungen oder Statistiken vor. Eine üble Rolle spielt hingegen die heute allgemeine Verbreitung der Chlorierung des Trinkwassers. Das Chlor ist ein schweres Gift, das die Schleimhäute reizt (Magen, Bronchien etc.) und wahrscheinlich auch viele innere Organe schädigt. Genaue Feststellungen sind aber auch hier sehr schwer zu machen und Statistiken fehlen bisher. Hingegen können wir uns näher mit den Folgen der Zahnvitalisierung befassen, da hierüber genaue Beobachtungen vorliegen. Einige Beispiele mögen dies illustrieren:

Fall 1.: Vor etwa 48 Jahren kam eine noch jüngere Patientin in meine Behandlung, die infolge ihres Rheumatismus vollständig invalid geworden war. Sie hatte sich einige Jahre vorher die Zähne behandeln lassen, d. h. es wurden etwa 25 Zähne devitalisiert und die Wurzelkanäle mit einer desinfizierenden Paste gefüllt. Kurze Zeit darauf machte sie eine Schwangerschaft durch und nach der Schwangerschaft setzte eine bösartige Polyarthritis ein, die allmählich alle Gelenke ergriff. Sie begab sich in Behandlung, und weil das Leiden kurz nach der Schwangerschaft aufgetreten war, diagnostizierte ein Endokrinologe von Weltruf eine Polyarthritis endokrinen Ursprungs. Die Patientin wurde nun zwei Jahre lang mit Hormonen behandelt, ohne jeden Erfolg. Im Gegenteil, das Leiden schritt verheerend weiter; es traten Fieberperioden und schwere Abmagerung auf. Mit der Zeit wurde sie geradezu septisch, hatte täglich Fieberanstiege bis zu 39,5 Grad und als man sie zu mir brachte, war sie dem Tode nahe. Ich war damals noch nicht Homöopath, hatte mich aber schon für Rheumatismus interessiert, und da der zuweisende Arzt meine Mitarbeit bei der Behandlung wünschte. so befaßte ich mich, gemeinsam mit ihm, mit dem Fall.

Ich hatte kurz vorher die Rosenowschen Arbeiten über die Ursache des Rheumatismus gelesen, der die rheumatischen Krankheiten auf Infektionen der toten Zähne zurückführt und dies experimentell an Tieren nachgewiesen hat. So schlugen wir der Patientin vor, einen Versuch mit der Extraktion ihrer Zähne zu machen. Sie war sofort damit einverstanden. Das war nun aber schneller gesagt als getan, denn als ich sie zum Zahnarzt schickte, einem guten Freunde, rief mich dieser an und sagte: „Du hast ja immer ein bißchen kühne Ideen gehabt, doch bis jetzt habe ich Dich noch nicht für ganz verrückt gehalten; aber die Idee, einen Rheumatiker zu heilen, indem man ihm die Zähne auszieht, das erinnert mich an einen alten Bader-Witz, den ich mal in den Fliegenden Blättern gelesen habe." Aber ich ließ nicht locker, und nachdem mir der Zahnarzt das Zugeständnis abgeknöpft hatte, die 4 scheinbar noch gesunden Zähne stehen lassen zu dürfen, führte er kopfschüttelnd die Operation aus. Ihre Wirkung ist kaum zu beschreiben. Die Patientin, die am Tage vorher noch fast 40 Grad Fieber gehabt hatte und mit ihrer septischen abschilfernden Haut bis zum Skelett abgemagert wie eine dem Tode Geweihte im Bett gelegen hatte, erholte sich rasch. Schon nach 2 Tagen hatte sie wieder eine gute Hautfarbe, das Fieber war verschwunden, und man hatte den Eindruck, die Krankheit sei gebrochen. Es ging dann allerdings doch nicht ganz so glatt, sondern nach einigen Wochen kam es — ich kann mir nicht erklären wieso — wieder zu einer Verschlechterung, worauf wir die restlichen vier Zähne auch noch extrahierten. Nun war die Krankheit vorbei. Vorbei aber waren natürlich nicht deren Folgen, weil die Gelenke größtenteils zerstört waren und blieben. So konnte die Patientin z. B. die Schultergelenke nur etwa um 10 Grad bewegen; ferner hatte sie einen schweren Hydrops am rechten Kniegelenk gehabt, und als dieser dann zurückging, konnte man den Unterschenkel wie ein Glockenschwengel nach allen Seiten bewegen, da die Bänder gewaltig überdehnt waren. Es wurde eine Arthrodese notwendig zur Versteifung usw. Aber die Krankheit, d. h. der Prozeß, welcher das pathologische Geschehen unterhielt, war behoben, — die Krankheit war geheilt. Die Folgen der Krankheit sind natürlich schwer gewesen, aber die Patientin konnte nachher doch wieder einigermaßen gehen und war ziemlich befriedigt über das Resultat der Behandlung. Zweifellos waren in diesem Falle die Zahnwurzelinfektionen die Ursache des Rheumatismus gewesen.

Fall 2.: Dieser Patient hatte seit seinem 18. Lebensjahr an einer Arthritis der unteren Lendenwirbelsäule und der Iliosacral-Gelenke gelitten mit gelegentlicher Beteiligung auch anderer Gelenke. Alle möglichen Behandlungsarten und Badekuren, denen er sich im Laufe der Zeit unterworfen hatte, waren vergeblich gewesen. Man hatte ihm im 13. Jahr 4 Zähne devitalisiert und nach 17jährigem Leiden, als er etwa 35 Jahre alt war, schickte ich ihn als zweiten Patienten zum oben genannten Zahnarzt mit dem Ersuchen, die Zähne zu röntgen und eventuell zu extrahieren. Sein Bescheid war folgender: „Das letzte Mal war es ja wenigsten eine sichere Infektion, aber dieser Mann hat ja fast nichts." Ein einziger Zahn (der 1. rechte obere Schneidezahn) war ein wenig empfindlich auf Beklopfen. aber es war röntgenologisch kein Granulom zu sehen. Die anderen 3 devitalisierten Zähne schienen nach dem Röntgenbild ebenfalls ganz gesund zu sein. Ich empfahl trotzdem, zunächst den druckempfindlichen Zahn aufzumachen. Dessen Eröffnung war sehr schwierig, weil die Wurzel korkzieherartig gewunden und dazu bereits vor 22 Jahren mit einer ziemlich harten Paste gefüllt worden war. Der Zahnarzt war zum Glück ein außerordentlich geschickter Mann und konnte schließlich zur Wurzelspitze vordringen. Der Patient hat mir dann gesagt: „Als ich vom Stuhl herunterging, habe ich nichts mehr von meinen Schmerzen gespürt, welche mich 17 Jahre gepeinigt hatten." So blieb es nahezu 8 Monate lang. Allerdings ist der Verlauf auch nicht ganz so glatt gewesen, denn nachdem man nun diesen Zahn 1/2 Jahr lang — unter monatlichem Wechsel der Asphalindochte — offen gehalten hatte und die Beschwerden nicht wieder aufgetreten waren, hielten wir den Patienten für geheilt und machten den Zahn wieder zu. Die Behandlung mit Asphalindochten halte ich, nebenbeigesagt, nach meinen Erfahrungen für das Beste. Man darf aber das Asphalin nicht an die Spitze des Dochtes geben, sondern nur ungefähr bis zur dessen Mitte. Dann wird der Docht in den Wurzelkanal hineingeschoben. Wenn man im Zweifel ist, ober der Zahn mit dem Rheumatismus etwas zu tun hat oder nicht, empfehle ich dieses Verfahren ganz besonders. Man kann dann diesen Docht das erste Mal 3 Wochen, später 1 Monat, schließlich sogar 2 bis 3 Monate lang drin belassen. Verschwinden die Beschwerden, dann ist der Zahn ursächlich am Rheuma beteiligt und muß raus, denn es gibt keine Möglichkeit, einen solchen Zahn zu retten. Wenn man ihn allmählich wieder zumacht, so tritt das Rheuma wieder auf und zwar meist schlimmer als vorher. Und öffnet man die Pulpa zum zweitenmal, gehen die Beschwerden viel weniger schnell zurück oder manchmal überhaupt nicht mehr. Und so war es auch bei dem oben erwähnten Patienten. Als man ihm den Zahn wieder zumachte, bekam er 2 Monate später schlimmere Schmerzen, als er je zuvor gehabt hatte, und sagte zu mir, wenn er das noch weiter ertragen müsse, schieße er sich eine Kugel durch den Kopf. Jetzt habe er mal 1/2 Jahr lang gesehen, wie angenehm das Leben sei, wenn einem nicht ständig die Knochen weh täten und man sich mühelos bücken und drehen könne; nun halte er die neuerdings aufgetretenen und noch stärkeren Schmerzen nicht mehr aus. So machten wir die Pulpa zum zweitenmal auf, aber der Bohrer geriet auf Abwege und es kam zu einer Perforation. Schon am Abend bekam der Patient starke Schmerzen, also einen Zahnabszeß.

Sobald die Infektion richtig entwickelt war, legten sich die Schmerzen vollständig. Alle Gelenke wurden beweglich, wie wenn sie geschmiert worden wären. Aber als diese aufgepropfte Zahninfektion vorbei war, da waren auch die Schmerzen wieder da. Ganz merkwürdig; es war als ob durch die frische akute Infektion (durch deren Leukozytenwall wahrscheinlich) die alte Infektion abgekapselt und dadurch der Bakteriengiftstrom abgestoppt worden wäre. Es war ganz auffallend, daß sich der Patient während der akuten Infektion, auf deren Gift er noch nicht allergisch reagierte, viel beweglicher und wohler fühlte als vorher, da nur der Docht im Wurzelkanal die Gifte aufsaugte. Nach dem Abklingen der Infektion mußte der Zahn entfernt werden, wobei aber ein Stück der infizierten Wurzelspitze abbrach. Das ist auch ein häufiger Nachteil der devitalisierten Zähne, daß sie porös werden, sodaß sie bei der Extraktion in die Brüche gehen. Solange bei dem Patienten die abgebrochene Wurzel noch drinnen stak, hatte er viel zu leiden unter dem Rheumatismus. Nach ihrer spätern Entfernung bekam er nochmals einen heftigen, drei Wochen dauernden Anfall, worauf er zehn Jahre lang von Rheumatismus frei war.

Aber nach Ablauf dieser Zeit mußte man ihm wieder einen Zahn devitalisieren. Da traten nach 6 Monaten erneut die alten Rheumabeschwerden auf. Auf Öffnung der Wurzel sofort Ruhe! Nach Schließen Wiederauftreten der Beschwerden. Mehrere konservative Behandlungen, die versucht wurden, blieben ohne jeden Erfolg. Aber nach der Extraktion verschwanden die Beschwerden wieder. Längere Zeit nachher wiederholte sich dasselbe Spiel nach der Devitalisation eines weiteren Zahnes, und wieder verschwand der Rheumatismus nach dessen Extraktion. Nun hatte der Patient genug und verlangte vom Zahnarzt die Extraktion aller übrig gebliebenen devitalisierten Zähne, was dieser widerstrebend ausführte. Es blieben sechs gesunde Zähne im Unterkiefer, von welchen der Zahnarzt vier anbohrte, um eine Befestigung für die Unterkieferprothese zu machen, da bekanntlich letztere häufig nicht fest-sitzt.

Nach zwei Jahren trat die Arthritis wieder auf: zwei der angebohrten Zähne waren abgestorben. Der Zahnarzt versuchte es mit üblichen Einlagen. Ein halbes Jahr ging es gut; dann traten neben den wiederkehrenden Gelenkschmerzen schwere Beklemmungen in der Herzgegend und ohnmachtähnliche Schwindelanfälle auf. Die Zähne mußten wieder geöffnet werden, was Linderung verschaffte. Nach der später erfolgten Extraktion trat ein Rückfall der Gelenkschmerzen ein, der mehrere Monate dauerte, schließlich aber in Heilung überging.

Ich habe öfter die Beobachtung gemacht, daß die Beschwerden nach dem bloßen Öffnen der toten Zähne augenblicklich verschwinden, während sie nach der Extraktion wieder erneut aufflammen, sich oft vorübergehend noch verstärken und erst nach Monaten abklingen. Dies ist offenbar auf Streuung infolge des Eingriffes zurückzuführen, muß aber in Kauf genommen werden.

Nach weiteren zwei Jahren geschah genau dasselbe mit den anderen beiden angebohrten Zähnen; ebenfalls ein Aufflackern der Schmerzen der beiden Zähne während beinahe einem Jahr mit schließlicher Heilung nach Entfernung.

Beachtenswert ist, daß nach jeder neuen Devitalisierung der gleiche Krankheitsprozeß ingang kam und in gleicher Weise ablief, sich aber jedes Mal als hartnäckiger erwies und länger zur Heilung brauchte. Das kommt meines Erachtens daher, daß sich die Allergie infolge der Ausscheidung der Bakteriengifte ständig verstärkt und auch die Schädigung von Nebenniere (Cortisonbildung) und Leber immer erheblicher wird. Darauf weist auch die starke Verminderung des Blutdrucks hin, an welcher der Patient schon in jungen Jahren litt, die sich aber nach der Entfernung aller toten Zähne bedeutend besserte.

Dieser Fall ist, was wohl niemand bestreiten wird, ebenfalls ein Schulbeispiel dafür, daß die Ansichten Rosenows richtig sind, und daß sowohl die rheumatischen Krankheiten, wie auch noch viele andere durch tote Zähne verursacht werden.

Fall 3.: Ein Patient der das ganze Leben hindurch leidend war und große Mühe hatte, seine Tätigkeit als Buchhändler auszuüben. Mit 46 Jahren mußte er sich einer Herzoperation unterziehen, da eine Klappe durch Infektion fast undurchgängig geworden war. Doch erholte er sich nach der Operation nicht, wohl aber nach der nun auf meinen Rat erfolgten Extraktion aller devitalisierten Zähne. Er ist heute mit 56 Jahren bei weit besserer Gesundheit und leistungsfähiger als mit 30 Jahren. Dieser und andere Fälle haben in mir die Überzeugung wachgerufen, daß auch der Herzinfarkt sozusagen immer auf Infektion durch tote Zähne zurückzuführen ist. Auch diese Erkrankung war äußerst selten, bevor die Methode der Devitalisierung aufkam.

Zwar wird behauptet, daß der Infarkt durch Aufregungen und nervöse Spannung hervorgerufen werde, doch ist dies eine bloße Annahme ohne den Schatten eines Beweises. Es ist gewiß möglich, daß obige Umstände zur Auslösung des Infarktes beitragen können, aber ein Embolus ist eine organische Erkrankung, die sehr lange Zeit braucht, bis sie soweit gediehen ist, ehe es zu einer Verstopfung eines großen Gefäßes, d. h. zur Katastrophe kommt. Aufregungen können funktionelle Störungen zur Folge haben oder bestehende Krankheiten verschlimmern, genügen aber nicht, sie hervorzurufen.

Fall 4.: Bei einem anderen Patienten, der bereits eine ähnliche Leidensgeschichte durchgemacht hatte wie Patient Nr. 2 und bei dem auch die Sanierung der Kiefer nach 30jährigem Leiden schließlich zur Beschwerdefreiheit geführt hatte, traten plötzlich mit 75 Jahren wieder rheumatische Beschwerden auf, besonders in den Hüftgelenken, den Schultergelenken und im Kreuz. Er hatte nur noch wenige anscheinend gesunde Zähne, wovon aber auch zwei seinerzeit verbunden worden waren mittels eines Goldstreifens, der in den beiden Zähnen durch eine Goldplombe verankert war. Das war zur Befestigung einer Brücke vor etwa 15 Jahren gemacht worden, doch war die Pulpa der Zähne nicht angebohrt worden. Auch hier hatte der Zahnarzt dem Patienten jede Garantie gegeben, daß die Zähne am Leben blieben. Später mußte die Brücke entfernt werden, weil der rückwärtig gebliebene Brückenpfeiler devitalisiert war und extrahiert werden mußte. Als alle Behandlungen nichts halfen, fiel mein Verdacht auf die beiden zurückgebliebenen, anscheinend lebenden Zähne.

Da die Röntgenaufnahme normale Verhältnisse ergab und ein sicheres Absterben der Zähne mit den andern hierfür zuständigen Methoden nicht festgestellt werden konnte, versuchte ich dem Patienten auf andere Weise zu helfen (Bäder und Homöopathie), aber außer vorübergehender Besserung schaute dabei nicht viel heraus. Im Gegenteil, im Laufe von zwei Jahren verschlechterte sich das Leiden und mit ihm auch der allgemeine Gesundheitszustand. Nun empfahl ich die Extraktion dieser Zähne, mit der ich deswegen lange gezaudert hatte, weil sie für die Fixation der Unterkieferprothese wichtig waren. Bei der Extraktion beging der Zahnarzt die Unvorsichtigkeit, die Trennung der Goldverbindung nicht vorher vorzunehmen, dies in der Meinung, daß die verhältnismäßig schwache Goldverbindung von selbst zerbrechen würde. Das war aber nicht der Fall. Der zweite Zahn kam auch mit, aber dessen Bewegung bei der Extraktion war unkorrekt und so brach ein kleines Stück der Alveole, worin er stak, ab, und blieb im Kiefer zurück.

Während zwei Monaten ging alles besser, dann aber trat ein Rückfall auf. Wiederum alles umsonst, doch an den kleinen zurückgebliebenen Splitter dachte niemand. Plötzlich trat eines Tages ein poliarthritischer Anfall auf, der den Patienten nicht nur ans Bett fesselte und nicht nur alle Gelenke betraf, sondern auch noch schwere Allgemeinerscheinungen mit sich brachte, wie stenokardische Anfälle, völlige Appetitlosigkeit, Atembeschwerden, Bronchitis und Laryngitis. Der Patient war überaus elend.

Nunmehr kam mir der Splitter in den Sinn und tatsächlich konnte man auch bei Druck auf diese Gegend einen leichten Schmerz feststellen. Ich machte eine kleine Inzision, von einem Moment auf den andern fühlte sich der Patient viel besser, weil nun die vom Splitter ausgehenden Giftstoffe abfließen konnten. Es bestand aber keineswegs eine Eiterung, ja nicht einmal ein sichtbarer Ausfluß von Sekret.

Nun ließ ich den Splitter entfernen. Er hatte eine Dicke von 1 mm und eine Länge von 2,5 mm, war also gerade noch sichtbar. Schon nach wenigen Minuten verschwanden die äußerst peinlichen Allgemeinbeschwerden und nach kurzer homöopathischer Behandlung waren die Gelenke schmerzfrei, abgeschwollen und frei beweglich.

Ist es nicht fast unglaublich, daß ein so unscheinbares abgestorbenes, anscheinend nicht infiziertes Splitterchen einen Patienten sozusagen an den Rand des Grabes zu bringen vermag! Selbstverständlich ist, was betont werden muß, eine solch tiefgreifende Wirkung erst möglich, wenn der Patient infolge von Mikroinfektionen durch tote Zahnwurzeln allergisch geworden ist. Dann bringt eine geringe Zugabe von Toxinen das Gefäß zum Überlaufen, und es kann zur Katastrophe kommen. Bei einem jungen Patienten ohne devitalisierte Zähne hat hingegen ein solcher Splitter keine Wirkung, außer daß er ihn allmählich sensibilisiert, was aber 10 und mehr Jahre benötigen kann.

Fall 5.: Anfangs März 1974 wurde ich von einer Frau, 46 Jahre, Oberschwester des Ortskrankenhauses in G. (Schweden), aufgesucht. Ihr Gesundheitszustand war entsetzlich. Fast alle Gelenke, besonders der Zehen und Finger, aber auch der Schultern, sowie die Muskeln waren geschwollen, äußerst schmerzhaft, besonders bei der geringsten Bewegung und auch nachts. Dazu bestand enormes Schwitzen (Giftausscheidung), stets etwas Fieber, die Haut war durchscheinend, das Gesicht bleich; die Zunge war feuerrot und brannte wie mit Pfeffer bestrichen. Es bestand völlige Arbeitsunfähigkeit. Zahlreiche devitalisierte Zähne.

Der Fall schien klar zu sein: Kryptogene Sepsis, von devitalisierten Zähnen ausgehend, welche zu allergischen Reaktionen in den Gelenken und andern Organen geführt hatte (Rheumatismus). Ich erklärte, daß eine Behandlung durch Homöopathie wohl Besserung bringen würde, doch nur für kurze Zeit, da die Ursache vermutlich in den toten Zähnen liege, daher weiterbestehe und später zum Rückfall führen werde. Die toten Zähne waren schon geröntgt und überhaupt war alles untersucht worden, aber alles mit negativem Resultat. Wie immer, denn tote, infizierte Zähne können wohl Granulome im Röntgenbild zeigen, doch sind gerade diese weniger gefährlich, weil abgekapselt; die meisten zeigen keine Veränderungen, und Bazillen sowie Virus sieht man nicht im Röntgenbild. Der Irrtum, daß nur Zähne mit Granulomen infiziert seien, ist aber im Ärztestande und bei den Zahnärzten allgemein verbreitet, zum Schaden der Patienten. Denn eine solche brutale Eröffnung bedeutet für die meisten ein psychisches Trauma. Erst wenn der Patient durch eigene Erfahrung klug geworden ist und die Extraktion verlangt, schreite ich zu dieser Maßnahme, denn die Respektierung des freien Willens des Patienten muß das Grundprinzip jeder ärztlichen Behandlung sein, außergewöhnliche Fälle ausgenommen. Auch wenn ich zur Überzeugung gelangt bin, daß in einem Fall die toten Zähne die Ursache seiner Erkrankung sind, bestehe ich im allgemeinen nicht sogleich auf deren Extraktion, sondern beginne mit der homöopathischen Behandlung auf Grund der Symptomenähnlichkeit. Doch mache ich den Patienten gleich am Anfang darauf aufmerksam, daß der Erfolg nur vorübergehend sei und wir uns später doch zur Extraktion entscheiden müßten.

Die Patientin wollte also zunächst mit der Extraktion warten und die konservative Behandlung versuchen. Ich gab ihr die angezeigten homoöpathischen Mittel und Ende März besuchte sie meinen Kurs über Homöopathie in München. Ihr Zustand war wesentlich gebessert. Alsdann hörte ich lange nichts mehr von ihr; meinen Rat zwecks Weiterbehandlung im Juni hatte sie nicht befolgt.

Im März 1975, also ein Jahr später, erhielt ich einen Brief mit unerwartetem Inhalt. Es sei durch meine Behandlung tatsächlich zunächst eine Besserung eingetreten, doch hätte diese nicht lange angehalten (wie ich es vorausgesagt hatte). Sie hätte aber den Mut zu der langen Reise nicht mehr gehabt. Im November 1974 hatte sie den Gynäkologen aufsuchen müssen, um eine in die Gebärmutter eingelegte Spirale auszuwechseln, die zur Verhinderung einer Schwangerschaft vor zwei Jahren eingelegt worden sei. Der Gynäkologe hatte sie herausgenommen. Schon wenige Tage nachher sei eine auffallende Besserung ihrer Polyarthritis und nach 8 Tagen völlige Heilung eingetreten, so daß sie jetzt voll arbeitsfähig und gesund sei.

Das überraschte mich einigermaßen. Von der Spirale hatte sie mir nichts gesagt. Aber selbst wenn sie mich darüber orientiert hätte, wäre mir der Gedanke nicht gekommen, daß hier die Ursache des Krankheitszustandes liegen könnte. Denn die Gebärmutter ist offen und die toxischen Sekrete können abfließen, sodaß es in solchen Fällen praktisch nicht zu ernsteren Störungen kommt. Auf der andern Seite täuschte sich die Patientin aber sehr über ihren Zustand. Die Spirale ist sicher nicht die eigentliche Ursache der Polyarthritis; denn sie war schon 8 Tage nach dem Einlegen der Spirale aufgetreten. Eine Infektion muß aber jahrelang vorhanden und zudem abgeschlossen sein, bis es zur Allergie kommt. Wahrscheinlich wurde die Allergie durch die toten Zähne im Laufe von Jahren herbeigeführt, das genügte aber noch nicht zur Auslösung der Gelenkkrankheit. Die unbedeutende zusätzliche Infektion durch die Spirale brachte dann das Gefäß zum Überlaufen und löste die Polyarthritis aus.

Es ist mit an Sicherheit grenzender Wahrscheinlichkeit vorauszusehen, daß sich die Allergie im Laufe der nächsten Jahre weiter verstärkt, falls die toten Zähne im Kiefer verbleiben und daß dann der Gelenkrheumatismus wieder aufflammen wird, selbst ohne eine eingelegte Spirale. Sollte man dies nun der Patientin sagen, die sich, anscheinend geheilt, wieder des Lebens freut? Und würde sie es glauben?

Ich habe mich mit Beispielen, welche die verheerende Wirkung der Zahndevitalisierung beweisen, absichtlich lange aufgehalten, weil die wenigsten Ärzte und Zahnärzte hierüber eigene Erfahrungen haben und den Patienten immer wieder von der Unschädlichkeit solcher Maßnahmen zu überzeugen suchen. Daß dies den Tatsachen widerspricht, muß daher an unwiderlegbaren Beispielen bewiesen werden, Beispiele, die ich um Hunderte von Fällen vermehren könnte.

Es sind aber nicht nur die toten Zähne, die zu solchen Krankheiten Veranlassung geben, sondern alle Fremdkörper, welche in den Körper kommen, also auch Seide, Schrauben, Drähte, ja mitunter Katgut, das nicht immer resorbiert wird, alles Dinge die man heute hemmungslos in den Körper hineinbringt. Alle diese Dinge infizieren sich mit der Zeit, doch braucht es meist Jahre bis die Allergiebereitschaft hinreichend ist, um Krankheiten auszulösen, außer dann, wie bei der Patientin Nr. fünf, wo die Allergie bereits durch tote Zähne entstanden war und eine an sich unbedeutende, selbst offene Infektion zur Explosion führte.

Bevor diese Eingriffe Mode wurden, waren die rheumatischen Erkrankungen selten; sie betrafen sozusagen ausschließlich alte Leute, die, wie Bauern, Torfstecher und Erdarbeiter, zeitlebens den Einflüssen der Witterung ausgesetzt waren. Heute leiden über 50 % der über 40 Jahre alten Leute an schweren rheumatischen Leiden, die, was ich zu betonen nicht unterlassen möchte, keineswegs nur die Muskeln, Gelenke und Nerven (Neuralgien) befallen, sondern auch die inneren Organe, d. h. den Magen, das Herz, die Leber und Niere, ja selbst die geistigen Funktionen beeinträchtigen können. Dieser Schluß ergibt sich aus der Behandlung, die, wenn korrekt durchgeführt, auch zum Verschwinden der genannten Störungen führt.

Besonders verdient auch der Umstand Beachtung, daß sich die Allergie häufig auf die Kinder vererbt, eine Ursache für die enorme Vermehrung der allergischen Krankheiten. Der Großteil der Zahnärzte sträubt sich aber auch heute noch, die Rosenowschen Arbeiten anzuerkennen. Sie behaupten, daß nach den Statistiken nur 4 bis 5 % der Arthritiden nach der Zahnextraktion ausheilten. Das ist richtig und hat seinen Grund in der Allergie, die sich im Laufe der Zeit infolge Giftsekretion der infizierten Wurzeln entwickelt. Von dort aus werden dann Niere, Nebenniere und Leber geschädigt und häufig kommt es auch zu infektiösen Metastasen in diesen Organen. Solange diese Metastasen nicht ausgeheilt sind, besteht der Rheumatismus weiter. Bei einem Teil der Patienten klingt er nach längerer Zeit infolge der Naturheilung ab, bei anderen ist eine homöopathische Behandlung nötig, die in der Regel zum dauernden Erfolg führt, allerdings nur, wenn alle devitalisierten Zähne entfernt wurden, wie die Beispiele beweisen.

Auch der Zahnarzt, dem ich zuerst meine Patienten zur Extraktion zuwies, war unbelehrbar. Das beruht auf dem Umstand, daß die Anerkennung der Ursache des Rheumatismus dem Zahnarzt das Einsetzen von Stiftzähnen, Jaquet- und Goldkronen, sowie Brückenarbeiten untersagt und sein Arbeitsgebiet erheblich eingeschränkt würde. Im Laufe der Zeit habe ich in meiner Gegend aber doch eine Reihe von Zahnärzten von diesen Zusammenhängen überzeugen können.

Aus dem Gesagten ergibt sich, daß Eingriffe in den lebenden Organismus, bei denen totes Material im Körper belassen wird, häufig nach einigen Jahren zu schweren Gesundheitsstörungen führen. An erster Stelle stehen die devitalisierten Zähne, an letzter eingebrachte Metalle. Aber auch diese letzteren, sowie alles andere Material, das nicht resorbiert wird, können solche Folgen zeitigen. Meine Erfahrungen gehen dahin, daß nur wenige Menschen, bei denen solche Eingriffe gemacht wurden, bei wirklich guter Gesundheit sind. Die meisten leiden unter Blutdrucksenkung mit ständiger Müdigkeit und Erschöpfung, andere haben Kopfschmerzen, dritte Verdauungsstörungen, wieder andere funktionelle, stenokardische Anfälle, der Großteil aber leidet an rheumatischen Beschwerden. Hingegen beruhen die Arthrosen nicht auf Fokalinfektionen, sondern sind konstitutionell bedingte, degenerative Prozesse in den Gelenken. Reine Formen der letzteren sind aber eher selten, hingegen kann sich auf der Basis einer Arthritis auch eine Arthrose entwickeln, so daß dann beide Affektionen miteinander bestehen.

Es scheint mir, daß in den letzten Jahren besonders die Arthritiden der Hüftgelenke enorm zugenommen haben, wofür die große Zahl der Hüftgelenkoperationen mit Einsetzen einer Prothese ein unwiderleglicher Beweis ist. Leider ist die hier vertretene Wahrheit nicht für jedermann erfreulich, weshalb für sie der Aphorismus Benjamin Constants gilt: „*Es wird nichts so ungern geglaubt wie die Wahrheit!*"

In der Folge haben zahlreiche Autoren, besonders in Deutschland (Pässler), die Tatsache bestätigt, daß devitalisierte Zähne eine der wichtigsten Ursachen schwerer Gesundheitsstörungen, vor allem der rheumatischen Krankheiten, seien, und es wurde auch darauf hingewiesen, daß die Röntgenuntersuchung der Zahnwurzeln keinen Anhaltspunkt gibt, da im Röntgenbild scheinbar gesunde Wurzeln ebenso krankerzeugend wirkten wie solche mit Granulomen, ja meist sogar noch nachteiliger, was der Schreiber mehrfach betont hat. Das kommt daher, daß bei diesen letzteren keine Abkapselung des Herdes stattfindet, die Toxine also ungehindert in den Körper des Patienten ausgestreut werden.

Neuerdings sind auch Arbeiten erschienen (besonders von Fudalla), welche auf Grund von eingehenden Untersuchungen zu dem Schluß gekommen sind, daß selbst devitalisierte Zähne, die nicht infiziert sind, ebensolche Gesundheitsstörungen hervorrufen wie infizierte, was darauf beruht, daß durch die Einbringung von desinfizierenden Giften das Gewebe, welches den Zahn umgibt, abgetötet wird und als solches ebenfalls Toxine bildet mit der Folge von Fernwirkungen.

Also: J e d e r tote Zahn erzeugt Störungen der Gesundheit und jeder Mensch, der solche im Kiefer hat, ist latent oder meistens manifest krank. Rheuma, Magen- und Leberstörungen sind die häufigsten Folgen.

LITERATURVERZEICHNIS

Altmann, L.: „Die Fokalerkrankungen".
Bergsmann, O.: „Das Sekundenphänomen als Komplexreaktion".
Bergsmann, O.: „Der Herd als pathogener Faktor"
Draczynski, G.: „Grundlagenforschung und Praxis".
Fudalla, S. G.: „Herd und Belastung".
Fudalla, S. G.: „Herd und Regulation".
Kellner, G.: „Die chronische Entzündung".
Perger, F.: „Klinik der Grundregulation".
Pischinger, A.: „Das System der Grundregulation".

Was ist Krankheit im Prinzip?

Der Leser, schon in der Schule, dann durch Zeitschriften, Zeitungen, Vorträge, Radio und Fernsehen in der landläufigen Auffassung von Krankheit erzogen, muß notwendigerweise erstaunt, ja mißtrauisch sein, wenn ihm eine ganz andere Auffassung vorgetragen wird als diejenige, die von der Mehrzahl der heutigen Ärzteschaft vertreten wird. Er muß sich sagen: Das sind doch Leute, die ein sechsjähriges Studium durchgemacht, unzählige Krankheitsfälle gesehen und durch Erfolge und Mißerfolge Erfahrungen gesammelt haben; die müssen doch wissen, was Krankheit ist. Hinzu kommen noch die Professoren, also Leute mit „besonderer Intelligenz" und noch größerer Erfahrung, die wegen ihrer Vorzüglichkeit besonders ausgewählt wurden, um das Wesen der Krankheit zu erforschen und dieses Wissen ihren Schülern, den Medizinstudenten und ihren Assistenten, zu vermitteln. Da erscheint es doch merkwürdig, ja unglaublich, daß einige „Außenseiter", meist gewöhnliche Ärzte ohne weitere Titel und keineswegs ausgestattet mit riesenhaften Laboratorien, Maschinen und einem zahlreichen Hilfspersonal, die nicht über sogenannte Forschungsinstitute verfügen, die jährlich Millionen und Milliarden verschlingen, also, da erscheint es doch wirklich unglaublich, daß diese berühmten Leute falsche Ansichten über die Krankheiten hätten, hingegen einige wenige Außenseiter der Sache auf die Spur gekommen wären. Das ist doch wahrhaftig unglaubhaft.

Das Problem beginnt bei der Diagnose: Der Schulmediziner durchforscht den Körper des Menschen heute unter unglaublich kostspieligem Aufwand mit imponierenden Maschinen, aber in 70 % aller Krankheitsfälle findet er nichts, obwohl der Patient Beschwerden hat und also zweifellos krank ist. Eigentlich müßte ihn das schon stutzig machen; denn eine Methode, die nur bei 30 % aller Kranken etwas zu Tage fördert, was er für seine Therapie verwenden kann, sollte doch als mangelhaft in Mißkredit geraten. Aber keineswegs: Seit Jahrzehnten werden immer dieselben kostspieligen Untersuchungsmethoden angewandt, bei Versagen mehrfach wiederholt, obwohl sie negativ bleiben, ohne daß sich irgendwelche Zweifel einschleichen würden inbezug auf die Fragwürdigkeit eines solchen Vorgehens.

Aber nur in 30 % der Fälle findet man etwas, beispielsweise Steine in der Gallenblase, der Niere, der Blase oder eine Verengung eines Darmstückes, oder aber auch ein Magengeschwür oder gar eine Krebsgeschwulst. Das sind die sogenannten „schönen Fälle", weil diesmal die Methode scheinbar nicht versagt hat. Der Arzt ist überzeugt, daß er nun die Krankheit gefunden hat und sie durch eine Operation oder ein anderes Verfahren heilen könne.

Kapitaler Irrtum! Unglaublich für jeden, der über seine Nasenspitze hinaussieht und etwas Denken gelernt hat.

Was der Arzt da gefunden hat ist keineswegs die Krankheit. Die Gallensteine beispielsweise sind nicht vom Himmel in den Patienten hineingefallen, sondern im Kranken gebildet worden infolge einer Verstimmung seiner Lebensfunktionen. Dasselbe ist der Fall bei einem Krebs, einem Geschwür, einer Verengung und bei allen andern Feststellungen, die der Arzt mit seinen Instrumenten machen kann.

Die Krankheit ist nicht ein Z u s t a n d, sondern ein V o r g a n g und zwar eine Äußerung oder Manifestation des Lebens. Nicht der Körper ist der eigentliche Träger der Krankheit, sondern die Triebkraft, welche diesen Körper geschaffen hat, ihn unterhält, bei Bedarf repariert und ihn beim Tode verläßt, worauf er in seine Bestandteile zerfällt. Hier sitzt die Krankheit; sie ist ein u n sichtbarer Vorgang, der mit keinem Instrument, weder heute noch in aller Zukunft, erforscht, d. h. sichtbar und analysierbar gemacht werden kann. Am lebenden Körper können wir nur die Folgen dieser Störung der Triebkraft sehen, mit andern Worten: ihr Resultat.

Es kann nützlich, ja notwendig sein, dieses Resultat zu entfernen. Doch ist damit der Patient nicht geheilt, außer in den Fällen, in denen die Störung der Lebenskraft inzwischen von selbst in Ordnung gekommen ist. Der Arzt hat nichts dazu beigetragen, denn er war sich dieser Störung nicht bewußt. Er verdankt also seinen Erfolg der Heilkraft der Natur und streicht dafür sein Honorar ein.

Aber in vielen, ja in der Mehrzahl der fieberlosen chronischen Fälle, heilt die Störung der Lebenskraft nicht von selbst aus. Dann ist mit der Operation nur wenig gewonnen. Die gestörte Lebenskraft bildet weiter Gallensteine oder es entstehen andere Störungen in der Leber und Verdauung, was in etwa 80 % aller operierten Fälle die Regel ist, oder aber sie bildet eine neue Krebsgeschwulst, was man inzwischen wissen sollte.

Dasselbe ist auch bei chronischen Erkrankungen der Fall: Das mit Salben vertriebene Ekzem kehrt wieder, der mit einem Medikament abgwürgte

Asthmaanfall wiederholt sich mit größerer Stärke und immer häufiger, je mehr man ihn zu vertreiben sucht; in wenigen Worten: Außer gelegentlichen Ausnahmen wird auch heute noch keine einzige chronische Krankheit durch die schulmedizinische Behandlung geheilt, außer, wenn einmal — das ist aber eine Ausnahme — plötzlich die Heilkraft der Natur erwacht und das Wunder der Heilung vollbringt.

Aber es werden doch zahlreiche Krankheiten geheilt! Bestimmt, aber nur die akuten, fieberhaften. Das Fieber ist ein Zeichen, daß die Heilkraft der Natur heftig tätig und die Verteidigung des Organismus gegen die Krankheit auf Hochtouren arbeitet. Hier, also bei allen akuten, fieberhaften Krankheiten liegt die Heilung im Programm der Natur. Jede akute fieberhafte Krankheit heilt aus, wenn der Patient durchhält, bis die Immunisation erfolgt ist, welche bei allen diesen Krankheiten stattfindet, selbst bei der Pest.

Allerdings kann der Patient sterben während einer solchen Krankheit. Der Tod wird aber nicht durch das Fieber verursacht, sondern durch andere Einwirkungen während des Ablaufs der Krankheit, vor allem durch die von den Bakterien ausgeschiedenen Gifte, welche zu Lähmungen des Herzens, zu Ödem der Lungen, zu Perforation des Darmes (beim Typhus) zur Verstopfung der Luftröhre mit Membranen (Diphterie) und noch anderen mit dem Leben unvereinbaren Störungen führen können. Treten aber solche Folgen nicht ein, so wird jeder Mensch nach Ablauf auch der gefährlichsten Infektionskrankheit wieder vollkommen gesund, ja gesünder als zuvor. Und nicht nur dies: Der Mensch ist in Zukunft immun gegen diese Krankheit, unverletzlich durch diesen Bazillus.

Die Krankheit hat ihm also einen Vorteil gebracht, sofern man ihr ihren normalen Ablauf läßt, was leider heute meist nicht mehr der Fall ist. Aber vorerst etwas anderes:

Wie behandelt man die akuten Krankheiten? Auch die Schulmedizin kann hier Gutes wirken, indem sie dann eingreift, wenn der Patient eine Gefahrenzone durchläuft, zum Beispiel mit Herzmitteln, wenn ein Versagen des Herzens droht, was weitaus die häufigste Gefahr ist. Bei Lungenödem hilft der Aderlaß oder helfen ableitende Maßnahmen, bei Verschluß der Luftröhre die Tracheotomie usw. In gewissen Fällen, besonders bei der Diptherie, kann auch die Krankheit selbst beeinflußt werden, indem man Blutserum von Tieren, die die Krankheit durchgemacht haben, einspritzt.

Diese Methode ist aber nur bei wenigen Krankheiten erfolgreich und hat außerdem den Nachteil, daß der Patient allergisch wird.

Außer bei der Serumbehandlung vermag jedoch der Schulmediziner den Heilvorgang nur ausnahmsweise zu beeinflussen; seine Maßnahmen beschränken sich darauf, den Kranken während des Ablaufs der Krankheit am Leben zu erhalten. Die Heilung geschieht bei allen Krankheiten und Verletzungen ausschließlich durch die *Vis medicatrix naturae* (Heilkraft der Natur), von deren Walten der Arzt mit seinen Forschungsmitteln nichts erfahren kann. Er hat also keine Ahnung, warum und wie dieser Heilungsprozeß vor sich geht. Es ist schon ein Zeichen von unbegreiflicher Unwissenheit, wenn heute besonders junge Ärzte davon überzeugt sind, daß die medizinische Heilkunst die Krankheiten heile. Die früheren Ärzte waren klüger, indem sich die meisten darüber klar waren, daß sie mit ihren Maßnahmen wohl die Heilung begünstigen, manchmal Gefahren bei der Krankheit bannen können, daß aber das eigentliche Werk der Heilung durch die Natur allein vollbracht wird. Sie fühlten sich nur als Diener der Natur, nicht als ihre Herren wie der Großteil der heutigen Mediziner.

Die Maßnahmen des lebenden Organismus bei Verletzungen.

Es ist nicht überflüssig sich einmal vorzustellen, was schon bei einer unbedeutenden Verletzung alles geschehen muß, bis der vorherige normale Zustand wieder erreicht ist. Und man muß sich auch klar darüber sein, daß dies alles ganz automatisch erfolgt, ohne irgendwelches Zutun eines Menschen, es sei denn ein Schutzverband, damit sich das Werk der Natur ungestört zu vollziehen vermag.

Bei jeder Verletzung werden Blutgefäße geöffnet, und weil größere Blutverluste eine Gefahr für das Leben bedeuten, sorgt eine uns unbekannte Kraft oder Energie zuerst dafür, daß die Blutung aufhört, indem das Blut Fibrin, eine Art Kitt ausscheidet, das die Blutgefäße in wenigen Minuten verschließt. Da bei größeren Gefäßen dieses Fibrin durch den Blutdruck schon während des Entstehens ausgeschwemmt würde, so kommandiert diese Kraft den Ringmuskeln der Blutgefäße, sich maximal zusammenzuziehen, um die Öffnung möglichst zu verengen. So kann sich ein Fibrinpfropfen bilden, der in der engen Öffnung stecken bleibt und das Gefäß verschließt. Auf diese Weise kommen innerhalb kurzer Zeit alle Blutungen aus den Kapillaren und mittleren Gefäßen zum Stillstand und die Verblutungsgefahr ist gebannt. Nur ganz große Gefäße mag der Organismus nicht zu verschließen, dies muß der Chirurg besorgen. Hingegen gelingt dem Organismus der Verschluß auch noch an der ziemlich großen und hohen Blutdruck führenden Radialarterie (Pulsader am Handgelenk), so daß eine Verletzung derselben nicht zum Tode führen kann. Es wird oft der Einwand gemacht, daß Selbstmörder durch Aufschneiden der Pulsader zum Ziele gekommen seien und daß im alten Rom der Selbstmord auf diese Weise im Schwange war. Ja, unter Umständen gelingt es, aber nur, wenn man beide Pulsadern aufschneidet und gleichzeitig ein heißes Bad nimmt, was die Römer taten. Infolge der Hitze steigt der Blutdruck an und die Ringmuskulatur der Gefäße wird gelähmt. Durch diese Überforderung der Heilkraft der Natur kommt es dann, nicht einmal immer, zum Verblutungstod.

Ist das Blut gestillt, so schickt diese mysteriöse Kraft ihre Polizei, die weißen Blutkörperchen ins bedrohte Gebiet, die einen dichten Schutzgürtel um die Wunde bilden, um die Bakterien am Eindringen zu hindern. Weil dieses rasch geschehen muß, erhöht der Organismus die Temperatur der Umgebung der Wunde, macht also lokales Fieber, denn bei Fieber laufen alle Lebensprozesse rascher ab, weshalb dies einer der wichtigsten Faktoren jeder Heilung ist. Gleichzeitig produziert der Organismus Antikörper gegen die eingedrungenen Bakterien, die dadurch getötet und darauf von den weißen Blutkörperchen aufgefressen werden. Diese Vorgänge bewirken während einiger Stunden oder Tage einen gewissen Wundschmerz. Damit ist nun das Gröbste getan; die Wunde ist isoliert und gegen Bakterien abgesperrt. Aber nun steht der Organismus vor der Aufgabe, die bei der Verletzung zerstörten Gewebe zu ersetzen.

Zuerst muß die Blutversorgung instandgesetzt werden, weshalb Kapillaren aus den verletzten neu hervorsprießen, die überall dort hineinwachsen, wo die Blutzirkulation ungenügend ist. Dazu benötigt der Verletzte Millionen oder Trillionen von Molekülen und Atomen aller Art, welche an die richtige Stelle gebracht und miteinander solide verbunden werden müssen, wobei nicht die geringste Lücke entstehen darf. So entsteht bindegewebiges Unterhautzellgewebe, die ganz anders beschaffene Lederhaut mit allen ihren verschiedenen Geweben, schließlich sprießt die Epidermis aus der Umgebung hervor und bedeckt die Wunde mit normaler Haut, so daß nach einiger Zeit nichts mehr von der Verletzung zu sehen ist.

Dieser Vorgang kann je nach der Größe und Tiefe der Wunde einige Tage, einige Wochen, ja, bei sehr großen Zerstörungen sogar einige Monate dauern, aber, wenn der Defekt allzu groß ist, vermag der Organismus nicht mehr alle Gewebe genau so aufzubauen, wie sie vorher beschaffen waren, weil gewisse Substanzen aus zu weiter Entfernung herbeigeholt werden müßten, sodaß der Heilungsprozeß zu lange dauern würde. Hier hilft sich der Organismus damit, daß er dort, wo eine komplizierte Anordnung der Gewebe nicht nötig ist, ein vereinfachtes Gewebe anbringt, eine sogenannte Narbe, das heißt, ein bloßes Bindegewebe, das wegen seiner Einfachheit überall innerhalb verhältnismäßig kurzer Zeit aufgebaut werden kann.

Was da alles geschehen muß, kann sich ein menschliches Gehirn gar nicht vorstellen. Und doch vermag der Organismus unter Leitung der mit Intelligenz ausgestatteten Lebenskraft alle diese komplizierten Verteidigungs- und Aufbaumanöver mit Sicherheit in allen Fällen von Verletzungen durchzuführen, wobei kein noch so erfahrener Arzt auch nur wüßte, was alles geschieht, wie es geschieht noch w a r u m es geschieht. Es ist weder möglich, diese Prozesse zu analysieren, noch im einzelnen zu beeinflussen, es sei denn, durch Wärme den gesamten Mechanismus etwas zu beschleunigen.

Freilich gibt es sehr große und tiefe Verletzungen mit gleichzeitigem Zusammentreffen sehr virulenter Bakterien, wo der Organismus mit seinen Hilfstruppen die Absperrung und die Abtötung aller todbringenden Keime nicht in nützlicher Frist zustande bringt, so daß eine schwere Wundinfektion, ja sogar der Tod die Folge einer Verletzung sein kann. Hier kann heute, seit der Entdeckung der Antisepsis und des Penicillins, der Arzt die Heilkraft der Natur unterstützen, indem er die eingedrungenen Bakterien schwächt oder ihr Abtöten unterstützt, sodaß der Organismus Zeit gewinnt, um seine Maßnahmen durchzuführen, bevor die Bakterien den ganzen Organismus zu Grunde gerichtet haben. Mit der Antisepsis muß man aber recht vorsichtig sein, denn starke Gifte dürfen nicht in eine Wunde gebracht werden, da sie sonst auch die Körperzellen schädigen oder gar töten. Die Folge wäre, daß die Verteidigung gelähmt wird und man mehr schadet als nützt. Außerdem kann der Arzt auch zerstörte Gewebe entfernen, die verschiedenen Teile der Wunde möglichst so zusammenheften, wie sie vor der Verletzung lagen, ferner die Wunde verschließen, womit er ebenfalls die Arbeit des Organismus erleichtert. Durch diese Hilfen kann eine Heilung abgekürzt und das kosmetische Endresultat verbessert werden. Hingegen muß betont werden, daß das Verschließen einer Wunde die Gefahr der Infektion nicht vermindert, sondern erhöht, weil die einsetzende Sekretion, mit der die Bazillen herausgeschwemmt werden, keinen hinreichenden Abfluß hat. Infolgedessen war es vor der Antisepsis den Militärärzten verboten, die Wunden zu verschließen; selbst nach Amputation wurde nicht genäht, sondern man überließ die ganze Arbeit der Heilkraft der Natur, und dies mit guten Erfolgen in der vorantiseptischen Zeit.

Nehmen wir als weiteres Beispiel einen Knochenbruch. Was kann da der Schulmediziner machen und was macht die Natur? Die Kunst des Arztes besteht darin, die Knochen richtig zu stellen und sie auf diese Weise zu fixieren, so daß sie sich bei Bewegungen nicht verschieben. Ist das geschehen, so waltet allein die Heilkraft der Natur, welche nun zunächst alles das bewerkstelligt, was wir bei einer gewöhnlichen Wunde dargelegt haben. Hinzu kommt nun noch die Bildung von Knochenbälkchen, die, wie bei einer Eisenbrücke oder beim Eiffelturm, genau nach den physikalischen Gesetzen angebracht werden müssen, so daß der Knochen bei geringstem Materialverbrauch möglichst solide gegen die ihm zukommende Belastung ist. Wird der Knochen auf Zug beansprucht, so ist die Anordnung verschieden im Vergleich zu einem Knochen der auf Druck widerstandsfähig sein muß. Und wiederum verschieden ist sie bei einem Knochen, welcher der Biegung standhalten muß, wie z. B. eine Rippe.

Diese Arbeit der Heilkraft kann beschleunigt oder verlangsamt, oder aber in unrichtiger Weise durchgeführt werden, je nachdem die Verhältnisse nach der Verletzung sind.

Kann die Fixation so gemacht werden, daß der Knochen normal auf Druck beansprucht wird, also beispielsweise beim Bein durch einen Gehverband, so arbeitet die Natur in fieberhafter Weise, weil der Druck eine rasche Verknöcherung verlangt; ferner werden die Knochenbälkchen von Anfang an in der richtigen Anordnung gebildet. In einem solchen Falle geht die Heilung rasch vonstatten.

Ist es hingegen nicht möglich, einen Gehverband anzulegen, weil dadurch die richtige Fixierung nicht gewährleistet wäre und zwar infolge ungünstiger Lage der Frakturstelle, so muß man sich mit einem gewöhnlichen Gipsverband begnügen und den Patienten so lange liegen lassen, bis der Knochen fest ist. Unter diesen Bedingungen fehlt der Druck, der beim Gehverband die Knochenneubildung so mächtig anregt, weshalb die Heilungsdauer mindestens die doppelte Zeit erfordert.

In noch komplizierteren Fällen muß man einen Zugverband anlegen, weil dieser allein unter den obwaltenden Verhältnissen die richtige Stellung garantieren kann. Nun sind aber die wirkenden Kräfte gegenüber denen, die normalerweise auf diesen Knochen einwirken, entgegengesetzt. Als Resultat ergibt sich, daß anfangs die Knochenbälkchen auf Zug angelegt werden, also für den normalen Gebrauch des Knochens nicht tauglich sind. Infolgedessen muß man einen solchen Knochen nach der Konsolidierung außerordentlich schonen, damit er nicht noch einmal bricht; ferner muß die Heilkraft der Natur den Knochen nach Abnahme des Zugverbandes nochmals vollständig umbauen, sodaß er für die neue Belastung widerstandsfähig wird. Die anfänglich verkehrte Belastung auf Zug regt auch die Knocheneubildung nicht an, sodaß in diesem Fall die Heilung die drei- bis sechsfache Zeit benötigt, die bei einem Gehverband nötig wäre.

Es geschieht aber noch etwas viel Unerhörteres. Nämlich der Knochen hat der Belastung nicht standgehalten und ist abgebrochen. Das läßt sich die Natur nicht zweimal sagen und behält es gut im Gedächtnis, obwohl der Patient davon nichts merkt. Infolgedessen konstruiert die Heilkraft der Natur den Knochen nach einem Bruch viel solider als er vorher war, damit das Malheur nicht noch ein zweites Mal passiere. Es ist eine alte Erfahrung, daß ein gebrochener Knochen, der normal verheilt ist, praktisch nie mehr bricht, und wenn in einem solchen Fall bei einem Unfall beide Beine der gleichen, übermäßigen Belastung ausgesetzt werden, so bricht nicht das einst gebrochene Bein, sondern das gesunde, weil dieses die Verstärkung des Bruches nicht hat.

Die Heilkraft der Natur ist also nicht nur unvorstellbar wissend, sondern auch vorbedacht auf die Zukunft. Sie ist Chemiker, Biologe, Physiker, Mathematiker und Konstrukteur zugleich und berücksichtigt bei ihrem Walten alles, selbst die eventuell möglichen Ereignisse, die in ferner Zukunft eintreten könnten.

Ist dies nicht unfaßbar für ein menschliches Gehirn? Aber wer denkt daran? Fast niemand, denn sowohl der Arzt als auch der Patient sind einig in der Meinung, daß der Arzt den Patienten geheilt habe. Und doch ist es so, daß der Arzt nur die Stellung der Fragmente berichtigt hat, eine rein technische Maßnahme, alles andere hat die Natur ohne jede Hilfe allein vollbracht.

Es gibt aber Fälle, wo aus Gründen einer Krankheit des Patienten diese natürliche Heilkraft gelähmt ist. Dann verzögert sich die Konsolidation oder tritt überhaupt nicht ein, es bildet sich eine sogenannte Pseudarthrose, das heißt: die Bruchenden werden nicht knöchern, sondern nur durch Bindegewebe, das elastisch und wenig solid ist, verbunden. In einem solchen Falle kann der Arzt, der ja keinen Einfluß auf dieses Walten der Natur hat, nichts machen und der Patient kann das Glied nicht mehr normal oder überhaupt nicht gebrauchen; er wird invalid.

Es gibt nur eine Methode, dieses Walten der Natur überhaupt zu beeinflussen, d. h. die Tätigkeit der *Vis medicatrix naturae* zu beschleunigen, ja bei vollständiger Lähmung in Gang zu bringen. Das ist die Homöopathie. Dies hat sich seit der Entdeckung der Homöopathie in Zehntausenden von Fällen bestätigt, nämlich, daß unter dem Einfluß richtig ausgewählter homöopathischer Potenzen die Heilung jedes Knochenbruchs in der halben Zeit erfolgt und Pseudarthrosen vermieden, ja sogar geheilt werden. Das wurde seinerzeit vom preußischen Militärarzt GRIESELICH, der diese Erfahrung im Kriege an zahlreichen Fällen gemacht hatte, unentwegt verkündet und einige, die seinem Rate folgten, haben es auch bestätigt. Ich selbst habe mindestens ein Dutzend solcher verschleppter Fälle, die sich nicht konsolidieren wollten, in kürzester Zeit zur Heilung gebracht.

Wie unglaublich die Vorurteile aber sind, mag der folgende Fall demonstrieren. Eine Patientin erlitt durch einen Motorradfahrer einen komplizierten Knochenbruch, wobei ein Stück Knochen aus dem Schienbein herausgerissen wurde. Die Fraktur wurde von einem Chirurgen kunstgerecht behandelt, doch stellte sich innerhalb von 6 Monaten keine Konsolidation ein; man konnte das Bein an der Bruchstelle bewegen wie bei einem frischen Bruch.

In diesem Zustand kam sie in meine Behandlung und erhielt das angezeigte homöopathische Mittel. Schon nach 4 Wochen war der Knochen fester, so daß man einen Gehverband machen konnte. Nach weiteren 4 Wochen mußte sich die Patientin einer Kontrolluntersuchung durch einen Chirurgen unterziehen. Dieser, überzeugt, daß durch die homöopathische Behandlung nichts ausgerichtet worden sei, nahm sich nicht einmal die Mühe, den Verband abzunehmen, sondern schrieb in einem Gutachten, daß die Heilung, wenn sie überhaupt eintrete, mindestens noch 1 bis 2 Jahre dauern werde und man, wenn diese nicht erfolge, eine Plastik mit unsicherem Erfolg machen oder gar eine Amputation in Erwägung ziehen müsse.

Das sagte er auch der Patientin, die sofort nach dieser Mitteilung ganz gebrochen und weinend zu mir kam und kaum mehr aufzurichten war. Ich nahm, kaum eine Stunde nach dieser furchtbaren Eröffnung des Chirurgen, den Verband ab und konstatierte völlige Konsolidation. Infolgedessen wies ich die Patientin an, gestützt auf meine Schulter, aufzutreten. Begreiflicherweise zögerte sie und war nur mit Mühe dazu zu überreden. Schließlich faßte sie Mut, trat auf, und siehe da, das Bein hielt stand. Der Wandel von tiefster Niedergeschlagenheit in jauchzende Freude ist kaum zu beschreiben.

Ich wies sie an, zu Fuß nach Hause zu gehen, wozu sie aber den Gehverband, den wir abnehmbar gemacht hatten, wieder anziehen wollte. Nun, ich konfiszierte das schwere und unhandliche Möbel. Nach einigen weiteren Ermunterungen ging sie zu Fuß nach Hause, am gleichen Tag, da der Chirurg, überzeugt von der Unmöglichkeit einer Einwirkung auf das Heilungsvermögen der Natur, eine so hoffnungslose Prognose gestellt hatte, was ich nachher noch in dem Gutachten lesen konnte.

Es ist fast nicht zu glauben, daß Berufsblindheit infolge falscher Vorstellungen so weit geht, daß auch heute noch, trotz Hunderten von Bestätigungen solcher Resultate, praktisch kein einziger Chirurg in der ganzen Welt überhaupt je einmal etwas von dieser Methode gehört hat, geschweige denn sie anwendet.

Was kann die Chirurgie im Krankheitsfalle leisten?

Die allgemeine Meinung geht immer noch dahin, daß das, was aus dem lebenden Körper herausgeschnitten worden ist, nun ein für alle Mal beseitigt, d. h. daß der Organismus von diesem Krankheitsherd geheilt sei. Diese Meinung gründet sich auf unser materielles Denken, mit andern Worten: Wir stellen uns dies vor wie die Reparatur eines leblosen Gegenstandes, beispielsweise eines Tisches oder einer Mauer, bei dem man eine faule Stelle oder einige wackelige Steine entfernt und durch neue ersetzt. Das verhait sich beim lebenden Organismus anders.

Hier entsteht das krankhafte Gewebe durch eine anomale Tätigkeit der Lebensenergie; diese anomale Tätigkeit findet meistens nicht dort statt, wo sich das krankhafte Produkt, also die Geschwulst, die Steine, die Verengung etc., bildet. Gallen-und Nierensteine beruhen auf einer Störung des Metabolismus (Stoffwechsel). Wo diese sitzt ist unbekannt. Sie äußert sich zuerst in der Leber oder der Niere, aber der Grund ihrer Entstehung liegt hier nicht, sondern in diesen Organen werden sie zum ersten Mal wahrgenommen. Alsdann wandern die Steine in die Gallenblase oder ins Nierenbecken, die Nierensteine manchmal auch in die Blase. Es liegt auf der Hand, daß ihre Entfernung den Krankheitszustand, die eigentliche Ursache ihrer Entstehung, nicht beeinflußt, weshalb sie sich meistens wieder bilden. An der Krankheit hat sich durch die Operation nichts geändert.

Das gilt für alle Krankheitszustände. Wohl kann die Chirurgie das Resultat der Krankheit beseitigen, aber die Krankheit selbst bleibt bestehen und bildet die Steine, Geschwülste, Verengungen wieder oder verursacht andere Störungen, außer, wenn sie inzwischen durch die Heilkraft der Natur erloschen ist. Das ist auch die Erfahrung, die fast alle Operierten machen: Es kommt nach einiger Zeit zum Rezidiv.

Die Zeitdauer, welche das Rezidiv zur Entwicklung benötigt, ist verschieden lang. Bei den gutartigen Geschwülsten die 10 oder mehr Jahre zur Entwicklung brauchen, können solche zeitlebens nicht mehr auftreten, besonders bei älteren Leuten, deren Wachstumsenergie gering und deren Überlebensdauer nicht mehr allzulang ist. Bei bösartigen Geschwülsten hingegen, deren Wachstumsenergie viel größer ist, wozu noch ihre toxische Giftwirkung kommt, welche die Abwehrkraft schwächt, erscheint das Rezidiv meist innerhalb 2 bis 5 Jahren, und die Erfahrung zeigt, daß dieses infolge des Eingriffes meist schneller wächst und vor allem sehr rasch Metastasen (Tochtergeschwülste) im ganzen Körper bildet, womit das Schicksal des Kranken besiegelt ist.

Hierfür haben wir Beweise in großer Zahl. Der Speiseröhrenkrebs zum Beispiel war früher, als man ihn nicht operieren konnte, dafür bekannt, daß er keine Metastasen setzte. Man mußte sich damit begnügen, einen sogenannten Magenmund zu machen, durch den sich der Kranke mittels einer Sonde die Nahrung zuführen konnte. Diese Kranken lebten im allgemeinen noch 1 bis 2 Jahre und starben dann an ihrer Geschwulst, ohne Metastasen zu bekommen. Heute kann man die Geschwulst entfernen und die Kontinuität wieder herstellen, sodaß der Patient sich auf normalem Wege ernähren kann. Ein großer Vorteil. Hingegen treten meist Metastasen auf, so daß die Überlebensdauer im Durchschnitt keine längere, sondern oft eine kürzere ist.

Die Statistik der Berner Universitätsklinik ergibt, daß an Brustkrebs operierte Frauen durchschnittlich ein Jahr weniger lang lebten, als solche, die nicht operiert worden waren. Dabei handelte es sich doch bei den Nichtoperierten stets um weiter fortgeschrittene Fälle, als bei denen, die im früheren Stadium zur Operation kamen. Die längere Überlebensdauer ist also umso bemerkenswerter bei den Nichtoperierten.

Ich selbst habe drei Fälle von Frauen mit sicher festgestelltem Brustkrebs beobachtet, von denen die erste ohne jede Behandlung zwanzig Jahre, die zweite zehn Jahre und die dritte acht Jahre überlebte. Die dritte ließ sich nach acht Jahren operieren, was nötig war, da die Geschwulst verjauchte und einen entsetzlichen Geruch verbreitete. Sofort traten Metastasen auf, ein halbes Jahr später war die Patientin tot. Dieses sogenannte „Wildwerden" des Krebses nach Operation ist allgemein bekannt und wird nicht bestritten. Es tritt nicht in allen Fällen auf, aber sozusagen stets, wenn man eine rezidivierende Geschwulst operiert, also nach dem Rückfall noch einen zweiten Eingriff macht. Auch die Röntgenbestrahlung verhindert die Metastasierung keineswegs, sondern begünstigt sie in gleicher Weise wie die Operation, was ich als früherer Röntgenarzt aus Erfahrung weiß.

Es kamen einmal am selben Nachmittag drei Frauen mit Brustkrebs in meine Sprechstunde — Frühfälle mit streng lokalisierter Geschwulst ohne Drüsenanschwellungen in der Achselhöhle. Alle drei ließ ich sofort operieren und die erste, die eine etwas schwammige Konstitution hatte, was meist diese Krankheit begünstigt, nachbestrahlen. Bei zweien traten schon 4 Wochen nach Beendigung der Behandlung zahlreiche Krebsknoten an der Operationsstelle auf und die Nachbestrahlte war die erste, die nach einem Jahr starb. Die zweite konnte ich mit Homöopathie noch fünf Jahre am Leben bei ganz gutem Gesundheitszustande erhalten, andere Metastasen traten nicht auf, während die bereits entstandenen sich etwas zurückbildeten. Nach fünf Jahren schlief sie nach achttägigem Krankenlager ruhig ein, ohne je einmal Schmerzen durchgemacht zu haben. Die dritte bekam ein Rezidiv nach zwei Jahren, konnte dann noch drei Jahre mit Homöopathie über Wasser gehalten werden, ebenfalls bei gutem Allgemeinzustand und ohne je Schmerzen zu verspüren, noch Metastasen zu bekommen, worauf das Ableben ebenso schmerzlos nach kurzem Krankenlager erfolgte.

Wenn man solche Erfahrungen an über 1000 Patienten gemacht hat, muß man zur Überzeugung kommen, daß man mit der Entfernung einer bösartigen Geschwulst, obwohl sie manchmal aus andern Gründen notwendig ist, nicht viel gewinnt, ja des öfteren mehr verliert als gewinnt.

Ich stehe daher den ständigen Beteuerungen großer Fortschritte auf diesem Gebiete sehr skeptisch gegenüber und teile diese Ansicht mit zahlreichen Kollegen, die über lange Erfahrungen verfügen.

Ein noch jüngerer Arzt besuchte eines meiner Seminare über Homöopathie; er litt an Lungenkrebs, die Operation hatte er infolge schlechter Resultate bei ihm bekannten Fällen abgelehnt. Er wurde dann mit den sogenannten Antimitoticis behandelt, die die Zellteilung verlangsamen sollen. Nach kurzem Einnehmen wurde sein Allgemeinzustand derartig schlecht, daß er auch diese Behandlung aufgab, seither unternimmt er nichts mehr. Die Geschwulst war ein Jahr zuvor entdeckt und durch Probeexzision sichergestellt worden. Er sah aber gut aus, fühlte sich ganz wohl, nachdem er sich von der Behandlung mit den Antimitoticis erholt hatte und arbeitete noch teilweise als Arzt.

Im Gegensatz dazu konnte ich fast zur selben Zeit den Verlauf bei einem andern Patienten beobachten, der ebenfalls an Lungenkrebs litt. Man hatte die Krankheit sozusagen zufällig ganz im Anfangsstadium festgestellt. Er wurde intensiv bestrahlt und dann ebenfalls mit Antimitoticis behandelt. Sein Zustand war alsbald entsetzlich. Er begann abzumagern, verlor schon im ersten Jahre 35 kg an Gewicht und war nur noch ein jammervolles Skelett. Dazu ständiges Übelsein, ein fast unerträglicher Zustand, der noch durch herumziehende Schmerzen und eine trostlose Schwäche nebst völliger Appetitlosigkeit zu einer ständigen Tortur wurde. Schließlich verlängerte man diese Leiden noch einige Monate durch Transfusion, bis das Häufchen Elend nach einer Gesamtdauer von zwei Jahren schließlich verendete. „Verendete" sage ich absichtlich, denn von einem normalen Ableben kann man hier wohl nicht mehr sprechen. Zwei Jahre lang war der bedauernswerte Mann in einem Zustande, wie man es keinem Hunde zumuten würde; dies als Folge der Behandlung. Ist es da ein Wunder, wenn ein Arzt, der solche Folgen aus Erfahrung kennt, eine Behandlung im selben Falle ablehnt?

Mit Homöopathie kann man einige wenige Erfolge buchen, aber wir können uns damit nicht brüsten, denn sie sind selten. Es gelang mir einmal die Heilung eines inoperablen Magenkrebses. Der Bauer von Beruf konnte nach acht Jahren noch munter und wohlauf seinem anstrengenden Berufe nachgehen. In einigen anderen Fällen gelang es mir, bettlägerige Krebskranke wieder aufzubringen, so daß sie ohne Beschwerden weitere zwei bis drei Jahre ihrer Arbeit nachgehen konnten und dann ohne Schmerzen, nach ganz kurzem Krankenlager, einschliefen. Aber das sind Ausnahmen.

Im allgemeinen kann ich sagen, daß unsere Patienten sozusagen nicht zu leiden haben und daß ihnen das langsame Dahinwelken bis in die letzten Tage erspart bleibt; dies, obwohl wir nur inoperable, also fortgeschrittene Fälle behandeln. Die anderen müssen heute immer noch der Operation oder der Bestrahlung zugeführt werden, da wir sonst riskieren, zur Rechenschaft gezogen zu werden, weil unsere Behandlung dem heutigen Stande der Wissenschaft nicht entspreche — nach der Meinung der zuständigen Autoritäten.

Vor einiger Zeit wurde ich als Experte zu einem Gericht in Mainz gebeten. Es handelte sich um einen Fall von Brustkrebs, der von einem Homöopathen acht Jahre lang behandelt worden war und dann, in einer Klinik, schließlich zum Tode führte. Der Spitalarzt erhob Klage vor dem Strafgericht wegen fahrlässiger Tötung. Außer mir waren noch sieben Experten der Schulmedizin vorgeladen. Diese erklärten in durchaus objektiver Weise, daß auch bei korrekter schulmedizinischer Behandlung eine Verlängerung der Lebensdauer keineswegs sehr wahrscheinlich gewesen wäre. Der Richter führte die Verhandlung in mustergültiger Weise und war sehr bemüht, die Wahrheit zu finden. Leider mußte ich aber erfahren, daß die Idee, der Krebs sei bei Frühoperation heilbar, eine Idee, die fast täglich in Zeitungen und Zeitschriften dem Laienpublikum eingehämmert, aber durch die Erfahrung ständig widerlegt wird — daß dieses Gedankenbild dermaßen in Unerfahrenen verankert ist, daß selbst Experten dagegen nicht ankommen.

Der Unbelehrbarste war der Staatsanwalt, ein junger Mann, der sich offenbar seine Sporen verdienen wollte und einen unerhörten Strafantrag stellte.

Dieser wurde zwar durch das Gericht etwas gemildert, aber der Arzt wurde verurteilt zu 20.000,— DM Buße und sechs Monaten Gefängnis wegen fahrlässiger Tötung mit bedingtem Strafvollzug. Meines Erachtens kommt hier der Tatbestand der fahrlässigen Tötung überhaupt nicht in Frage, denn nicht der Arzt hat den Patienten mit einer irrtümlichen Spritze umgebracht, sondern die Krankheit. Das Nichtheilenkönnen einer Krankheit ist im schlimmsten Falle ein Verstoß gegen die Pflicht, einem Hilfsbedürftigen die notwendige Hilfe angedeihen zu lassen, aber nur dann, wenn kein Zweifel besteht, daß diese Hilfe, sachgemäß ausgeführt, das Leben gerettet hätte. Da aber alle Experten in diesem Fall eine solche Hilfe bezweifelten, kam meines Erachtens auch der letztere Paragraph nicht in Frage, der zudem nur ganz unbedeutende Sanktionen zur Folge hat. Man sieht aus diesem Falle wie ungerecht sich Vorurteile auswirken können.

Nach 55jähriger Erfahrung, davon zehn Jahre als Röntgenarzt und Radiumtherapeut, komme ich zu folgenden Schlüssen: Der Krebs ist, wie fast alle endogenen chronischen Krankheiten, mit wenigen Ausnahmen, u n h e i l b a r. Aber es gibt Krebse und Krebse, nämlich verhältnismäßig gutartige, auf der andern Seite aber sehr bösartige. Letztere sind weitaus häufiger.

Hautkrebse sind fast immer h e i l b a r, die andern nur ausnahmsweise, gleich ob sie frühzeitig oder später behandelt werden. Viele operierte Krebse sind nur scheinbar Krebs; es kommt auf die Virulenz des Wachstums an, die auch durch eine Probeexzision nicht festgestellt werden kann, da sie nur die Gewebsveränderungen anzeigt, keineswegs aber die Wachstumsenergie. Solche „sogenannten" Krebse, die aber im Grunde keine sind, bleiben natürlich geheilt; andere wachsen sehr langsam und können nach Operationen längere Zeit nicht mehr auftreten, ja ihrem Auftreten kann der Tod an einer anderen Krankheit zuvorkommen, da es sich meist um ältere Leute handelt. Diese letzteren Fälle werden dann in der Statistik als Erfolge gebucht, weil sie dem Wunschgedanken der Ärzte entsprechen.

Sehr bösartige Krebse werden hingegen durch Operation oder Bestrahlung zum Wachstum oder zur Metastasierung angeregt, und das Ende wird beschleunigt. Ferner haben nach meinen Erfahrungen Patienten, deren Krebskrankheit schulmedizinisch behandelt wird, viel mehr zu leiden als die Unbehandelten. Weitaus am wenigsten leiden diejenigen, die mit Homöopathie behandelt werden; denn, obwohl auch sie nur selten zu einer

Heilung führt, so verläuft das Leiden doch sehr langsam. Der Patient fühlt sich wohl und bleibt bei Kräften bis in die letzten Tage seines Lebens; nach kurzem Krankenlager schläft er ohne Schmerzen sanft ein.

Die Krebskrankheit, wie viele andere unheilbare Leiden, tritt auf, wenn die Widerstandskräfte des Menschen gebrochen sind, d. h. wenn sein Lebenszyklus dem Ende entgegen geht. Da alles, was entstanden ist, auch wieder vergehen muß, sind diese Krankheiten berufen, die notwendigen Gesetze, die über dem Weltgeschehen walten, um seinen Bestand zu sichern, zu erfüllen. Sich dagegen auflehnen zu wollen bedeutet eine Sisyphusarbeit, der kein Erfolg beschieden sein kann. Daher sage ich, daß alle diese Forschungsinstitute überflüssig sind, weil sie den Menschen trügerische Hoffnungen vorspiegeln und den Kranken oft schreckliche Leiden verursachen, die weit über das hinausgehen, was ihnen auch die schlimmsten Krankheiten antun.

Außer diesen absolut unheilbaren Leiden gibt es allerdings auch weniger tief im Keimplasma verankerte chronische Krankheiten, die meist durch künstliche Eingriffe, wie Zahndevitalisation, überflüssige Operationen mit infizierenden Fremdkörpern, durch Pollution oder Schädigungen infolge Giftbeimengung zu Nahrungsmitteln, nicht zuletzt aber durch Unterdrückung der Heilreaktionen mit g i f t i g e n M e d i k a m e n t e n verursacht werden. Diese Krankheiten sind durch entsprechende Behandlungen heilbar.

Operationen hingegen, obwohl bisweilen nötig, beeinflussen das Krankheitsgeschehen im allgemeinen nicht, es sei denn ausnahmsweise durch Beseitigung von Hindernissen, die der Heilung entgegenstehen. Von der Entfernung eines Krankheitszustandes, der immer ein Vorgang, ein Geschehen ist, kann durch eine Operation keine Rede sein. Nicht einmal der kleinste syphilitische Schanker, der wenige Tage nach seinem Auftreten im Gesunden entfernt wird, verhindert das Auftreten der Syphilis; denn das Leiden hat sofort den ganzen Organismus ergriffen und entwickelt sich in gleicher Weise, wie wenn die Operation unterblieben wäre. Dieses Prinzip gilt bei allen Krankheiten.

Daß die Chirurgie trotzdem unentbehrlich ist, wird durch die obigen Ausführungen keineswegs bestritten. Sie leistet wertvolle Dienste bei Unfällen, die aber keine Krankheiten sind, ferner überall da, wo mechanische Hindernisse Operationen notwendig machen. Auf das Krankheitsgeschehen selbst hat sie hingegen nur ausnahmsweise einen Einfluß, ja in vielen Fällen sogar einen negativen. Es unterliegt keinem Zweifel, daß auch heute noch die Chirurgie weit überschätzt und viel zu viel operiert wird in Fällen, wo der Eingriff keineswegs gerechtfertigt ist. Die Operation beseitigt nur Folgen einer Krankheit, nicht die Krankheit selbst und diese Folgen könnten vermieden werden, wenn die ursächliche Krankheit geheilt würde, bevor es zu irreversiblen Folgen gekommen ist.

Man hört die Leute oft sagen: „Wenn man nur einmal die Ursache der Krebskrankheit entdecken würde, dann könnte man sie endlich heilen!" So stellt sich das Problem dem Laien dar. Ich verweise jedoch auf weitere Ausführungen in diesem Buch, die den Beweis für meine Behauptung lieferten, daß man immer nur auslösende äußere Umstände kennt, welche eine Krankheit begünstigen, die aber keineswegs die wirkliche Ursache sind. Gewiß gibt es Gifte, wie Selenium (Pflanzenspritzmittel), Ruß, Parafin, Teer, Röntgenstrahlen, Sonnenbestrahlung (Hautkrebse der Seeleute), Hitzeeinwirkungen von jahrelanger Dauer, übermäßiges Rauchen usw., die das Auftreten einer Krebsgeschwulst begünstigen, aber es gibt ebensoviele Fälle, wo dieselbe Ursache keinerlei krankheitserzeugenden Einfluß hatte.

Ich kannte einen Bergführer, der sein Leben lang die Pfeife vom frühesten Morgen bis zum späten Abend nie aus dem Munde nahm, oft auch während des Essens nicht, und auch wenn er nachts aufwachte, rauchte er, auf dem Bettrande sitzend, die Pfeife. Er wurde über 90 Jahre alt und starb an Altersschwäche. Da dieser Mann offenbar eine Konstitution hatte, die die Entstehung eines Krebses nicht zuließ, konnte ihm auch eine ständige krebserzeugende Einwirkung nichts anhaben.

Auf der andern Seite gibt es Organe, wie die Milz oder die Muskeln, die niemals bösartige Tumoren zu bilden vermögen, obwohl die Muskeln beispielsweise Schädigungen durch Quetschungen, Zerreißungen und dergleichen häufig ausgesetzt sind. Andere Organe, wie die Eierstöcke, die Bauchspeicheldrüse oder die Lymphdrüsen der Bauchhöhle entarten häufig zu bösartigen Geschwülsten, obwohl sie geschützt im Innern des Körpers liegen und weder den Einflüssen des Speisebreis noch andern sogenannten krebserzeugenden Ursachen ausgesetzt sind. Auch im Dünndarm findet man höchst selten Krebsbildungen, obwohl er von Speisebrei durchfloßen wird und all den schädlichen Substanzen ausgesetzt ist, die den Speisen in

Form von giftigen Zusätzen oder von Medikamenten beigegeben werden. Hingegen entstehen im Magen und im Dickdarm häufig bösartige Geschwülste. Warum bleibt also der Dünndarm verschont, während andere Darmteile unter den gleichen Umständen krebsig entarten?

Es ist heute Mode geworden mit fast hysterischem Fanatismus nach Krebsursachen zu forschen. Besonders aus den USA kommen fast wöchentlich Berichte, daß man eine neue Krebsursache entdeckt hätte. Der eine klagt das Rauchen an, der andere das Fleischessen, der dritte behauptet, daß die Untersuchung der weiblichen Brust mit Röntgenstrahlen krebserzeugend wirke u. s. w.; die Entdeckerwut will keine Ende nehmen.

Zu den Röntgenstrahlen kann ich folgendes sagen: Mittlere Dosen, jahrelang verabfolgt, wie dies der Fall war nach der Entdeckung der Röntgenstrahlen, als die ersten Röntgenologen täglich den Strahlen schutzlos ausgesetzt waren, erzeugen Krebsgeschwülste der bestrahlten Haut. Das haben fast alle Röntgenologen der ersten Zeit erfahren, denn den meisten mußten Finger oder gar Arme aus diesem Grunde amputiert werden. In der nächsten Generation, zu der auch der Chronist gehört, hatte man die Gefahr erkannt, der Schutz war wesentlich, wenngleich nicht vollständig verbessert, so daß wir alle noch während der Arbeit mit schwachen Dosen bestrahlt wurden. Trotzdem kenne ich aus dieser zweiten Generation unter Hunderten keinen einzigen Kollegen, der Krebs bekommen hätte, ja überhaupt keinen, der an einem Krebs eines andern Organs gestorben wäre. Hingegen hält der Krebstod unter den übrigen Ärzten reiche Ernte, ein Großteil meiner Lehrer und der mir bekannten Ärzte ist an Krebs gestorben. Das bedeutete das Dreifache der durchschnittlichen Krebssterblichkeit. Unter den mir bekannten Chirurgen ist der Prozentsatz noch bedeutend höher; vielleicht ist das auf psychische Einflüße zurückzuführen, denn niemanden bedrückt das Krebsproblem in so hohem Maße wie den Chirurgen, der nach hinreichender Erfahrung erkennen muß, wie ohnmächtig er ihm gegenübersteht. Keiner der mir bekannten Ärzte, von denen sich, mit zwei Ausnahmen, alle sofort nach der Entdeckung des Leidens behandeln ließen, ist geheilt worden. Wenn es hoch ging, lebten sie noch zwei Jahre, die meisten weniger lang.

Auf der andern Seite ist es merkwürdig, daß der Röntgenologe, der doch hauptsächlich mit dem Krebsproblem zu tun hat, meist nicht von diesem Leiden befallen wird. Es liegt nahe, dies auf die gleichsam homöopathische

Strahlenwirkung zurückzuführen, der er ständig ausgesetzt ist, trotz aller Schutzmaßnahmen.

Dennoch liegt mir fern, etwa eine impfende regelmäßige Bestrahlung als Schutzmittel gegen die Krebskrankheit zu empfehlen. Denn Röntgenstrahlen sind schädlich, und ihr Schaden kann sich sogar auf die Nachkommen auswirken.

Es wird heute viel zu viel geröntgt; besonders die periodische Röntgenphotographie der Lungen, bei der verhältnismäßig große Strahlenmengen auf den Körper treffen, sollte meines Erachtens auf ein Minium beschränkt oder ganz aufgegeben werden. Hunderttausende zu bestrahlen, um vielleicht bei vier oder fünf Untersuchten etwas zu finden, ist weit über das Ziel hinausgeschossen. Krankheiten machen Symptome, und erst, wenn Symptome auftreten, sollen wir uns damit befassen. Wenn wir hemmungslos Gesunde untersuchen und schädlichen Einwirkungen aussetzen, wird dem Mißbrauch Tür und Tor geöffnet; der Nutzen wiegt den dadurch entstandenen Schaden nicht auf, zumal dieser Mißbrauch die finanzielle Belastung der Bevölkerung durch die Medizin ständig in die Höhe treibt.

Also mit der Ursache ist es nicht so einfach. Wir haben keine Aussicht, diese kennen zu lernen, und, selbst wenn wir sie entdeckten, müßten wir auch die Mittel haben, sie auszuschalten, was sehr unwahrscheinlich ist wie das folgende Kapitel zeigen wird.

Ich glaube, noch einen Ratschlag geben zu müssen. Professor DELBET, ehemals Direktor der Pariser Universitätsklinik für Chirurgie, Erfinder des nach ihm genannten Gehverbandes, hatte aus der Tatsache, daß im magnesiumreichen Zentralplateau von Frankreich die Zahl der Krebstodesfälle auffällig niedrig ist, den Schluß gezogen, daß das Magnesium eine gewisse Schutzwirkung gegen diese Krankheit ausübe. Er verfertigte ein Magnesiumpräparat, das aus vier Halogensalzen des Magnesiums besteht und ungiftig ist. Als er es bei sich selbst anwandte, bildeten sich mehrere Warzen an den Ohren zurück. Dieses Präparat ist als Delbiase in Frankreich erhältlich und in der Schweiz nicht zugelassen, da die Herstellerfirma aus Gründen des geringen Absatzes den Betrag für die Prüfung durch die eidgenössische Medikamentenkontrolle nicht auslegte. Schon vor 40 Jahren konnte ich konstatieren, daß Professor WINTZ in Erlangen mit Röntgenbestrahlung bessere Resultate erzielte, offenbar weil er seinen Patienten als Nachbehandlung regelmäßig Schwefel verabfolgte. Nunmehr empfehle ich seit etwa fünf Jahren meinen Patienten, die über 45 Jahre alt sind und auch denjenigen, die sich wegen Krebs operieren ließen, regelmäßig diese beiden Mittel einzunehmen. Seitdem habe ich weder bei den Operierten noch bei anderen Auftreten von Rezidiven oder Krebstumoren beobachtet. Die Kur wird folgendermaßen durchgeführt:

Delbiase: Zuerst 3 Wochen lang täglich 1 Tablette, dann nur noch wöchentlich zweimal 1/2 Tablette (in Wasser). Ferner zweimal pro Jahr Sulfur D 2 in Trituration, täglich morgens und abends eine kleine Messerspitze voll in etwas Wasser. Während dieser Kur kein Magnesium. Dauer der Schwefelkur 3 Wochen. Aber nur Sulfur in Trituration ist wirksam. Es ist empfehlenswert, diese Kur bei älteren Leuten das ganze Leben hindurch durchzuführen. Die Delbiase muß in Frankreich bezogen werden, sie ist in jeder Apotheke zu haben. Man verlange gleich mehrere Schachteln, was auf Jahre hinaus genügt.

Auf Grund meiner Erfahrungen glaube ich, diesen Rat meinen Lesern nicht vorenthalten zu dürfen, muß aber bitten, mich nicht mit Briefen zu überhäufen (wegen der Delbiase), denn außer der genannten Bezugsmöglichkeit besteht zur Zeit keine andere; ich habe keinen Einfluß auf unsere Medikamentenkontrolle, etwa um dieses Produkt frei zu bekommen.

Die durchschnittliche Lebensdauer des Menschen

Von den Vertretern der Schulmedizin und der pharmazeutischen Industrie wird stets mit Nachdruck behauptet, daß sich das Durchschnittsalter des Menschen infolge der „schwindelerregenden Fortschritte" der Heilkunst ungemein erhöht habe, nämlich von kaum 30 auf etwa 76 Jahre. Diese Behauptung wird in Vorträgen und Zeitschriften immer wieder mit Emphase wiederholt, und sie fällt auf guten Boden, weil erfreuliche Nachrichten gern geglaubt werden.

Von einem Beweise habe ich aber noch nie etwas gehört oder gelesen. Einer spricht es dem anderen nach. Wer darf sich erdreisten, das Durchschnittsalter des Menschen im Mittelalter zu nennen, zumal es damals keine Statistiken gab, ja die meisten Menschen nicht einmal ihr genaues Geburtsdatum kannten und sich kein Mensch darum kümmerte, wie lange sie gelebt hatten. Das war bis in die neueste Zeit so; Statistiken, und dazu meist sehr ungenaue, gibt es erst seit der zweiten Hälfte des 19. Jahrhunderts, also seit dem Zeitpunkt, da sich die heutige wissenschaftliche Medizin zu entwickeln begann. Während der jahrtausendelangen Periode der Menschheit bis zur Mitte des 19. Jahrhunderts ist die durchschnittliche Lebensdauer unbekannt und mangels genauer Aufzeichnungen auch nicht zu ermitteln.

Genaue Geburts- und Todesdaten der früheren Menschen sind uns nur von berühmten Leuten, von adeligen Familien, Kaisern und Königen bekannt, und selbst von diesen nicht einmal immer. Andere Sterbliche wurden sang- und klanglos geboren und begraben, ohne daß sich jemand um ihre Lebensdauer kümmerte. Schlägt man aber in einem Diktionär nach, in dem die bedeutenderen Persönlichkeiten aufgeführt sind, kann man feststellen, daß der größere Teil ein recht hohes Alter erreicht hat. Dasselbe Bild ergibt sich auch in den Memoiren aus früheren Zeiten. So wimmelt es in den Memoiren des SAINT SIMON, der das Leben unzähliger Zeitgenossen Ludwigs XIV. beschrieben hat, von Menschen, die bei bester Gesundheit ein Alter von über 80, ja sogar bis an 100 Jahre erreicht haben.

Einige Beispiele mögen das bekräftigen: Kaiser Augustus 77 Jahre; Tiberius 79; Hadrian 62; Trajan 67 (starb an Typhus in Arabien, nachdem er im Fieber noch vier Tage zu Pferde gesessen hatte); Titus Livius 81; Cicero 63; St. Augustin 86; Galilei 78; Leonardo da Vinci 67; Michelangelo 89; Rousseau 66; Voltaire 84; Largillière (berühmter Maler unter Louis XIV.) 90; Kant 80; Kaiser Wilhelm I. 91; Wilhelm II. 82; Bismarck 85; Kaiser Franz Joseph 86; Klopstock 76; Lesseps (Ingenieur, Erbauer des Suezkanals, jahrelang dem schädlichen Klima ausgesetzt) 89 Jahre. Kurzum, zwanzig Menschen, von denen keiner die Fortschritte der modernen Medizin genossen hat und die ich ganz willkürlich auswählte, gerade wie mir die Namen in den Sinn kamen, erreichten ein Gesamtalter von 1578 Jahren, das heißt ein Durchschnittsalter von 78,9 Jahren. Dazu möchte ich bemerken, daß ich einige, wie Goethe, den Methusalem der deutschen Dichter, absichtlich ausgelassen habe, um den Vorwurf zu entkräften, daß ich nur ganz besonders betagte Leute ausgewählt hatte. Ferner habe ich im selben Diktionär einmal alle unter dem Namen Friederich angeführten Personen daraufhin geprüft, deren letzter im Jahre 1895 gestorben ist. Sie erreichten ein Durchschnittsalter von 62 Jahren. Davon starb ein einziger unter 52 Jahren,

d. h. mit 36 Jahren. Mehrere starben eines gewalttätigen Todes, was den Durchschnitt natürlich herabdrückt.

Diese Statistik erhebt nicht den Anspruch auf absolute Beweiskraft, aber meines Erachtens dürfte sie genügen, um die Behauptung eines bloß 30jährigen Durchschnittsalters in der Periode vor der modernen Medizin-Ära ins Reich der Märchen zu verweisen. Aber Märchen, die den allgemeinen Wünschen der Menschen entsprechen, werden eben gern geglaubt.

Es ist eine Tatsache, daß die Lebensdauer in den verschiedenen Zeitepochen weitgehend schwankte und zwar wegen äußerer Gründe. So starb zur Zeit des französischen Königtums nahezu die Hälfte aller männlichen Mitglieder des Adels eines gewaltsamen Todes infolge der Duelle und ständig auf allen Fronten wütenden Kriege. In der allerersten Phase der Industrialisierung starben auch die entsetzlich ausgebeuteten und in unmenschlichen Verhältnissen lebenden Arbeiter mitsamt ihren Kindern meist in jungen Jahren an Tuberkulose wegen mangelnder Nahrung oder Erschöpfung. 14 bis 16 Stunden täglicher Arbeit unter denkbar unhygienischen Verhältnissen führte zu frühem Tode. Viele waren am Abend so erschöpft, daß sie die Kraft nicht mehr hatten, sich nach Hause zu begeben, und unter den Maschinen schliefen, vor allem die Kinder.

Dazu kamen die Epidemien, vor allem die großen Pestepidemien des Mittelalters, die oft bis zu Dreiviertel aller Einwohner dahinrafften. Die Pest ist aber lange vor der Ära der modernen Medizin erloschen, und wo sie später aufgetreten ist, wie in den 30er Jahren in Charbin, starben 70 000 Menschen, genau wie in früheren Zeiten. Eines Tages erlosch die Pest, ohne daß man wußte weshalb.

Viele der heutigen, besonders der jungen Ärzte glauben, daß das Erlöschen der Epidemien der Medizin zu verdanken sei. Das ist zum Teil der Fall, gilt aber nur für ganz wenige Krankheiten wie beispielsweise die Pocken. Die meisten epidemischen Krankheiten schwächten sich mit der Zeit ab, wurden ungefährlich oder erloschen ganz. Die Diphterie ist beispielsweise etwa 1920 fast erloschen, also lange vor der prophylaktischen Impfung, die erst 1940 eingeführt wurde. Das gleiche gilt für die Tuberkulose, die seit der Besserstellung der unteren Klassen in der Bevölkerung ständig zurückging, so daß seit 1920 auch die Zahl der Sanatorien abnahm, bis sie schließlich in Hotels umgewandelt waren. Die Tuberkuloseimpfung kam erst 1942 auf, sie ist aber meines Erachtens unwirksam, weil die Tuberkulose nicht zu einer Immunisation führt, sondern durch Abkapselung der Herde ausheilt. Jeder Tuberkulöse kann zu jeder Zeit rückfällig werden, was bei den Epidemien mit Immunisation nicht der Fall ist. Die Immunisation durch Impfung ist aber weniger vollkommen als diejenige, die durch das Durchstehen der betreffenden Krankheit erworben wird. Wenn also schon die Krankheit keine Immunisation erzeugt, wie sollte sie dann durch die Impfung erzielt werden können? Beweise, daß gegen Tuberkulose Geimpfte trotzdem an einer Tuberkulose erkrankten, gibt es in Menge. Ich selbst stellte einen solchen Fall in einer Familie fest, in der zwei Kinder gegen Tuberkulose geimpft wurden, die zwei andern aber nicht. Nach einigen Jahren brach bei einem der geimpften Kinder eine schwere Lungentuberkulose aus, während die andern drei Kinder, darunter die zwei Nichtgeimpften, nicht erkrankten, obwohl sie der gleichen Ansteckungsquelle ausgesetzt waren, nämlich einem tuberkulösen Großvater.

Zu den Krankheiten, die sich im Laufe der Zeit gewaltig abschwächten, gehört auch der Scharlach. im 19. Jahrhundert trat diese Krankheit mit außerordentlicher Heftigkeit auf, so daß ganze Familien ausgerottet wurden. Heute ist Scharlach völlig gefahrlos, wie die letzte Epidemie in Basel beweist, wo unter 18 000 unbehandelten Scharlachkranken kein einziger starb, so daß der dortige Amtsarzt im schweizerischen Gesundheitsbulletin empfahl, die Krankheit überhaupt nicht zu behandeln. Diese Abschwächung, die auch bei andern Epidemien beobachtet wurde, ist ohne jede Maßnahme der Ärzte erfolgt.

Hingegen sind seit der Einführung der Impfungen und des Penizillins die viralen Krankheiten außerordentlich häufig geworden; die Schulmedizin ist ohnmächtig. Sie führen selten zum Tode, aber meistens zu langjährigem Siechtum, heilen häufig überhaupt nicht vollständig aus, und untergraben allmählich die Gesundheit des Betroffenen. Die Natur weiß sich eben zu helfen und sucht die schwächlichen Individuen auszumerzen. Wenn die Medizin über probate Mittel gegen gewisse Krankheiten verfügt, ergibt sich eine neue Plage, und zwar meistens eine besonders heimtückische.

Zu diesen heimtückischen Krankheiten gehören besonders die Allergien, die sich seit 50 Jahren in ungeheurem Maße vervielfacht haben und gegen die es ebenfalls keine Heilmittel gibt. Sie werden besonders durch die Impfungen und das Streptomyzin, wahrscheinlich auch durch die Pollution und die Nahrungsmittelverfälschung erzeugt. Auch an den Allergien stirbt man nicht so schnell, aber die Leiden der Allergiker sind groß und dauern meist das ganze Leben an, bis irgend eine Komplikation zum Tode führt.

Wenn man alle diese Erfahrungen in Betracht zieht, erweist sich der heutige Jubelgesang über die „schwindelerregenden" Fortschritte der Medizin als wenig begründet.

Daß eine gewisse Verlängerung der durchschnittlichen Lebensdauer in den letzten 100 Jahren (bei weitem nicht in dem Maße, wie ständig behauptet wird) stattgefunden hat, bestreite ich nicht. Dazu kommt, wie gesagt, daß vor ca. 100 Jahren die Sterblichkeit infolge der industriellen Entwicklung ganz besonders groß war, und daß gerade zu jener Zeit schwere Epidemien tobten, die massenhaft Menschen dahinrafften. Wenn man die Statistiken aus jener Zeit, die allerdings lückenhaft sind, mit den heutigen vergleicht, so ergibt sich allerdings ein bedeutender Unterschied der Lebensdauer, jedoch beruht der Unterschied weder auf der ärztlichen Behandlung, noch auf der Bekämpfung der Epidemien, wie oben bereits angegeben wurde. Es sind sehr viele Faktoren wirksam gewesen, deren Bedeutung schwer einzuschätzen ist. Auf der andern Seite haben die Krankheiten in ungeheurem Maße zugenommen, die Widerstandsfähigkeit ist bedeutend zurückgegangen. Wenn man all das in Betracht zieht, so kommt man zu dem Schluß, daß die Wirkung unserer medizinischen Maßnahmen keineswegs zu Optimismus berechtigt, ja, daß wohl das Negative eher das Positive überwiegt.

Die Kostenexplosion in der Medizin

Im Jahre 1976 hat das Schweizervolk in einer Abstimmung sein Urteil abgegeben: Es will keine Staatsmedizin und nicht mehr, wie bisher, ein Viertel seines Verdienstes für einen ebenso hypertrophischen wie unwirksamen Gesundheitsdienst ausgeben.

Trotz dieser Tatsachen versuchen gewisse politische Parteien und Regierungsmänner, die aus den schlechten Erfahrungen nichts gelernt haben, weiterhin immer größere Geldmittel in den unersättlichen Moloch hineinzupumpen, als der sich die heutige Medizinorganisation entpuppt hat, phantastische Summen, die sich ständig vergrößern, sodaß das Bundesamt für Sozialversicherung ausgerechnet hat, daß bei gleichbleibender Verteuerung bis 2000 das gesamte schweizerische Volkseinkommen vom Gesundheitssektor verschlungen werde.*

Diese Erscheinung gibt es in allen Ländern, in die die sogenannte Sozialmedizin Einzug gefunden hat; die Verhältnisse sind sowohl auf die Kosten, als auch auf die Qualität der ärztlichen Leistungen bezogen umso katastrophaler, je umfangreicher dieser Apparat ausgebaut wurde. Einige Beispiele mögen dies illustrieren:

Italien: Behandlung rein symptomatisch am laufenden Band, enorme Prämien, die dem Arbeiter vom Gehalt abgezogen werden, ohne daß er deren Höhe erfährt. Dabei 1969 800 Milliarden Lire Defizit, 1970 bereits 1700 Milliarden; es sollen nach derselben amtlichen Statistik 90 % der Prämien von der Verwaltung geschluckt werden.

England: Ein Arzt brachte ein Aushängeschild an seiner Sprechzimmertür an des Inhalts: Wenn Sie ein Stärkungsmittel, ein Korsett, einen Leibgürtel oder verlängerte Ferien wünschen, so kommen Sie zu mir. Sind Sie aber krank, so lassen sie es bleiben, denn für Kranke habe ich keine Zeit.

Schweden: Hier sind, selbstverständlich ebenfalls bei enormen Prämien, Hausbesuche fast unmöglich, man kann bei einem halben Dutzend Ärzte anläuten, jeder weist die Patienten an einen anderen Kollegen, der dasselbe tut. Die Wartezeiten für Konsultationen sind ebenfalls viel zu lang; sie wechseln je nach Spezialität und betragen bei praktischen Ärzten ca. drei Wochen, bei Spezialisten bis zu 3 Monaten*.

In Deutschland verschlingt der Gesundheitsdienst 115 Milliarden DM, d. h. ein Drittel des Volkseinkommens, dabei hat der praktische Arzt ebenfalls keine Zeit zu wirklichen Konsultationen, sondern behandelt Bagatellfälle, während die Krankheitsverdächtigen ins Krankenhaus geschickt werden, wo infolge des Riesenapparates ungeheure Kosten entstehen.

In der Schweiz wurde die Krankenversicherung ziemlich verspätet und meistenteils auf Grund der Freiwilligkeit eingeführt, aber die Honorierung der Ärzte auf Grund der Einzelleistungen blieb erhalten, während sie in den „fortgeschrittenen" Ländern meist pauschal erfolgte. Das Schweizer Sy-

* (Schweiz. Ärztezeitung No 26: 1973)

stem war der früheren freien Arztwahl noch ziemlich ähnlich, mit dem Unterschied, daß ein anonymer Faktor in Funktion trat, nämlich die Krankenkasse, die als „Tiers payant" die Kosten übernahm. Ferner wurde nach den ersten schlechten Erfahrungen der Selbstbehalt von 15 bis 20 % eingeführt, der als Bremse gegen die Mißbräuche wirkte, solange die Versicherten infolge ihrer bescheidenen Mittel noch mit ihren Ausgaben haushälterisch umgehen mußten. Diese Bremse hat aber infolge der bedeutenden Besserstellung aller Lohnkategorien und infolge anderer Umstände viel von ihrer hemmenden Wirkung verloren.

So waren die Verhältnisse in der Schweiz noch lange Zeit erträglich, wenn auch keineswegs ideal; denn auch da versuchten die Ärzte, besonders in den Arbeitervierteln, wo fast alle Patienten versichert waren, den Ausfall infolge der bescheidenen Tarife gegenüber der früheren privaten Tätigkeit durch eine erhöhte Zahl von Konsultationen und Besuchen und vermehrte Extraleistungen wettzumachen, wenn möglich zu übertreffen. Bei den hinzugekommenen administrativen Kosten und der nicht auszumerzenden Mißbräuche zeigte sich bald, daß die sogenannte „ökonomische" Behandlung der Versicherten weit teurer war, als die frühere private Verarztung, wo der Patient direkter Zahler war, der die Kosten durch möglichst mäßige Beanspruchung des Arztes so niedrig wie möglich zu halten trachtete.

Die Sache nahm eine Wendung zum Schlechten, ja zum unhaltbaren Zustand, als infolge noch zu besprechender Umstände eine Kostenexplosion stärksten Ausmaßes eintrat, der weder die Krankenkassen, noch der unversicherte, selbst reiche Private, noch der Staat gewachsen waren. Die Hauptschuld an dieser Kostenexplosion ist, neben der allgemeinen Verteuerung, durch folgende Faktoren verursacht:

1. Daß eine Verteuerung infolge des „Tiers payant" eintrat, wurde bereits erwähnt.

2. Es setzte nach dem zweiten Weltkrieg ein Forschungswettlauf ein, bei dem zahlreiche Forschungsinstitute geschaffen, andere erweitert, riesige Apparaturen angeschafft und ein zahlreiches Personal eingestellt wurden, mit dem Erfolg, daß die Kosten gegenüber der früheren Forschungstätigkeit astronomische Summen beanspruchten. Ein großer Teil der frisch ausgebildeten Ärzte, fast die Hälfte, zog es vor, in diesen Instituten Forschungsarbeit zu leisten, wo sie die Fünftagewoche genossen, nachts Ruhe hatten, einer fixen Anstellung mit Pensionsberechtigung teilhaftig wur-

den, bei geringer persönlicher Verantwortung — statt in einer Landpraxis alle Mühen, Sorgen und Strapazen des praktischen Arztes auf sich nehmen zu müssen, nebst allen Imponderabilien und Unsicherheiten einer selbständigen Existenz, zuzüglich der Notwendigkeit, selbst für das Alter vorsorgen zu müssen.

So kam es allmählich zu einer Abwanderung aus den Dörfern, besonders in den Berggegenden, in die Städte, was noch dadurch verschlimmert wurde, daß ein großer Teil der jungen Ärzte sich zu Spezialisten ausbildete, was auch weit bequemer ist als Landarzt zu sein. Die Landärzte hingegen waren der Mehrarbeit nicht mehr gewachsen und fingen an, nur noch die Leichtkranken zu behandeln, alle ernsteren Fälle hingegen ins Spital zu schicken; das wurde durch die eingetretene Komplizierung der medizinischen Betreuung noch verstärkt.

Also überall Spitalbauten, neues Abwandern der Landärzte in die Spitäler, wo die Kosten für die Betreuung um ein vielfaches höher sind als bei der Hausbehandlung.

Das war der Beginn der Kostenexplosion, die immer schlimmere Formen annahm, wie es einige Beispiele erhärten.

Als der Chronist 1923/24 in Graubünden Landarzt war, behandelte er in zwei Jahren etwa 30 Beinbrüche, wovon er nur einen einzigen, einen Oberschenkelhalsbruch, ins Spital einwies. Alle Patienten waren nach 4 bis 5 Wochen wieder gehfähig, keiner hatte einen Nachteil. Die Kosten betrugen bei 3 bis 4 Konsultationen oder Besuchen inklusive zwei Röntgenbilder ca. 70,— Fr., selten mehr. Heute dauert die Behandlung eines einfachen Beinbruchs im Krankenhaus meist zwei bis 3 Monate, oft bedeutend länger, die Kosten betragen zwischen 2 000.— und 6 000.— Franken.

Überall eine uferlose Verschwendung von Zeit, Personal, Material, Röntgenbildern, Laboratoriumsuntersuchungen, wovon 98 % ergebnislos oder sogar irreführend sind, ein erstickender und lähmender Papierwust, riesige Krankengeschichten, die kein Mensch jemals liest. Das ist die Konstatierung, die jeder Arzt in diesen sogenannten ,,Gesundheitsfabriken" machen muß. Und bezahlen muß es der ,,Tiers payant", d. h. die Krankenkassen und im Spitalbetrieb zu 4/5 der Staat, also der Steuerzahler, weil alle Krankenkassen in drei Monaten pleite machen würden, wenn sie mit diesen ungeheuren Kosten belastet würden. Hinzu kommt, daß auch die Krankenkassen noch zur Hälfte durch Subventionen der Gemeinden, Kantone und des Bundes unterstützt werden müssen, also ebenfalls aus Steuergeldern. Wenn man diese Rechnung macht, so reichen die enormen Prämien, die z. B. ein Arbeiter mit vier Kindern kaum aufzubringen vermag, ja welche selbst einem Gutsituierten Bauchkoliken verursachen können, gerade zu einem Viertel der Behandlungskosten aus. Hier müßte auch der schwächste Rechner und unverständigste Befürworter des Krankenkassensystems erkennen, daß solche Verhältnisse auf die Dauer für die Volkswirtschaft untragbar sind.

Infolge der „Sozialisierung" der Medizin und des Fortschrittglaubens hat sich im Gesundheitsdienst diese ungeheure Polypragmasie entwickelt, gegen welche kein Mensch mehr den Mut hat, einzuschreiten, weil er befürchten müßte, als asozialer Hinterwäldler an den Pranger gestellt zu werden. Diese Polypragmasie führt keineswegs zu Heilungen, sondern zu ungeheuren Fehlleistungen, wozu besonders der Umstand beiträgt, daß man, dank der Forschungen, vorübergehend lebenswichtige Körperfunktionen mit Maschinen aufrechterhalten, in andern Fällen das Ausstoßen nicht lebensfähiger Leibesfrüchte medikamentös verhindern, ja Todgeweihte mitunter jahrelang am Leben erhalten kann.

Von Heilungen ist aber in diesen Fällen keine Rede, denn zu heilen vermag nur die Natur. Oftmals täuscht ein vorläufiger Erfolg, wobei das dicke Ende sich erst in Jahren einstellt, wie im folgenden Fall:

Ein Verwandter meiner Frau hatte eine wirkliche Liebesheirat gemacht. Schon in der Elementarschule hatte ein 7jähriges Mädchen, eine Klassenkameradin, seine heiße Liebe entzündet, die nie erkaltete, so daß er sie heiratete, als beide ins heiratsfähige Alter kamen. Die Kinder solcher Ehepaare sind meist wohlgeraten und die Ehen sind meist auch sehr fruchtbar.

Auch hier trat alsbald eine Schwangerschaft ein, aber bald auch Wehen und furchtbares Schwangerschaftserbrechen. Nur durch fast ständige Bettruhe während der ganzen Schwangerschaft und Lähmung der Wehen durch Medikamente, konnte die Frucht erhalten werden, welche dann in normaler Weise geboren wurde. Es war ein reizender Knabe. Dasselbe wiederholte sich zwei Jahre später mit denselben Komplikationen, es war diesmal ein Mädchen.

Beide Kinder waren wohlgestaltet und außergewöhnlich hübsch, so daß das Ehepaar von allen Verwandten wegen der Schönheit seiner Kinder beneidet wurde.

Gegen die Pubertät hin traten aber beim Knaben psychische Störungen auf, vor allem eine geradezu unglaubliche Skrupelkrankheit, d. h. er war nie mit seinen Leistungen in der Schule zufrieden, sondern machte sich ständig die bittersten Vorwürfe in bezug auf seine Schulaufgaben und alle anderen Verrichtungen. Später studierte er Medizin, machte alle Examen mit lauter Sechsern, hatte sich aber bei jedem Examen 2 bis 3 mal abgemeldet, nicht etwa, weil er fürchtete, durchzufallen, sondern, weil er glaubte, der Promotion nicht würdig zu sein, indem er sich vorwarf, nicht absolut alles zu wissen, also den Examinator zu täuschen und das Examen zu Unrecht zu bestehen. Als er später Arzt war, bekam er als Assistenzarzt derartige Minderwertigkeitsgefühle, daß er sich — sehr kunstgerecht, denn auch das hatte er aufs genaueste studiert — , in einem Kasten erhängte. Man fand in seinem Nachlaß 16 000 kleine Zeichnungen von äußerster Präzision, welche er für die verschiedenen Examina angefertigt hatte.

Die Tochter zeigte nach Eintritt der Regeln schizophrene Merkmale, welche sich alsbald verstärkten, sodaß sie seither mehr als die Hälfte der Zeit in einer psychiatrischen Klinik versorgt werden mußte, was das ganze, ziemlich erhebliche Vermögen der Eltern aufzehrte, sodaß sie im Alter fast mittellos waren, dies neben dem furchtbaren Kummer, der auch bei der Mutter schwere Depressionen auslöste, so daß auch sie mehrfacher psychiatrischer Behandlung unterzogen werden mußte. Vor kurzem machte sie auch einen Selbstmordversuch, indem sie sich aus dem Fenster stürzte, die Wirbelsäule brach und nun vollständig gelähmt ist auf Lebenszeit.

Ein Beispiel aus einer Intensivstation: Es wurde dort ein 19jähriger Autofahrer eingeliefert, der mit 160 km Geschwindigkeit in einen Kandelaber hineingefahren war. Dabei wurde ihm ein Bein abgerissen und, nebst vielen andern Brüchen und Verletzungen, auch die Halswirbelsäule war gebrochen mit der Folge einer vollständigen Lähmung des ganzen Körpers, praktisch aller seiner Funktionen. Das Unglück wollte es, daß gerade eine Krankenschwester beim Unglück zugegen war, welche den Verletzten mit künstlicher Atmung am Leben erhalten konnte, sodaß er lebend in die Intensivstation gelangte. Dort wurde nun ein Gerät für künstliche Atmung, eine Magensonde zwecks Ernährung und eine Blasensonde, um den Urin abzuzapfen, angelegt, womit der Tod vorläufig hingehalten werden konnte. Am ganzen Menschen war eigentlich nur der Kopf lebendig geblieben, der vollständig klar war, so daß der Verletzte alles empfand, was mit ihm geschah.

Die an ihm befestigte Maschinerie mußte ständig überwacht werden, damit sich ja nichts verschob, denn ein nur kurzes Aussetzen der künstlichen Atmung hätte ja den Tod bedeutet. So wurde er durch die Magensonde ernährt, durch die Blasensonde entleert, und, da der Dickdarm ebenfalls gelähmt war, mußte der Stuhl täglich von Hand herausgeholt werden. Hierfür war ein ständiger Wärter notwendig. Da der junge Mann furchtbare Angstzustände hatte, mußte ein Verwandter ununterbrochen im Zimmer zugegen sein. Jegliche Aussicht auf Rückbildung der Lähmung war von vornherein ausgeschlossen, da das Rückenmark am Hals völlig zermalmt worden war. Diese Intensivkur dauerte 3 1/2 Monate, verursachte 1500.— Fr. Kosten pro Tag, worauf endlich eine Blutung infolge der Sondenscheuerung der Quälerei ein Ende machte.

Ähnliche Beispiele aus meiner Praxis und den Berichten eines meiner Söhne aus der Intensivstation könnte ich zu Dutzenden bringen.

Worauf sind solche Fehlleistungen der Medizin zurückzuführen? Auf eine vollständige Verkennung der menschlichen Kompetenz und Nichtbeachtung der Gesetze, die über der lebenden Kreatur zu ihrer Erhaltung walten. Alles, was entsteht, muß auch wieder vergehen, wenn es seine Funktion erfüllt hat. Lebewesen, die wegen konstitutioneller Minderwertigkeiten, Krankheiten oder Verletzungen keine Funktion mehr erfüllen können, werden daher von der Natur automatisch ausgemerzt. Die Aufgabe des Arztes kann daher nicht darin bestehen, diesem für die Gesamtheit notwendigen Gesetz entgegenzuarbeiten, sondern seine Aufgabe wurde bereits von Hippokrates um 400 v. Ch. klar mit folgenden Worten umschrieben: ,,Die Aufgabe des Arztes ist, heilbare Krankheiten zu heilen, Leiden zu lindern und dem Kranken beim Herannahen des Todes das Sterben zu erleichtern. Alles weitere ist von Übel!''

Das Hinausschieben des Todes bei einem Unheilbaren entspringt keineswegs der Menschenliebe, sondern der Vermessenheit und Eitelkeit der Ärzte, die sich den Naturgesetzen nicht fügen, sondern über sie triumphieren wollen, obwohl sie sich von vornherein über die Hoffnungslosigkeit ihres Beginnens klar sind, Damit wecken sie trügerische Hoffnungen, erzeugen eine Revoltestimmung beim Kranken und laden sich schließlich den Fluch der Gequälten und ihrer Angehörigen auf, die, außer der Enttäuschung über den Mißerfolg, oft auch noch finanziell ruiniert werden. Und ist es nicht der Private, so ist es der Staat, der durch diese Fehlleistungen ruiniert wird.

Die Hauptschuld an dieser dekadenten Entwicklung trifft das Krankenkassensystem, bei dem infolge seiner Anonymität mehrere psychologische Faktoren zu einer stetig sich steigernden Verschwendung Veranlassung geben. Jeder der Beteiligten sucht einen möglichst großen Vorteil zu ergattern; der Patient, indem er möglichst häufig den Arzt beansprucht und teure Behandlungen verlangt, der Arzt, indem er nur zu gerne willfährt und noch das Seine zur Verteuerung beiträgt, welche auch ihm ein höheres Einkommen gewährleistet, und der Kassenbeamte, der im allgemeinen Run nach Vorteilen auch nicht hintanstehen will. Eine Bremswirkung, wie sie im privaten Verkehr besteht, weil der zahlende Patient bestrebt ist, die Behandlungskosten möglichst niedrig zu halten, fällt hier weg; daher die uferlose Kostensteigerung, die mit keinem Mittel bekämpft werden kann.

Eine ebenso große Rolle bei dieser Verteuerung spielt die pharmazeutische Industrie. Eine solche gab es zu Beginn unseres Jahrhunderts praktisch nicht. Nur der Apotheker stellte Heilmittel her, indem er die Rezepte des Arztes ausführte. Er hatte also kaum eine Möglichkeit, seinen Verkauf zu vergrößern, sondern dieser beschränkte sich auf diejenigen Mittel, die der Arzt für angezeigt hielt. Allerdings verkaufte der Apotheker auch einige Arzneimittel, die er selbst herstellte. Das waren praktisch ungiftige Salben, Kräutertee, Hustensirup, Mittel gegen Verstopfung, harmlose Beruhigungsmittel wie Baldriantinktur usw. Giftige Mittel ohne ärztliches Rezept abzugeben, war ihm verboten. So hielt sich die Abgabe der Arzneimittel in engen Grenzen.

Dann bemächtigte sich die Industrie immer mehr des Marktes mit Arzneien. Zuerst stellte sie fast ausschließlich Mittel her aus natürlichen Produkten pflanzlicher Provenienz, aber mehr und mehr begann sie auch rein synthetische Mittel herzustellen, deren Zusammensetzung zunächst geheimgehalten wurde, sodaß es möglich wurde, äußerst billige Produkte zu gewaltig übersetzten Preisen abzugeben, zu Preisen, die in keinem Verhältnis zu den Gestehungskosten standen. Dazu kam, daß man diese Produkte fast in beliebiger Menge herstellen konnte, während die natürlichen

Mittel auf das beschränkt waren, was die Erde an solchen Heilpflanzen lieferte.

Mit der Zeit bekam man immer mehr Erfahrung in der chemischen Arzneimittelherstellung; man benutzte sie dazu, um gegen die Symptome zu Felde zu ziehen, ein Vorgehen, das wir später noch beleuchten wollen.

Jede Industrie versucht ihre Produkte in möglichst großer Menge abzusetzen und sie so teuer wie möglich zu verkaufen, wobei sich der Hersteller kaum darum kümmert, ob sein Produkt nötig, nützlich oder schädlich sei; es genügt ihm, wenn er es zu guten Preisen absetzen und dabei möglichst viel verdienen kann. Diese Steigerung des Absatzes wird durch die Reklame erreicht, die die pharmazeutische Industrie alsbald mit dem größten Nachdruck in die Wege leitete. Die Ärzte vor allem wurden und werden heute noch mit einer raffinierten Reklame überschüttet, so daß die Briefkästen oft den Inhalt aller dieser Broschüren kaum zu fassen vermögen: es werden alle nur denkbaren Kniffe angewandt: Geschenke, wunderbar bebilderte, oft sehr interessante Artikel geschichtlichen, geographischen, numismatischen und weltanschaulichen Inhalts werden diesen Reklamen beigegeben, um den Arzt zum Lesen der begleitenden Reklameanpreisungen zu veranlassen. Für gewisse, nicht rezepturpflichtige Mittel wird auch eine Laienreklame in Tageszeitungen und Magazinen gemacht.

Auf keinem Gebiet fällt die Reklame auf fruchtbareren Boden als im Bereich der Gesundheit. Jedermann leidet hier und da an einer Unpäßlichkeit. Da braucht man ihm nur einzutrichtern, daß aus solchen Bagatellen schwere Leiden erwachsen könnten, was genügt, um die Großzahl der Bevölkerung zum reichlichen Kauf dieser Produkte zu veranlassen. Denn jedermann sagt sich, daß er damit seine Unpäßlichkeit schneller los werde und dazu noch sein möglichstes getan habe, um schwereren Krankheiten vorzubeugen. Also zwei Fliegen auf einen Schlag. Ob sich diese Behauptungen bewahrheiten, werden wir später sehen.

Auch die Ärzte, die oft in Verlegenheit sind, weil es so viele unheilbare Krankheiten gibt, und sie in 70 % aller Beschwerden keine ursächliche Diagnose stellen können, haben sich sehr rasch von dieser Propaganda dazu verleiten lassen, reichlichen Gebrauch von diesen Mitteln zu machen, dies besonders durch das Krankenkassensystem, das den Arzt zwingt, täglich eine große Patientenzahl abzufertigen, wenn er auf seine Rechnung kommen will. Da er für den einzelnen Patienten nur wenige Minuten Zeit hat, ist die Verordnung eines symptomatischen Mittels das einfachste. Der Patient hat für einige Zeit Ruhe, dann kommt er wieder, weil das symptomatische Mittel ja nur das Symptom unterdrückt, aber keineswegs heilt. Dieses Wiederkommen kann dem Arzt nur recht sein, zumal der Patient immer häufiger erscheint, und schließlich zum Dauerpatienten wird, wenn das Leiden, welches das lästige Symptom erzeugte, nicht von selbst oder trotz des symptomatischen Mittels ausheilte. Die meisten dieser symptomatischen Mittel sind krankheitserzeugend; das wird auch durch die anschwellende Literatur aus berufener Feder (Ärzte und Professoren) einwandfrei bewiesen.

Ein Beispiel: Ein Schnupfen ist bekanntlich eine infektiöse oder allergische Krankheit, deren Hauptsymptom in einer Verstopfung der Nase durch Schleim oder in einem lästigen Ausfluß besteht. Häufig sind auch die Augen befallen und es besteht eine allgemeine Unpäßlichkeit. Der Schleimausfluß beruht darauf, daß der Organismus die Bakterien- oder Virusgifte aus dem Körper herauszuschaffen sucht, eine notwendige Einrichtung, um den Organismus vor Schädigungen durch diese Gifte zu schützen.

Man kann die Bakterien durch Antibiotika abtöten, gegen die Viren hingegen besitzt die Medizin bis heute kein Vertilgungsmittel. Aber auch mit der Abtötung der Erreger ist es keineswegs getan, weil nicht der Erreger die eigentliche Ursache des Schnupfens ist, sondern die mangelnde Widerstandskraft des Patienten, der sich der überall vorhandenen Erreger nicht erwehren kann.

Läßt man dem Schnupfen Zeit, so entsteht eine gewisse Immunität gegen den jeweiligen Krankheitserreger und der Schnupfen heilt aus, wobei die erlangte Immunität den Patienten für einige Zeit vor weiterem Schnupfen schützt.

Gibt man ihm hingegen ein bloß symptomatisches Mittel, das künstlich den Nasenfluß unterdrückt, so wird die Heilung erschwert; die Gifte werden nicht ausgeschieden, weshalb sich der Patient nach einer solchen Kur unbehaglich fühlt; bei mehrmaliger Wiederholung entstehen Komplikationen, wie Sinusitiden etc. ja, die Erkrankung wird schließlich chronisch und unheilbar.

Die einzige wirkliche Behandlung besteht in der Anfachung der Widerstandskräfte des Organismus. Wird dies kunstgerecht durchgeführt, so heilt der Schnupfen viel rascher aus als ohne Behandlung, meist in 2 bis 3 Tagen; dazu wird die Widerstandskraft des Organismus verstärkt, so daß man lange Zeit, oft jahrelang, keinen Schnupfen mehr bekommt.

Alle Schnupfenmittel, die die chemische Industrie herstellt, sind rein symptomatische Unterdrückungsmittel ohne jegliche Heilkraft. Das wußten die früheren Ärzte sehr gut, weswegen die symptomatische Behandlung verpönt und nur in Ausnahmefällen zugelassen war, nämlich, wenn der Patient allzusehr zu leiden hatte, und ein Heilmittel nicht zur Verfügung stand.

Die heutigen Erzeugnisse der pharmazeutischen Industrie sind tatsächlich, bis auf wenige Ausnahmen, ausschließlich symptomatische Unterdrückungsmittel: Bei Schlaflosigkeit wird der Patient einfach etwas narkotisiert, aber die Schlaflosigkeit bleibt bestehen. Bei Verstopfung gibt man ein Abführmittel, das einen momentanen Durchfall verursacht, aber ohne jede Einwirkung auf die Verstopfung bleibt. Bei Schmerzen gibt man ein Betäubungsmittel, das den Schmerz momentan zum Verschwinden bringt. Sobald es ausgewirkt hat, d. h. nach einigen Stunden, tritt der Schmerz wieder auf, bis der Organismus selbst durch die Heilkraft der Natur das dem Schmerz zu Grunde liegende Leiden überwunden hat. Wenn er das nicht fertig bringt, wird der Schmerz zum Dauerschmerz, der den Patienten zur Verzweiflung bringt, weil er ständig Mittel nehmen muß, die weitere Beschwerden erzeugen und schließlich auch gegen den Schmerz nichts mehr ausrichten infolge der Gewöhnung.

Die Zahl dieser Mittel ist Legion; sie werden in einer Menge verordnet, von der sich der gewöhnliche Sterbliche keinen Begriff macht. Deshalb ist die pharmazeutische Industrie ein wichtiger Faktor zur Beschleunigung und Verstärkung der Kostenexplosion geworden. Und, wie jedermann leicht feststellen kann, ist heute fast ein jeder krank, was nach dem Gesagten nicht verwunderlich ist.

Ein großer Teil dieser Mittel, vielleicht fast alle, sind ausgesprochen schädlich, sie können sogar noch auf die nächste Generation einwirken und schwere Schäden zur Folge haben. Allgemein bekannt sind ja die Thalidomidkinder (Contergan), die infolge des Gebrauchs des obengenannten Schlafmittels schwer verstümmelt (ohne Arme und Beine) zur Welt kamen. Die erhebliche Zunahme der Mißgeburten, der teilweise Gelähmten oder anderweitig kranken Kinder scheint dafür zu sprechen, daß es noch viele andere Mittel gibt, die nachteilig auf die sich noch im Mutterleib befindlichen Kinder einwirken, weshalb die Frauen gut täten, keinerlei synthetische Mittel vor und während der Schwangerschaft einzunehmen und während der Laktationszeit ebenfalls nicht.

Es ist außerordentlich schwierig festzustellen, ob ein derartiger Schaden von einem Medikament herrührt bzw. von welchem, da heute fast alle Schwangeren während der Schwangerschaft aus allen möglichen Gründen und auch ohne solche nicht nur ein, sondern zahlreiche Mittel einnehmen. Da tappt der Arzt im Dunkeln und es ist nur glücklichen Zufällen zu verdanken, daß das Thalidomid als Ursache der genannten Mißbildungen eruiert werden konnte.

Manche Medikamente machen das Gegenteil dessen, was mit ihnen beabsichtigt war. Dies ist beispielsweise beim Calcium der Fall, das verordnet wird, um Entkalkungen vorzubeugen oder zu heilen. Es ist nämlich bewiesen, daß es entkalkt. Die Sache verhält sich so, daß ja der Organismus kein Müllkübel ist, in den man hineinwerfen kann, was man gerade will, sondern er saugt aus der Nahrung nur diejenigen Substanzen auf, die er braucht, das heißt, assimilieren kann. Ist das Assimilationsvermögen für Calcium gestört, was sich in einer Entkalkung der Knochen zeigt, so nützt es nicht nur nichts, es ihm im Übermaß einzugeben, im Gegenteil, ein Übermaß dieser Substanz verringert die Assimilationsfähigkeit, indem dadurch der Phosphor ausgeschieden wird. Nur unter dem Einfluß von Phosphor als Katalysator kann der Organismus Calcium assimilieren. Diese Tatsache ist heute bewiesen und allgemein anerkannt; nichtsdestoweniger wird auch heute noch Calcium eingespritzt, was der zisternenweise Verbrauch des Mittels bestätigt.

Der Organismus verhält sich bei allen Substanzen in dieser Weise. Verträgt er Fett nicht, so verschlimmert ein Übermaß die Krankheit, liegt die Aufnahme des Phosphors darnieder, so wird sie durch Phosphoreingabe noch schlechter, kurz: *Nicht das Fehlende muß gegeben werden, sondern die verringerte Fähigkeit der Assimilation muß wieder zur Norm entwickelt werden,* was nur durch eine ganz anders geartete Behandlung erreicht werden kann.

Ununterbrochen vermehrt sich die Zahl der Mittel, deren Schädlichkeit und krankheitserzeugende Wirkung bewiesen ist. Von amerikanischen Autoren, Professoren der Medizin, wird der Prozentsatz der Kranken, der allein durch Einnahme von synthetischen Mitteln krank gemacht wurde, auf 37 % aller Krankheitsfälle geschätzt. Von zwei deutschen Autoren* wurde eine Liste mit Mitteln herausgegeben, die krankheitserzeugend, mitunter tödlich wirken. Es fehlt in dieser Liste kaum ein einziges der heute täglich verordneten Medikamente.

Selbst von Apothekern, die doch am Verkauf möglichst großer Mengen von Medikamenten verdienen, wurde mir in Gesprächen schon des öfteren gesagt, daß sie nicht verstehen könnten, wie maßlos und unvernünftig viele Ärzte im Verschreiben gar nicht harmloser Mittel seien. Oft stünden auf dem gleichen Rezept gleich vier Beruhigungsmittel und dergleichen mehr.

Ist es nicht verwunderlich, daß sich fast alle Staatsmänner den Kopf darüber zerbrechen, wie die riesigen Summen aufzutreiben seien, um diesen Riesenkonsum an gesundheitsschädlichen Produkten auf der Höhe zu halten, gar noch zu vergrößern? Dies beruht auf der Ignoranz auf diesem Gebiete, die in weitesten Kreisen der Bevölkerung herrscht und durch eine gewaltige Propaganda nach Möglichkeit aufrecht erhalten wird. Das geht so weit, daß Politker behaupteten: „Nur der Staat kann dem Menschen die vollkommenen Gesundheit garantieren,“ womit sie die Förderung des Medikamentenunfugs im Auge haben, also ebenfalls etwas beabsichtigen, dessen Wirkung das Gegenteil von dem ist, was diese Ignoranten in ihrem Gehirn ausgeknobelt hatten,.

Ein weiterer enormer Verteuerungsfaktor ist die Technik. Der heutige Mensch ist ein Materialist; er glaubt, daß mit der Technik alle Probleme der Menschheit gelöst werden könnten. Dieser Wahn hat allerdings in der letzten Zeit einen gewissen Abbruch erfahren. Klar und deutlich wurde bewiesen, daß durch die sogenannten Fortschritte der Technik Boden, Luft und Nahrungsmittel vergiftet werden.

In der Heilkunde haben diese „Fortschritte“, neben der bereits beschriebenen Medikamentenherstellung, auch zur Konstruktion zahlreicher Maschinen geführt, die zur Diagnose und Therapie angewandt werden, selbstverständlich ein bedeutender Verteuerungsfaktor. In gewissen Fällen ist das eine oder andere maschinelle Verfahren von Nutzen, sofern die Anwendung dieser Maschinen wirklich auf diejenigen Fälle beschränkt würde, wo es Heilung verspricht und unumgänglich notwendig erscheint. Doch haben

* Handbuch der Störwirkungen durch Pharmaca von Prof. Dr. med. F. Hausbrandt und Prof. Fritz Stirner; 450 Seiten, Verlag K. F. Haug, 1975.

wir es auch hier, wie stets, mit dem begehrlichen und eitlen Menschen zu tun, der immer an der Ausweitung und Komplizierung der Methode interessiert ist, der er sich verschrieben hat. Denn damit verdient er sich seinen Lebensunterhalt und, wenn er ganz energisch vorgeht, vermag er auch noch Ruhm als Neuerer und Forscher zu erlangen mit all den Titeln und andern Vorteilen, die einer ,,Kapazität" auf irgend einem Gebiete, selbst wenn es nur ganz geringen Nutzen bringt, meist in überreichem Maße zuteil werden.

Hinzu kommt das Interesse der Fabrikanten, die ihre Vertreter schicken. Sie bearbeiten nach allen Regeln der Überredungskunst Ärzte und Regierungsmitglieder, um sie zum Ankauf ihrer Produkte zu bewegen. Auch hier sind es wieder vorzüglich die ahnungslosen Regierungsmitglieder, welche die letzte Entscheidung treffen, weshalb sie eben auch mit Nachdruck bearbeitet werden. Es ist in letzter Zeit mehrfach vorgekommen, daß Ärzte von all diesem Kram nichts wissen wollten, weil sie wenig Vorteil und viele Nachteile durch weitere Komplizierung fürchteten, die Regierungsmitglieder der Versuchung aber nicht widerstehen konnten und den Ärzten diese Neuerungen geradezu aufzwangen.

So sind unsere Spitäler immer mehr zu Maschinensälen umgestaltet worden, wozu auch noch ein unheimlicher Papierwust gekommen ist, der mit Komputern gemeistert werden muß. Die Folge ist, daß auch der kleinste Eingriff das Zwanzig-, ja das Fünfzigfache dessen kostet, was er bei zweckmäßigem Vorgehen beanspruchen würde.

Ein Beispiel: Ende August 1974 machte ich mit meinem jüngsten Sohne eine Klettertour in den Engelhörnern und riß mir dabei ein Warze an der rechten Hand auf, welche mich nie gestört hatte, aber nun zu bluten anfing, wenn ich einen Gegenstand damit streifte. Da wir durch eine größere Universitätsstadt fahren mußten, beschloß ich, dort die Universitätsklinik aufzusuchen, um mir die Warze entfernen zu lassen.

An der Peripherie der Stadt angekommen, erblickte ich drei 8- oder 10stöckige Riesengebäude, die mir den Eindruck von Spitälern machten. Da bin ich ja gleich an den richtigen Ort gekommen, dachte ich mir, und betrat den luxuriösen Empfangsraum, wo Schwestern und Laborantinnen mit Reagenzgläschen und andere Angestellte wie in einem Bienenstock herumschwärmten. Ich brachte mein Anliegen vor, aber, oha, erhielt den Bescheid, daß man dafür nicht eingerichtet sei und ich mich an die Universitätsklinik wenden solle. Also, nebenbei bemerkt, man bringt es nicht fertig, den Riesenbau, der vielleicht 200 bis 300 Millionen gekostet hat, mit einem scharfen Löffel und einem Fläschchen Kelen auszustatten, eine Ausgabe, die vielleicht fünf bis sechs Franken ausmacht.

Also ging ich in die Universitätsklinik, welche den vorherigen Komplex noch gewaltig übertraf. Dort irrte ich von 9 bis 11 Uhr in den verschiedenen Abteilungen herum, bis man mir endlich sagen konnte, wohin ich mich zwecks der unheimlichen Operation, das heißt der Entfernung der Warze, zu wenden habe. Das passierte mir wohlverstanden als Arzt, der ich doch einige Kenntnis habe in Sachen Medizin und Spitälern.

Endlich fand ich die richtige Abteilung und der Abwart schickte mich in ein Büro, wo ein herziges Fräulein mit süßem Lächeln ein riesiges Formular in eine ebenso riesige Schreib-und-weiß-was-noch-Maschine einspannte und trotz meines Einwandes, daß es sich nur um die Entfernung einer Warze handele, meinen Stammbaum nebst unzähligen andern Dingen aufzuzeichnen begann. Dann bekam ich eine Karte mit Nummer und eingestanztem Namen, wie die Creditcards; nun war ich die Nummer geworden, welche zu den Auserwählten gehört, die der dortigen Wohltaten gewürdigt werden.

Es ertönte eine Klingel und ein etwas älteres, aber ebenso herziges Krankenschwesterchen trippelte herbei und führte mich, den alten Schwerenöter, in eines der 4 oder 5 chirurgischen Kabinette, in deren jedem ein Chirurg mit den Angestellten plauderte, während ich von anderen Patienten nichts sah, ja eigentlich selbst keiner war mit meiner unbedeutenden, halb abgerissenen Warze.

In einem dieser Kabinette empfing mich der vollausgebildete Chirurg, eine Assistentin war auch vorhanden. ,,Wir machen das mit Diathermie'', sagte der Chirurg und befahl der Assistentin, die entsprechende Elektrode auszukochen, während er mir empfahl, während dieser Vorbereitung einen viertelstündigen Spaziergang zu machen. Als ich zurückkam, war alles bereit, das heißt die Assistentin hatte eine falsche Elektrode ausgekocht, und so wiederholte sich das Spiel mit 15 Minuten weiterem Zeitverlust. Das Krankenschwesterchen, das mich vorhin begleitet hatte, schaute auch zu und da ich mich einiger Bemerkungen über die Kompliziertheit des Vorgehens nicht enthalten konnte, mußten die beiden mehrmals lachen.

Endlich war die Elektrode bereit, aber nun stellte mir der Chirurg eine Reihe von Fragen, unter anderem, wann ich die letzte Starrkrampfinjektion bekommen hätte. ,,Mein Lieber'', antwortete ich, ,,Sie wollen mir doch wegen der lausigen Warze nicht etwa eine Tetanusinjektion machen''? ,,Doch, gewiß'', meinte er nun, ,,denn hier und da kommen doch noch Tetanusfälle vor.'' ,,Lassen sie das bitte, ich habe keine Angst vor dem Tetanus und habe mich dagegen nie impfen lassen, obwohl ich schon schwere Verletzungen erlitten habe, denn, wenn man sich gegen alle Krankheiten immunisieren lassen wollte, welche man eventuell bekommen könnte, so wäre man ein Wrack, bevor man das 12. Altersjahr erreicht hätte.''

Nun wurde die anästhesierende Injektion gemacht, die Elektrode eingespannt, aber der Apparat funktionierte nicht. Was alles geschah, bis er endlich funktionierte, schenke ich dem Leser. Als alles in Ordnung war, zogen Arzt und Assistentin sterile Mäntel, sterile Handschuhe und Operationsmasken an, bedeckten mich mit einem riesigen sterilen Leinentuch mit einem Loch, wo ich den Arm hindurchstecken mußte, dann kam ein kleineres Tuch mit einem kleineren Loch für die Hand und als alles zugedeckt war bis auf die Warze, machte man sich an die Arbeit, die mit mustergültiger Präzision vollzogen wurde, was ich anerkennen muß.

Zum Schluß wollte mir der Chirurg noch eine Schachtel Antischmerztabletten geben, um den Nachschmerz zu bekämpfen und für guten Schlaf zu sorgen, was ich alles mit Dank, weil überflüssig, ablehnte.

Die ganze Prozedur hatte also mehr als 5 Personen während einer guten Stunde in Anspruch genommen, dazu eine große Wäsche beansprucht, einen Diathermieapparat und ein Kabinett in einem ungeheuer teuren Gebäude, dessen Benutzung für eine Stunde gewiß nicht zu vernachlässigen ist. Ich schätze die Kosten für das Spital auf mindestens 200,— bis 300,— Franken, dies für eine so simple Sache.

Als alles fertig war, sagte ich zu dem Chirurgen: ,,Ich war im Anfang meiner Karriere während zwei Jahren Landarzt in einem Gebirgsdorf und habe dort jede Woche ein paar Warzen entfernen müssen. Ich nahm einen scharfen Löffel, vereiste die Warze mit etwas Kelen und hui war sie weg, gänzlich schmerzlos. Dann kam ein Tropfen Säure drauf und fertig war die Laube. Man verlangte damals für eine solche Operation 3,— Franken und verdiente dabei 2,50 Franken, was für 2 Minuten Arbeit hinreichend war, denn länger brauchte ich hierzu nicht.''

Niedergeschlagen wie ein Depp schleppte ich mich nach diesem Ereignis, das mir den Leerlauf in diesen Maschinen-, Computer- und Papiergiganten deutlich zu Gemüte geführt hatte, zu meinem Auto, aber als ich im Begriff war, Gas zu geben, stürzte der Abwart aus dem Glasgebäude und rief: ,,Herr Doktor, um Himmels willen, kommen Sie noch einmal zurück und melden Sie sich im Büro, denn die Sekretärin hat eine Frage in ihrer Krankengeschichte übersehen und muß diese Linie ausfüllen, sonst könnte sie diese Nacht nicht schlafen!'' ,,Ein bißchen kompliziert, diese Warze'', warf ich ein, während ich dem Befehl nachkam. ,,Oh, Herr Doktor, machen Sie sich nur keine Gedanken, als Arzt bezahlen Sie nämlich nichts für so eine Kleinigkeit.'' Ich war sichtlich erleichtert, denn 200,— bis 300,— Franken zu bezahlen für dieses Operatiönchen, das ich zu Hause selbst hätte machen können, hätte mich doch etwas gereut, und machte mich auf den Weg ins Bureau. ,,Herr Doktor, es tut mir leid, Sie bemüht zu haben'', empfing mich die herzige Sekretärin mit ihrer süßen Stimme, ,,es handelt sich nicht um Sie, sondern um einen anderen, bei dem mir die Auslassung passiert ist.''

Ich verließ das Spital mit schwarzem Gewissen, dazu beigetragen zu haben, die Steuerzahler des betreffenden Kantons um 200,— bis 300,— Franken geprellt zu haben, wenn auch ohne Absicht und ohne es verhindern zu können und nahm mir vor, niemals mehr in einem Spital vorzusprechen, es sei denn, daß man mich dort bewußtlos einliefere. Denn ich würde lieber sterben, als noch einmal einen Anlaß zu dieser horrenden Geldverschwendung zu geben. Da könnten nur drakonische Mittel helfen. Diese können aber nicht aus den Kreisen der Schulmedizin kommen, denn der Fehler liegt im Prinzip der sogenannten wissenschaftlichen Medizin, deren Grundlagen zwangsläufig zu einer sich ständig beschleunigenden, uferlosen Ausdehnung der Untersuchungen und Therapie führen, wogegen alle Dämme nichts auszurichten vermögen.

Denjenigen unter uns, welche sich noch nicht ganz aus der Denkweise der Schulmedizin befreit haben und etwa einwenden könnten, daß die oben getroffenen Sicherheitsmaßnahmen, wie Tetanusinjektion, sterile Mäntel, Handschuhe etc. allfällige Komplikationen zu vermeiden geeignet seien, diene Folgendes: Eine flache Wunde infiziert sich nie mit Tetanus, welcher zudem im Gebirge überhaupt nicht vorkommt. 2. ist die Wunde einer Diathermiekoagulation überhaupt keimfrei, hingegen infiziert sich später der Schorf in allen Fällen, gleich, ob steril oder nicht steril operiert wird. Das macht aber nichts, weil inzwischen die Demarkationslinie für Bakterien undurchlässig geworden ist.

So wie mit dieser Warze geht es in unseren Spitälern in allen Fällen, gleich ob einer hustet, mit einer Schürfung kommt oder ob er alle Knochen gebrochen und dazu noch eine Herzverletzung hat. Jeder kommt auf das Laufband dieser Maschinerie, die, mit Computern gesteuert, völlig indifferent ihre Funktionen vollzieht.

Der moderne Staat steckt dahinter und dieser ist, wie schon Nietzsche sagt, „*das kälteste aller kalten Ungeheuer*". Das Schlimmste an dieser Entwicklung ist nicht die astronomische Verschwendung von Geld und Menschenkraft, sondern die psychologische Grundlage, auf der diese Einrichtungen beruhen. Der Patient, der in sie eingeliefert wird, verliert auf der Schwelle seine Individualität und wird zu einer bloßen Nummer ohne Herz und ohne Seele herabgewürdigt, und mit seinem Leibe wird verfahren, wie wenn er ein lebloser Mechanismus wäre ohne Empfindungen, Gefühle noch Geist. Das ist keine Medizin mehr; ein solches Vorgehen in einem Milieu, das der Ungeist geschaffen hat, bedeutet ein fast unübersteigbares Hindernis für eine Heilung. Denn diese muß den ganzen Menschen erfassen, mit seinen gesamten Lebensfunktionen, nicht nur den Fleischklumpen aus dem der materielle Körper besteht.

Über die Qualität und Eignung eines Großteils der Forscher und Hochschullehrer.

Ich würde mich hüten, ein Urteil zu fällen, aber folgende Ausführungen stammen von einem Kongreß, der 1974 in Davos stattfand, und aus einem Artikel zweier Hochschulprofessoren selbst, die in der Schweiz. Ärztezeitung und in einem Buche Prof. Klaus Müllers veröffentlicht wurden.

Zunächst der Kongreß des Duttweiler Institutes in Davos über „Die Grenzen der Medizin". Er wurde von etwa 2 1/2 Dutzend Professoren der Medizin und verwandten Wissenschaftszweigen, Ärzten, Physikern, Soziologen, Wirtschaftswissenschaftlern, Präsidenten von Forschungs- und statistischen

Instituten, Physiologen, ja selbst Nobelpreisträgern bestritten. Er gipfelte in einer nachhaltig begründeten Anklage an die heutige Medikasterei, der vorgeworfen wurde, daß sie weit mehr Schaden stifte als Nutzen, wobei insbesondere die Schädlichkeit der Mehrzahl der heutigen pharmazeutischen Spezialitäten angeprangert wurde, die zudem indikationslos verordnet würden, was einem horrenden Mißbrauch derselben gleichzusetzen sei, eine Feststellung, die sich vollständig deckt mit dem, was der Verfasser seit 25 Jahren immer und immer wieder gerügt hat.

Diese gewichtigen Anklagen haben natürlich einen Widerhall in der Presse und im Rundfunk gefunden, der noch weitere Wellen schlagen wird. Im „Radio de la Suisse Romande" wurde eine Diskussion in Szene gesetzt, deren Verlauf allerdings sehr von der linientreuen Lammfrommheit abwich, die man sonst von diesen Diskussionen gewohnt ist, wo gewöhnlich ein mächtiger Professor oder Nobelpreisträger einem unzulänglichen Außenseiter gegenübergestellt wird, wie letzthin im Hessischen Rundfunk, bei welcher Gelegenheit der Schriftführer des Zentralvereins homöopathischer Ärzte von Prof. Glaus nach allen Regeln der Kunst vermöbelt wurde.

Bei dieser Rundfunk-Diskussion traten als Ankläger die Voten auf, welche am obengenannten Kongreß in Davos abgegeben wurden, als Angeklagte hingegen die Ärzteschaft und die pharmazeutische Industrie, erstere vertreten durch einen linientreuen Kollegen, letztere durch zwei prominente Vertreter der Branche.

Die Sache machte den Eindruck eines Gangs nach Canossa, denn die Vertreter der pharmazeutischen Industrie, welche zuerst zu Worte kamen, bekannten reumütig — dies selbstverständlich nur um die Wellen der Entrüstung möglichst zu dämpfen —, daß man bisher auf falscher Fährte gewesen sei, worauf mit einem ungeheuren Wortschwall nichtssagender Plattheiten versucht wurde, die Sache möglichst zu bagatellisieren, dem das Versprechen folgte, daß man es in Zukunft besser machen wolle. Diese Besserung sollte nach den Worten der Verteidiger darin bestehen, daß man aus den bisherigen chemischen Formeln der Medikamente das eine oder andere Molekül entfernen und es eventuell durch ein anderes, weniger schädliches ersetzen werde, eine „Neuerung", die seit Bestehen der pharmazeutischen Industrie ununterbrochen im Schwange war, ja immer sozusagen die ausschließliche Tätigkeit der dortigen Chemiker und Pharmakologen ausmachte. „Plus ça change, plus c'est la même chose", sagt der Franzose. Des weiteren werde man die Indikationen besser präzisieren, um irrtümliche Verordnung möglichst hintanzuhalten. Ebenfalls eine Plattheit, die nicht stimmt, denn, wenn man die Instruktionen über die Indikationen, die Dosierung und die zu befürchtenden Nebenerscheinungen der Mittel durchliest, so wird jedermann mit dem Verfasser einiggehen, daß diese an Genauigkeit und Vollständigkeit nichts zu wünschen übrig lassen. An der Schädlichkeit des Präparates wird jedenfalls durch Beifügung einer weiteren Linie nichts geändert.

Zum Schluß wurde ein Seitenhieb an die Ärzte ausgeteilt, denen vorgeworfen wurde, die Präparate leichtfertig und viel zu häufig zu verordnen, d. h. damit Mißbrauch zu treiben. Letzteres ist gewiß richtig, aber hat nicht die pharmazeutische Industrie durch ihre Riesenpropaganda diesen Mißbrauch nach allen Regeln einer wissenschaftlich fundierten, raffinierten Beeinflussungskunst nach Möglichkeit gefördert, ja auf die Spitze getrieben und überdies noch in die Politik übergegriffen, um diejenigen Parteien zu unterstützen, die überall, wo das noch nicht geschehen ist, die obligatorische, unentgeltliche Krankenversicherung einzuführen bestrebt sind; dies aus der Überlegung heraus, daß damit dem Mißbrauch Tür und Tor noch viel weiter geöffnet würden, was bei Gratisabgabe natürlich nicht fehlen kann? Ein solches Beispiel habe ich in meinem letzten Buch „Medizin auf Wegen und Irrwegen" näher beleuchtet.

„Es ist etwas faul im Staate Dänemark!" (Hamlet)

Wenn man also die Verteidigungsmanöver charakterisieren will, so kann man sagen, daß diese ein rein diplomatisches Gerede waren nach dem Rezept, möglichst viele Worte zu machen um möglichst wenig zu sagen; im ganzen Wortschwall war nicht ein einziges ernstzunehmendes Wort vorhanden, das als wirkliche Rechtfertigung angesprochen werden könnte.

Nach diesem Debakel kam der Arzt an die Reihe, der sich billig herausredete, indem er die pharmazeutische Industrie der übertriebenen Propaganda und die Patienten der allzugroßen Ansprüche beschuldigte, welche eben diese „Wundermittel" verlangten, so daß ein Arzt, wenn er sein Beefstaek verdienen wolle, nicht anders könne, als der Mode der Zeit seinen Tribut zu entrichten.

In bezug auf den ersten Punkt hat er nicht ganz unrecht mit der Einschränkung, daß die ungefähr zehnjährige Ausbildung des Arztes an der Hochschule diesen doch in den Stand setzen sollte, eine gesundheitsschädliche „Therapie" zum mindesten nach den ersten paar Versagern als solche zu erkennen und sie nicht, wie es heute seit 50 Jahren geschehen ist, blindlings sein ganzes Leben anzuwenden, stets aufs neue den panegyrischen Beteuerungen der geschäftstüchtigen Fabrikanten Glauben schenkend, nachdem er von ihnen ununterbrochen getäuscht worden ist.

Und schwerwiegender scheint es mir noch, daß dieser Medikamentenmißbrauch nicht nur von den praktizierenden Privatärzten betrieben wird, sondern in noch viel größerem Maßstabe in den Krankenhäusern, denn, wenn es gelegentlich einmal vorkommt, daß ich einen Patienten wegen Unmöglichkeit der Hausbehandlung oder zur Sicherung der Diagnose in ein Krankenhaus schicken muß, so kommen diese jedesmal mit der größten Entrüstung zurück, wobei sie ganz besonders die entsetzliche Menge von Medikamenten beanstanden, die ihnen eingetrichtert oder zum Einnehmen gegeben worden seien, mit der Auflage, daß man den Kranken an die Luft setzen werde, wenn sie nicht regelmäßig genommen würden, dies trotz allen Protesten über die dadurch verursachten Beschwerden, wie Übelkeit, Erbrechen, Kopfweh, Gelbfärbung der Skleren, Stuhlverstopfung, Appetitlosigkeit, geistige Verwirrung u. a. m.

Was den 2. Punkt anbetrifft, so kann ich mich nicht erinnern, daß mir in 55jähriger Praxis auch nur ein Patient hätte vorschreiben wollen, was für ein Medikament ihm zu geben sei; alle meine Patienten haben mich eh und je konsultiert, um von mir zu erfahren, welche Therapie in ihrem Falle die richtige sei. Von irgendeinem Besserwissenwollen habe ich kaum etwas bemerkt und wenn das vorgekommen wäre, so hätte wohl ein Wort genügt, um ein solches Vorkommnis abzustellen. Dabei kann ich nicht umhin, zu betonen, daß ich ein höchst liberaler Arzt bin, keinem Patienten meine Meinung aufdränge und es keinem übelnehme, wenn er infolge mangelnder Überzeugung in bezug auf meine Verordnung einen oder mehrere andere Ärzte konsultieren würde. Es ist das gute Recht des Patienten, sich jede Kur, die ihm vorgeschlagen wird, genau zu überlegen, anderen Rat einzuholen und überhaupt zu tun was ihm beliebt. Ein Arzt soll weder ein Tyrann noch ein Waschlappen sein. Das merkt aber der Patient auf der Stelle, und in meiner Sprechstunde tritt meist das Gegenteil ein, nämlich, daß meine Patienten alle möglichen Einwände machen, wenn ich ihnen einen Spezialarzt vorschlage, um irgendeine besondere Frage abzuklären.

Zum Schluß kam noch der Tagungsleiter zu Wort, ein englischer Arzt und Biologe, ehemaliger Direktor der ,,Medical Research Council Gerontological Research Group, London University'' und Verfasser zahlreicher Publikationen. Diesem wurde die Frage gestellt, bis wann er die phänomenalen Neuerungen erwarte, welche von den Vertretern der pharmazeutischen Industrie versprochen worden seien. Er erklärte er sei Optimist, er denke, daß man sich aber noch etwa 2 — 2 1/2 Jahre gedulden müsse, bis die vollkommene Umwälzung soweit gediehen sei, daß man mit wirklich heilkräftigen und unschädlichen Medikamenten auf dem Markte rechnen könne. Welche jugendliche Unschuld bei einer alten pensionierten Forschungskoryphäe, wirklich zu beneiden! Man ist immer wieder erstaunt, zu konstatieren, wie sehr bei den ,,zünftigen'' Wissenschaftlern der Wunsch der Vater des Gedankens ist.

Lob muß man hingegen dem Leiter dieser Diskussion (Herrn Eric Schaerlig), zollen, der dieselbe mit vorbildlicher Objektivität, außerordentlicher Geschicklichkeit, treffenden Fragen und elegantem Witz lebhaft und interessant gestaltete.

Nun muß man aber noch betonen, daß in diesem Davoser Kongreß der allerschwerwiegendste Einwand, den man der heutigen Medizin machen kann, kaum oder überhaupt nicht zur Sprache kam, nämlich, daß 98 % der von der heutigen pharmazeutischen Industrie hergestellten Mittel rein symptomatisch sind, also kaum therapeutischen Wert haben. Dies gilt ja, wie wir schon betont haben, auch für die Antibiotika, welche die Immunisation gegen die Krankheitserreger hemmen, dieselben gegen das Penizillin resistent machen und überdies allergieerzeugend wirken. Wir wollen ihnen nicht allen Nutzen absprechen, aber ihre wirkliche Indikation ist sehr beschränkt, was auch die Statistik der amerikanischen ,,Food Drug Administration'' bestätigt, welche in den Verhandlungen vor einem US-Senatskomitee den Standpunkt vertreten hat, daß 10 — 20 mal zuviel Antibiotika verwendet würden, was für die ,,öffentliche Gesundheit alarmierend sei und eine Gefahr bedeute''.*

Wenn ich mit meinen Patienten auf ein etwas allgemeineres Thema zu sprechen komme, so werfe ich gelegentlich ein, daß es dem Laien gewiß recht merkwürdig erscheinen müsse, daß die Abertausende, welche als Pro-

---

Offizielle ,,Schweiz. Ärztezeitung'' vom 21. März 1973.

fessoren, Nobelpreisträger und Leiter der medizinischen Forschungsinstitute als Lehrer tätig seien, in bezug auf die Prinzipien der Heilkunst vollkommen irrige Meinungen hätten, umgekehrt aber einige wenige, die als Außenseiter betrachtet würden, diese Prinzipien erfaßt hätten. Wenn man aber den Artikel „Blick über den Rand des akademischen Abgrundes" oder „Von den heimlichen Grundsteinen voluminöser Spitalbauten" liest, der in derselben Nummer der Schweiz. Ärztezeitung erschienen ist, so wundert man sich darüber weniger. Was wird nämlich darin behauptet? Neben vielen anderen nicht gerade schmeichelhaften Eigentümlichkeiten folgendes: „25 % der Koryphäen sollen an mangelnder Intelligenz leiden. Nur wenige Prozent seien für ihren Berufsweg wirklich determiniert; sie seien zu wenig adaptionsbereit und scheitern deshalb meist an der hierarchisch-despotisch strukturierten akademischen Pyramide, — sie stellten eine Bedrohung dar. . . Befriedigung fänden die akademischen Lehrer keineswegs in der . . . wissenschaftlichen Arbeit, sondern im Zuwachs ihrer sozialen Macht innerhalb der vielen Kommissionen und Expertengremien, im Zuwachs ihres Klinikbetriebes und in der materiellen Bereicherung. Die Demütigungen (beim Erklimmen der Pyramide, der Verfasser) stellten die Vorstufe der späteren Betonung von der Hierarchie bis zur Despotie, d. h. sadistischer Mißbrauch der Machtpositionen, dar. Der Hunger nach sozialer, gesellschaftlicher Aufwertung führte zu der Beteiligung an einer niemals zu bewältigenden Anzahl von Kommissionen und zur Teilnahme an außergewöhnlichen Gesellschaftsgruppierungen mit Kastencharakter wie Freimaurer, Rotary, Lions, Kiwanis usw. 70 % dieser akademischen Titelträgergruppe soll über ihre wissenschaftliche Leistung und die allgemein menschliche Erfüllung enttäuscht sein. Der wirksamste Trost werde in der materiellen Bereicherung, sofern eingetreten, empfunden. . . Sie rekrutierten sich nicht mehr aus der Spitze der früheren Schulstufen, sondern aus dem Mittelmaß". . . Statt des früheren würdigen Stils dominiere eine „modisch orientierte, forcierte Trivialität". Der Artikel, der in einem Fachblatt wirklich überrascht, ist mit dem Pseudonym „Franz" unterzeichnet; er stammt von einem hohen akademischen Titelträger, dem um diese Entwicklung angst und bange ist, ansonsten wäre die Wiedergabe abgelehnt worden.

Kann man sich deshalb verwundern, wenn heute die Heilkunst unter der Aegide solcher Leute, wozu sich als Komplize die mit Millionen dotierte Propagandadampfwalze der dividendenhungrigen pharmazeutischen Industrie gesellt, sich zu einem Monstrum auf tönernen Füßen ausgewachsen hat, das schon bei der geringsten Erschütterung in allen Fugen zittert?

So verursachte allein die Beanstandung der zu hohen Preise einiger Mittel durch die englische Sozialversicherung einen Sturz der Aktien der Herstellerfirma von 220 000 auf 69 000 Fr., wobei noch nicht einmal die therapeutische Wertlosigkeit des Produktes in Zweifel gezogen worden war, sondern nur der übersetzte Preis, der seine allzu reichliche Verordnung hemmte. Wie tief würden erst diese Aktien fallen, wenn einmal ihr therapeutischer Wert zur Diskussion stünde. Auf der anderen Seite erlaubt die Steigerung dieser Aktien, die vor noch nicht langer Zeit noch zu 1 200 Fr. zu haben waren, auf 220 000 Fr., sich einen Begriff zu machen über den ungeheuren Ausbeutungskoeffizienten, der diese Produkte auszeichnet, auf der andern Seite aber die öffentlichen Krankenkassen und den Staatshaushalt belastet, der diese Riesendividenden aufbringen muß.

Prof. Klaus MÜLLER und Prof. C. F. VON WEIZSÄCKER sind sich ebenfalls klar über die Verheerungen, welche die Wissenschaft und ganz besonders die Medizin auf dem Gebiete des Gesundheitssektors unter der Führung berufsblinder Köpfe anzurichten sich anschickt oder bereits angerichtet hat.

Ersterer führt diese Fehlleistungen auf das spezialistische Denken zurück, welches immer nur materielle Phänomene und die groben Energien zu analysieren vermag, nicht aber Phänomene, die sich auf höheren Ebenen abspielten wie das Leben, die Empfindungen, die Gefühle und die Manifestationen des Geistes. Im Zuge des „Fortschreitens der Wissenschaft sei diese Spezialisierung immer weiter fortgeschritten und damit immer fragwürdiger und gefährlicher geworden".

So spricht Müller vom „Elend der Universität", kritisiert die „Autonomie der Wissenschaft", aufgrund welcher die Gelehrten „ihre eigene Ohnmacht" errichteten.

Einer der größten Übelstände sei die „fachspezifische Abblendung", worunter Müller eben die genannte Beschränkung auf ein ganz kleines, ja immer kleiner werdendes Gebiet versteht, ein Vorgang, der im Extremfalle zu einem Spezialisten führe, „der mehr und mehr von immer weniger verstehe, bis er schließlich alles über Nichts mehr wisse", ein Ausspruch des französischen Arztes und Schriftstellers Duhamel.

Gestützt auf diese Tatsachen müßten die Forscher nach C. F. von Weizsäcker ein ,,schlechtes Gewissen'' haben und ,,soweit sie es nicht hätten, seien sie Schädlinge''.

Diese beschränkten Teilaspekte der Forscher untersucht Prof. Müller dann auf ihre Bedeutung für die Medizin, wo er besonders die ,,Produktions- und Verkaufsstrategie'' der pharmazeutischen Industrie an den Pranger stellt, die er mit dem Prädikat ,,tödlich'' bezeichnet. Dann kommt er auf die Nebenwirkungen der Medikamente zu sprechen, welche von der pharmazeutischen Industrie aus partikularischen Interessen ,,geleugnet'' würden, was heute nicht nur als ,,fahrlässig'', sondern als ,,kriminell'' beurteilt werden müsse.

Ferner sei die Schulmedizin ,,unaufgeklärt'' indem sie sich keine Rechenschaft vom Begriffe ,,Heilung'' gebe. Die ,,Heilung'', so wie sie von der Schulmedizin aufgefaßt werde, sei eigentlich nur eine ,,Verschiebung des Krankheitsgeschehens'' die durch das ,,gezielte Bombardement mit Medikamenten'' erreicht werde. Infolge dieser ,,Unaufgeklärtheit käme es zu einer ,,unheiligen Allianz zwischen Medizin und pharmazeutischer Industrie, welche sich wechselseitig unkritisch heizten, was den Kreislauf von Wissenschaftskatastrophe zur Territorialkatastrophe und schließlich zur Katastrophe der wissenschaftlichen Nebenwirkungen zur Folge habe.''

Weil das Moment der nicht zugegebenen Hintergedanken seine Wirkung entfalte sei diese ,,unheilige Allianz bestrebt, den Patienten durch diese Nebenwirkungen latent krank, das heißt aber, von der medikamentösen Beeinflussung prinzipiell abhängig zu halten, womit der ,,Markt für die Zukunft gesichert sei und damit das Geschäft''. ,,Weil aber damit immer mehr Medikamente geschluckt werden müßten, treten immer mehr Nebenwirkungen auf, was zur Eskalation des Krankenstandes führe als der Weisheit letzter Schluß''.

Die ,,Unaufgeklärtheit über die Ziele der Wissenschaft sei lebensbedrohend'' geworden.

Im folgenden versucht er diese Erscheinungen dadurch zu erklären, daß sich die ,,Medizin ihre Methoden von der Physik und Chemie vorschreiben lasse, denn ein solches Denken vermöge nur noch zu vollstrecken, wenn es vergewaltigt wurde''. Die ,,heutige Krise sei die technisch vermittelte Steigerung der mörderischen Kollisionen partikularer Interessen ins Selbstmörderische''. ,,Der Mensch müsse aufhören Mörder zu sein, wenn es weiter eine Menschheitsgeschichte geben solle''.

Diesen Ausführungen wäre nichts weiter beizufügen, als die Tatsache, daß die Morbidität der heutigen Menschheit eine geradezu astronomische Zunahme erfahren hat, seit die allgemeine Medikasterei infolge des Krankenkassensystems sämtliche Volksklassen erfaßt hat. Es gibt praktisch keine gesunden Menschen mehr.

Und was die führenden Staatsmänner und Magistraten sozusagen aller Länder anbetrifft, so ist ihre Ignoranz in medizinischen Dingen und ihre Ahnungslosigkeit wirklich bewunderungswürdig, wenn man bedenkt, daß sozusagen alle, ohne Ausnahme, sich durch die Propaganda zu willenlosen Instrumenten dieses Molochs erniedrigen lassen und mit der größten Willfährigkeit alles in Bewegung setzen, um durch die raffiniertesten Finanzkunststücke aus dem unwissenden Volke, oft mittels Tarnungsmanövern, die ungeheuren Mittel herauszupressen, welche dieses Monstrum verschlingt. Mittel, die sich von Jahr zu Jahr erhöhen, so daß ein ,,Volkswirtschaftler ausgerechnet hat, daß bei gleichbleibendem Verteuerungsfaktor ab 2000 das gesamte Nationaleinkommen der Schweiz an die Medizin abgeführt werden müßte''. (Ebenfalls erschienen in der Schweiz. Ärztezeitung.)

Daß es nicht dazu kommen kann, noch wird, kann sich jedermann an den Fingern abzählen, aber nichtsdestoweniger steigt die Kostenexplosion von Jahr zu Jahr weiter an, denn aus der Organisation des ,,Gesundheitsdienstes'' selbst ist keine Sanierung zu erwarten; die diesbezüglichen Vorschläge bleiben völlig wirkungslos, weil die uferlose Ausweitung das Basisprinzip der modernen Medizin ist und mit keinem Mittel von ihr abgetrennt werden kann. So wird sich auch hier das Wort GONZAGUE DE REYNOLDS bewähren, daß ,,jede menschliche Organisation an der Übertreibung des Prinzips notwendigerweise zugrunde gehen muß, dem sie ihre Entstehung und Existenz verdankt''. Die vorhin inkriminierten Antreiber dieser Ausweitung und ihre ganze Gefolgschaft sitzen heute, wie einst die Adeligen vor der Französischen Revolution, auf einem Vulkan, dessen explosionsreife Lava in der Tiefe grollt, und es ist nur eine Frage der Zeit, daß eine Katastrophe den ganzen Koloß verschlingen wird.

(Die Zitate in Anführungszeichen stammen aus dem Buche ,,Die präparierte Zeit'' von Prof. Klaus Müller, Radius Verlag, Stuttgart.)

Die Flut der Literatur, welche die gesundheitsschädigende Wirkung der heutigen Medikasterei brandmarkt, schwillt mit jedem Tage an, und es sind keineswegs Gegner unserer Ärzteschaft, welche dieses „Caveant Consules" ausstoßen, sondern die weitsichtigeren Mitglieder der Ärzteorganisationen selbst sind es, die hoffen, durch Aufdeckung der Mißstände die Katastrophe zu verhindern. Wird es aber gelingen, die eitlen, macht- und geldhungrigen Berufsblinden aller Gattungen von ihrem selbstmörderischen Marsch in den Abgrund abzuhalten? Das ist die Frage!

JEREMIAS GOTTHELF, unser großer Menschenkenner und Dichter, führte schon anfangs des 18. Jahrhunderts einen erbitterten Kampf gegen gewissenlose Ärzte, denen es um die Ausbeutung und nicht um das Heilen zu tun ist. „Wie wäre es mir, wenn ich nichts wüßte von der Natur, wenn ich nichts hätte als ein Maul zum Reden, wenn ich ein Blinder wäre und . . . meine Medikamente aufs ungefähr austeilte, . . . freventlich! . . . Lockte die Menschen mir, dem Betrüger zu, . . . und für jedes Leben hätte ich ein Blutgeld empfangen . . . und hätte so gelebt, verstockt, voll Betrug und voll Lust. . . ?"*

Paßt das nicht auf manchen Kassenarzt, der ohne richtige Untersuchung seine schädlichen Medikamente „freventlich" austeilt, täglich 100 mal und mehr, und dabei 6 — 800 000 Fr. pro Jahr verdient?

Und was würde Gotthelf erst sagen zur Produktions- und Verkaufsstrategie der pharmazeutischen Industrie, die A. M. Klaus Müller mit dem Prädikat „tödlich" bezeichnet, deren Medikamente Nebenwirkungen hätten, die aber . . . geleugnet würden, was . . . nicht nur als „fahrlässig", sondern als „kriminell" beurteilt werden müsse. Im „Spiegel" 1976, Nummern 39 — 43 kann man nachlesen, was auf diesem Gebiete unter Aufbietung der raffiniertesten Reklamentricks heute geleistet wird. Wie ist das möglich in unserer „aufgeklärten" Zeit?

Was ist Homöopathie?

Das Heilverfahren der Homöopathie wurde um 1800 herum von Samuel HAHNEMANN, einem aus Meißen stammenden Arzt, nach langjährigen

* Jerimias Gotthelf: Anne Bäbi Jowäger, Band II

Versuchen entdeckt. Da er von der Schulmedizin enttäuscht war, gab er diese zunächst auf und suchte den Lebensunterhalt für seine vielköpfige Familie mit Übersetzungen zu verdienen, eine armselige Existenz in der damaligen Zeit. Bei dieser Arbeit stieß er auf einen Artikel von CULLEN über die Vergiftungssymptome der Chinarinde und war erstaunt über die Ähnlichkeit einer Chininvergiftung mit der Malaria. Da aber ausgerechnet dieses Chinin das einzige wirksame Mittel gegen Malaria war, fragte er sich, ob nicht vielleicht gerade diese Symptomähnlichkeit die Ursache der Heilwirkung sein könnte.

Sein Wissen durch unablässige Forschungen und das Studium von wissenschaftlichen Werken immer weiter vermehrend, erwarb sich Hahnemann umfangreiche Kenntnisse über die Wirkungen der verschiedensten Pflanzen und Substanzen auf den menschlichen Organismus. Eine davon, die ihn ganz besonders interessierte, war der *Helleborus niger,* eine sehr giftige Pflanze. Hierüber hatte er eine große Zahl von Arbeiten gelesen (ich glaube es waren 173), Schriften aus der Zeit des *Hippokrates* (480—377 v. Chr.) und aus den berühmtesten medizinischen Fakultäten von Cordoba und Salerno (in arabischer Sprache). Selbst Schriften des Persers *Avicenna,* einer Kapazität von Weltruf, konnte er, dank seinen Sprachkenntnissen im Original lesen. Mit diesem Thema bestritt er seine Antrittsvorlesung als Professor in Leipzig. Da seine Lehren wegen ihrer Gegensätzlichkeit zu den herrschenden Auffassungen bereits viel Staub aufgewirbelt hatten, waren Ärzte und Professoren aus ganz Europa herbeigeeilt, um ihn, wie sie glaubten, zu widerlegen und wenn möglich mundtot machen zu können. Aber nichts von alledem geschah: Angesichts dieser Kenntnisse und der angeführten Beweise wagte keiner den Mund aufzutun und Hahnemann ging unter großem Applaus aus dem Saal.

In den genannten Arbeiten waren zahlreiche Fälle von Vergiftungen durch *Helleborus niger* beschrieben worden, sodaß Hahnemann die Wirkungen der Pflanze auf den menschlichen Organismus genau kannte. Ein glücklicher Umstand fügte es, daß deren Vergiftungssymptome genau mit den Krankheitssymptomen eines seiner Patienten übereinstimmten, der seit Jahren an furchtbarem Durchfall litt. Infolgedessen gab er ihm 4 Pulver dieses Mittels in normaler Dosis und verordnete ihm, diese in den üblichen Abständen zu nehmen. Der Patient aber, in der Meinung, daß mehr auch besser sei, nahm alle vier Pulver auf einmal, bekam einen fürchterlichen

Schock infolge der Verschlimmerung der Krankheit, rang die ganze Nacht mit dem Tode, überstand aber die Krise, erholte sich dann rasch und war geheilt.

Damit hatte sich das Gesetz der Ähnlichkeit zum 2. Mal bestätigt, und die Wahrscheinlichkeit schien beträchtlich, daß es sich um ein allgemein gültiges Gesetz handelte, das als Richtschnur bei der Krankenbehandlung angewandt werden könnte. Aber eine derartige Verschlimmerung, wie sie der erste Patient — allerdings vor allem wegen seiner Unvernunft — erlebt hatte, mußte in Zukunft vermieden werden.

Jeder andere wäre wohl, wie Hahnemann, auch auf die Idee gekommen, die Dosis zu verringern. Die Frage war nur, ob das Mittel dann noch wirksam sein würde.

Hahnemann begann also seine Mittel zu verdünnen. Aber während ein anderer wohl nur auf die Hälfte oder bestenfalls auf ein Viertel verdünnt hätte, so verdünnte er sofort die Mittel in geradezu unglaublicher Weise, nämlich auf 1/100 und wiederholte diese Verdünnungsprozedur mehrmals, so daß astronomische Verdünnungen entstanden, von denen jedermann annehmen mußte, daß sie unwirksam sein müßten.

Zu seinem großen Erstaunen waren diese aber noch außerordentlich wirksam, ja wirksamer als die niedrigen Verdünnungen, allerdings nur wenn das Mittel wirklich homöopathisch gewählt war.

Man hat geradezu den Eindruck, daß hier eine unsichtbare Macht seine Hand geführt hat; denn auf Grund rationeller Überlegungen wäre kein Mensch auf diese anscheinend absurde Idee gekommen, die der Anstoß war, daß die Homöopathie von allen Wissenschaftlern zunächst und auch heute noch bekämpft wird. Die Erfahrung zeigt aber, daß Hahnemann Recht hatte. Das oben Gesagte wird dadurch bestätigt, daß Hahnemann schon in der 2. Ausgabe seiner Werke nunmehr diese absurd hoch verdünnten Potenzen empfiehlt und betont, daß durch das Triturieren und Schütteln eine Kraftentwicklung stattfinde, ja daß sonst gänzlich unarzneiliche Stoffe wie Kalkkarbonat, Kochsalz, Gold und Silber und noch viele andere zu höchst wirksamen, außerordentlich tiefgreifenden Heilmitteln würden, was auch von allen Homöopathen, welche wirklich nach Hahnemann arbeiten, bestätigt wurde. Er spricht von einer geistartigen Wirkung auf die Lebensfunktionen; wir sagen der Neuzeit angepaßt: eine Umwandlung der Substanz in eine e n e r g e t i s c h e Form.

Gleichzeitig machte er umfangreiche Versuche, indem er allmählich 60 Substanzen aller Art an den Patienten und in seiner Familie ausprobierte. Die Versuchspersonen mußten die Symptome, die sie nach der Einnahme der Mittel verspürten, genau aufschreiben. Er gab die Mittel sowohl in Substanz als auch in Verdünnung ab. So kam seine Arzneimittellehre über die akuten und chronischen Krankheiten zustande. Sie umfaßt im ganzen elf Bände und zählt alle Symptome auf, die von diesen 60 Mitteln erzeugt worden waren. Dabei traten viel mehr Symptome auf, als bisher bei der Einnahme dieser Mittel beobachtet worden waren, beispielsweise bei Schwefel und Phosphor an die 2000 Symptome, von denen die Schulmedizin keine Ahnung hat.

Hahnemann stellte seine Verdünnungen nicht in einer einzigen Operation her, sondern er verdünnte anfänglich auf 1/100, indem er 1 Gran* einer Substanz mit 10 Gran Milchzucker, welcher keine Arzneiwirkung hat, drei Stunden lang verrieb, Als diese Verdünnung noch wirksam war, wiederholte er die Operation, womit er eine Verdünnung auf 1/10 000 erhielt. Als sich die Wirkung eher noch verstärkte, stellte er eine dritte Verdünnung, immer unter dreistündigem Verreiben, her, also eine Verdünnung von 1:1 Million. Dann löste er 0,1 Gran dieser Verdünnung in 10 Gramm Wasser auf, wobei sich zeigte, daß nunmehr alle Substanzen, selbst unlösliche wie Gold und Silber, die sonst überhaupt keine Wirkung im menschlichen Organismus hervorrufen, Symptome erzeugten. Und zwar waren es Symptome im Bereich der Intelligenz, der Gefühle, der Empfindungen, der Körperfunktionen und schließlich der körperlichen Organe. Auf diese Weise werden alle fünf Systeme erfaßt, in denen sich das Leben im menschlichen Organismus manifestiert, und nicht bloß der materielle Körper, der praktisch das einzige System ist, über welches die klinischen Untersuchungen Aufschluß geben, die die Schulmedizin mit enormen Kosten unternimmt, um das zu erreichen, was sie die Diagnose nennt. Die Krankheiten aber spielen sich in allen fünf Systemen ab. Es gibt außer den ganz belanglosen keine, an denen nicht mehrere Systeme, meistens sogar alle beteiligt sind, was sich beim Kranken an Veränderungen des Befindens, der Gefühle, der geistigen Funktionen und an funktionellen Störungen zu erkennen gibt. Daraus erklärt sich auch der Umstand, daß die Schulmedizin nur in 25 bis 30 Prozent aller Krankheiten überhaupt etwas von Bedeutung fin-

* 1 Gran = 0,06 g

det, weil eben viele Krankheiten, sogar die meisten, gar keine Organveränderungen bewirken, zumal in der Anfangsphase nicht. Da macht dann die Schulmedizin Hypothesen, kann aber keine Diagnose stellen, während der Homöopath dies in allen Fällen vermag, wie wir später noch sehen werden.

Es wird oft über unsere Verdünnungen gespottet. Der eine behauptet, es seien darin nur so geringe Mengen der Arzneisubstanz vorhanden, daß diese nicht wirken könnten, der andere hingegen gibt solche Wirkungen zu, führt sie aber auf psychische Einwirkung des Arztes zurück, während der dritte aus theoretischen Überlegungen heraus den Schluß zieht, daß unsere Mittel auf alle Fälle äußerst langsam wirken müßten, sich also keineswegs mit den schulmedizinischen Mitteln messen könnten.

Demgegenüber zeigt die Erfahrung, daß beispielsweise ein Schnupfen durch ein homöopathisches Mittel in der Regel schon nach 12 bis 15 Stunden ganz bedeutend abklingt und meist nach zwei, spätestens drei Tagen, geheilt ist. Dasselbe zeigt sich bei der Halsentzündung und noch vielen andern Krankheiten. Unsere Heilungen sind aber nicht mit den schulmedizinischen zu vergleichen, denn wir unterdrücken z. B. beim Schnupfen nicht einfach den Ausfluß, was deswegen schädlich ist, weil dieser die giftigen Stoffe aus dem Körper herausbefördert, sondern wir verzichten auf jede örtliche Maßnahme, geben bloß einige Kügelchen und heilen damit die Ursache der Krankheit und nicht nur deren Folgen.

Der Beweis für das Gesagte ergibt sich aus der Tatsache, daß sich der Patient nach einer homöopathischen Behandlung einer akuten Krankheit fast augenblicklich wieder absoluten Wohlseins erfreut, während er sich nach bloßer Unterdrückung der lästigsten Symptome oft noch längere Zeit unbehaglich oder krank fühlt, bis nämlich die eigentliche Krankheit, das unsichtbare innere dynamische Geschehen, infolge der natürlichen Heilkraft der Natur wieder in Ordnung gekommen ist. Zweitens tritt eine akute Krankheit bei homöopathischer Behandlung erst nach viel längeren Zwischenpausen und bei wiederholter Behandlung oft überhaupt nicht mehr auf, während bei Behandlung mit symptomatischen Mitteln die Intervalle immer kürzer werden und schließlich die Krankheit zu einem Dauerzustand wird. Dasselbe ist auch bei wiederholter Behandlung mit Penizillin der Fall.

Tritt aber trotz korrekter Behandlung eine akute Krankheit immer wieder von neuem auf, so ist dies ein Zeichen, daß die Konstitution des Patienten einen Schaden aufweist, welcher der Grund dieser Anfälligkeit ist. Dann nützt die bloße Behandlung jedes Anfalls nicht viel, sondern man muß dann das Mittel herausfinden, welches diesen konstitutionellen Schaden heilt. In diesem Fall sind es nicht mehr die Symptome der Krankheit, die als Richtschnur genommen werden müssen, sondern die konstitutionellen Symptome, also beispielsweise der Körperbau, die Beweglichkeit der Gelenke, die Nahrungsbedürfnisse, die Abneigung gegen gewisse Speisen, regelmäßiges Schwitzen an bestimmten Körperteilen, Geruch des Schweißes und anderer Ausscheidungen, wozu noch psychische Merkwürdigkeiten kommen, wie Zornmütigkeit, Reizbarkeit, Widerspruchsgeist, Sentimentalität, Egoismus, kurz alle Symptome, welche eben gerade diesen Patienten als Individuum charakterisieren. Gibt man dann das homöopathische Heilmittel der Konstitution, so wird der betreffende Mensch gegen die Krankheit widerstandsfähig, und sie tritt nicht mehr oder nur in jahrelangen Intervallen wieder auf. Sie ist dann meistens auch schwächer und heilt in wenigen Tagen von selbst.

Der Leser mag sich fragen: Welches ist denn das Wunderheilmittel, das beispielsweise die Ursache des Schnupfens in so radikaler Weise austilgt? Eine Antwort zu geben ist jedenfalls weniger leicht, als ein Unterdrückungsmittel zu verordnen. Wir kennen nämlich mindestens 130 verschiedene Arten von Schnupfen, und für jede Art gibt es ein ganz bestimmtes Mittel, das allein die Heilung vollbringt. So gibt es Schnupfen, bei denen die Nase nachts verstopft ist, am Morgen aber zu fließen beginnt, andere, bei denen sie tags und nachts fließt, andere, die sich in der Wärme verschlimmern und in der frischen Luft besser werden, wieder andere, bei denen das Umgekehrte der Fall ist; ferner solche mit wässerigem oder mit dickflüssigem Ausfluß, solche mit durchsichtigem, andere mit gelbem, dritte mit grünlichem Ausfluß. Auch die Begleitsymptome sind ganz verschieden, z. B. geschwollene Augenlider, Brennen in den Augen, am Nasenausgang oder im Nasen-Rachen-Raum. Bei andern Schnupfentypen kann der Ausfluß ganz fehlen, oder er fließt nur hinten in den Hals hinunter oder aber bald aus dem linken, bald nur aus dem rechten Nasenloch. Jeder dieser verschiedenartigen Schnupfen verlangt eben dasjenige homöopathische Mittel, das diese Besonderheiten aufweist, und die Kunst des homöopathischen Arztes besteht darin, dieses auszuwählen. Denn kein anderes vermag die wahre Ursache des Schnupfens zu beseitigen.

Gleich steht es mit allen anderen akuten Krankheiten, beispielsweise mit der Grippe. Auch da kennen wir mindestens zwei Dutzend Varietäten.

Eine von ihnen macht nur mäßige Fieber, etwa bis 38,5 Grad, und schleppt sich dahin, ohne Heilungstendenz zu zeigen. Der Patient hat ein dunkelrotes Gesicht, schwitzt nicht, hat keinen Durst und ist den ganzen Tag schläfrig. Eine solche Grippe nennen wir Gelsemiumgrippe, weil ihre Symptome beim Gesunden durch das *Gelsemium*, eine Pflanze, erzeugt werden. Diese Grippe hat die Eigentümlichkeit, daß meist um den fünften oder sechsten Tag herum eine Verschlimmerung auftritt. Vor einiger Zeit rief mich ein Patient aus den Ferien an, weil sein Kind an Fieber erkrankt sei. Aus der Angabe der Symptome diagnostizierte ich eine Gelsemiumgrippe und sandte ihm eine Dosis Gelsemium 30. Potenz und eine zweite in der 200. Potenz. Ich wies ihn an, die erste sofort zu geben, die zweite erst nach fünf bis sechs Tagen, weil nämlich um den fünften Tag herum ein Rückfall zu erwarten sei. Nach einigen Tagen erhielt ich den Bescheid, daß alles genau so eingetroffen sei, wie ich es vorausgesagt hätte, und daß das Kind 24 Stunden nach der Einnahme der zweiten Dosis fieberfrei und gesund geworden sei. Solche Grippefälle habe ich schon mehr als 20 erlebt. Wir können aufgrund der Symptome nicht nur das Heilmittel wählen, sondern auch eine fast sichere Voraussage über den Verlauf der Krankheit machen.

Zurück zu unseren Heilmitteln. Es gibt Spaßvögel, die etwa sagen, unsere Mittel seien derartig verdünnt, daß es ungefähr aufs gleiche herauskäme, wenn man ein Gramm des Arzneistoffes bei Disentis in den Rhein schütten und dann das Rheinwasser in Rotterdam als Medikament teelöffelweise verordnen würde.

Diesen Kritikern kann ich entgegnen, daß sie weit hinter der Wirklichkeit zurückbleiben. Allerdings hätte das Rheinwasser in Rotterdam nicht mehr die geringste Heilwirkung; diese wäre schon kurz nach Disentis vollkommen erloschen. Aber nicht wegen der Verdünnung, sondern weil dieses Wasser nicht nach dem Hahnemannschen Verfahren durch stufenweise Verdünnung und nach vorheriger Verreibung potenziert worden ist. Nur unter dieser Bedingung bleibt es ein Medikament, wie ein Glasstab nur dann elektrische Phänomene aufweist, wenn er mit einem Wollappen gerieben wird. Was aber die Verdünnungen anbetrifft, die wir zur Behandlung verwenden, so sind diese viel höher als die Verdünnung des Disentiser Rheinwassers in Rotterdam; sie sind geradezu astronomisch.

Man kann nach der AVOGADROSCHEN Regel ausrechnen, bei welcher Verdünnung noch Moleküle der Ausgangssubstanz vorhanden und wann sie vollständig verschwunden sind. Das ist bereits zwischen der neunten und zehnten Hahnemannschen Zentesimalpotenz der Fall. Von der 10. Potenz an, spätestens nach der 12., sind unsere Medikamente völlig frei von Molekülen der Ausgangssubstanz. Wir verwenden aber viel höhere Potenzen, die 200., die 1 000., die 10 000., sogar die 100 000., die sämtliche molekülfrei sind, also keine substanzielle Wirkung mehr entfalten können. Wer mit der Arithmetik einigermaßen vertraut ist, weiß wie ungeheuer große Zahlen entstehen, wenn man nur zwei mit 64 potenziert. Bei uns aber wird nicht die Zahl zwei, sondern die Zahl 100 potenziert, was Zahlen ergibt, die auf keiner Wandtafel mehr Platz hätten.*

Das homöopathische Heilmittel, nach HAHNEMANN zubereitet, wirkt demnach n i c h t durch eine Arzneisubstanz, sondern dadurch, daß ein uns in seinem Wesen unbekannter Umwandlungsprozeß stattgefunden haben muß infolge des Reibens und Schüttelns. Es handelt sich dabei mit an Sicherheit grenzender Wahrscheinlichkeit um eine Umwandlung der Substanz in eine Energie, die nun in der Flüssigkeit durch Schütteln immer weiter verfeinert, ihrem Wesen nach aber nicht verändert wird und die in der Flüssigkeit erhalten bleibt, wie weit wir die Potenzierung auch treiben.

Die Wirkung der Hahnemannschen Potenz ist eine energetische, eine Art elektronische und nicht eine materielle, medikamentöse. Die Potenz ist zu vergleichen mit einem Radiosender, der Körper mit einem Radioempfänger, und die Wirkung tritt ein, wenn die beiden Wellenlängen übereinstimmen, was dann der Fall ist, wenn die Symptome des kranken Organismus mit denjenigen, die die Ausgangssubstanz der Potenz im gesunden Organismus erzeugt, übereinstimmen.

Schließlich ist es aber im Grunde gleichgültig, wie man sich die Wirkung der homöopathischen Potenzen vorstellt, weil diese Vorstellung die Handhabung der Methode nicht beeinflußt. Maßgebend ist allein das Experiment am Kranken, und dieses ist millionenfach ausgeführt worden.

Hinsichtlich der Potenzen muß noch ergänzt werden, daß die höheren, selbst wenn nur einmal verabfolgt, meist sehr lange Zeit wirken, zwischen drei Wochen und mehreren Monaten. Da man aber diese Potenzen meist nicht wiederholen kann, weil eine zweite Dosis in der gleichen Potenz ent-

---

* Die genauen Zahlen erscheinen in der Klass. Homöopathie (Verlag K. F. Haug, Heidelberg) gegen Ende 1980.

weder nicht oder nicht in der gewünschten Weise wirkt, hat Hahnemann noch die sogenannten Fünfzigtausender-Potenzen entwickelt, bei welchen, statt nur durch 100, jedesmal durch 50 000 verdünnt wird. Man bezeichnet sie als LM-Potenzen, weil nach dem römischen Zahlensystem L für 50 und M für 1 000 steht. Die LM-Potenzen haben den Vorteil, daß man sie beliebig wiederholen kann, was bei schwer beeinflußbaren Fällen und auch dann, wenn die Wirkung durch äußere Einflüße abgeschwächt wurde, von Vorteil ist. Gewisse Krankheiten reagieren besser auf die Zentesimalpotenzen, andere besser auf die LM-Potenzen, was in jedem Fall der Arzt entscheiden muß.

1. Fall: Eine 40jährige Frau, seit 18 Jahren verheiratet, suchte mich wegen eines Myoms (Gebärmuttergeschwulst) und der durch diese Geschwulst verursachten Sterilität auf. Sie hatte sich jahrelang behandeln lassen, ohne daß eine Schwangerschaft eingetreten wäre. In die vorgeschlagene Entfernung des Myoms hatte sie nie eingewilligt, Ich gab ihr *Aurum mur. natr.*, zuerst in einer niedrigen Potenz. Nach zwei Monaten hatte sich nichts geändert. Hierauf bekam sie das gleiche Mittel in der 6. LM-Potenz, worauf das Myom nach drei Monaten verschwand und eine Schwangerschaft eintrat, was vom gleichen Gynäkologen, der sie 15 Jahre vorher operieren wollte, festgestellt wurde. Sie gebar nach normaler Schwangerschaft ein gesundes Kind, und beim Kaiserschnitt, der infolge des fortgeschrittenen Alters der Patientin notwendig war, stellte der Operateur die vollkommene Ausheilung des Myoms fest.

2. Fall: Eine schwangere Frau mußte sich wegen unstillbaren Schwangerschaftserbrechens bereits zum vierten Mal einem Schwangerschaftsabbruch unterziehen. Der Gynäkologe hatte aber Hemmungen, besonders weil die Patientin, die sich sehnlichst ein Kind wünschte, ganz verzweifelt war. Er probierte alles mögliche; allein das Erbrechen war so entsetzlich, daß er keinen andern Ausweg mehr sah als die Operation. Bevor er dazu schritt, telefonierte er aber einem Kollegen, um dessen Rat einzuholen. Dieser antwortete ihm, daß er auch nichts Besseres wisse, daß aber vielleicht seine Frau helfen könnte, nämlich meine Tocher, die einige Zeit bei mir assistierte, die Homöopathie rasch begriffen und schon nach kurzer Zeit ein unglaubliches Geschick in der Verordnung homöopathischer Mittel erlangt hatte. Sie bestimmte das Mittel vollkommen richtig, indem sie sich auf das Symptom „Erbrechen" und vor allem auf den „ganz abnormen Speichelfluß" stützte, welches Symptom viel wichtiger ist als das Erbrechen, weil es selten

und merkwürdig ist. Das Mittel war *Kreosot.* Sie gab eine Dosis in der 200. Potenz. Nach dieser einzigsten Dosis war das Erbrechen in wenigen Stunden vollkommen beseitigt; es ist nie wieder aufgetreten, und die Patientin hat inzwischen ein prächtiges Kind geboren.

Das sind einige Beispiele für Heilungen durch Homöopathie, die ich leicht um einige Hundert vermehren könnte. Allerdings verlaufen nicht alle Fälle so glatt. Das ist nur möglich, wenn ein Mittel den ganzen Menschen erfaßt und deshalb nur ein Mittel nötig ist. Auf die Schwere der Krankheit und ihre bisherige Dauer kommt es hingegen nur wenig an. Wichtig ist, daß noch keine irreparablen Organveränderungen eingetreten sind. Wenn solche vorhanden sind, ist natürlich eine Heilung häufig nicht mehr möglich.

Bei andern Patienten sind mehrere Mittel notwendig, um eine Heilung zu erzielen, was daher kommen kann, daß mehrere Vitalfunktionen gestört sind oder daß erbliche Einflüße der verschiedensten Art die Krankheit bedingen. Dann muß eine Störung nach der andern beseitigt werden, was jedesmal mindestens zwei Monate dauert, mit der Folge einer längeren Behandlung. Die Zahl der Konsultationen ist hingegen stets sehr gering, selten mehr als eine einzige alle zwei bis drei Monate. Die Kosten der Medikamente fallen kaum in Betracht.

Wichtig ist, daß, von seltenen Ausnahmen abgesehen, stets nur ein einziges Mittel aufs Mal gegeben werden darf, nämlich das jeweilen ,,homöopathische'', das heißt ähnliche. Wer mehrere Mittel gleichzeitig gibt, kann nicht als echter Jünger Hahnemanns und der klassischen Homöopathie gelten. Denn jedes Mittel hat eine ganz spezifische Wirkung, die durch nichts gestört werden darf. Es wirkt wie ein Befehl an den Organismus: ,,Tue dies oder tue das!'' Wenn also durch andere Mittel gleichzeitig andere Befehle, oft sogar Gegenbefehle gegeben werden, so geht es wie oft im Militär: Ordre — contreorde — désordre!

Es gibt in der Homöopathie etwa vier Millionen Symptomkombinationen, und jedes unserer 2 000 Mittel hat zwischen 500 und 2 000 Symptome. Da ist es selbstverständlich, daß ein Arzt, und hätte er ein Riesengedächtnis, nicht alle im Kopf haben kann. Deshalb muß jeder wirkliche Homöopath, und sei er der erfahrenste, außer bei ganz einfachen, in die Augen springenden Fällen, während der Konsultation stets in Repetitorien und Arzneimittellehren nachschlagen, einerseits um sich zu vergewissern, ob alles stimmt, und andererseits um nachzusehen, ob nicht vielleicht ein anderes

Mittel noch homöopathischer wäre als dasjenige, das ihm vorschwebt. Wer also diese Bücher nicht stets zur Hand hat und auch benützt, kann nicht beanspruchen ein wirklicher Homöopath zu sein.

Wenn man diese Bedingungen in Betracht zieht, so wird man feststellen, daß es sehr wenige wirkliche Homöopathen gibt unter den vielen, die sich so nennen. Das ist auch nicht verwunderlich, denn es gibt in Europa fast keine Gelegenheit, die wahre Homöopathie zu erlernen. Ist es da ein Wunder, daß auf diesem Gebiet soviel Pfuscherei getrieben wird? Wie wäre es um die Medizin und die Chirurgie bestellt, wenn sie nicht an der Universität gelehrt würden? Wenn jeder, dem es einfallen würde, nach Belieben ein Messer nehmen und nach seinem Kopfe operieren könnte?

Auch was man in Büchern, Zeitschriften oder Zeitungen über die Homöopathie liest, ist sehr oft irreführend und deshalb mit Vorsicht zu genießen.

Um die Homöopathie gründlich zu beherrschen ist es keineswegs notwendig, all den riesigen Ballast zu erlernen, der die Studenten der Medizin heute an den Universitäten gelehrt wird. Um wirkliche Homöopathen auszubilden, würden drei Jahre vollauf genügen, sofern tüchtige Lehrer am Werk wären. Nötig wäre eine Übersicht über die Anatomie und die Physiologie; hingegen ist es sowohl für Normalmediziner wie auch für den Homöopathen nicht nötig, alle Hirnbahnen und feinsten Nervenverästelungen zu kennen, die ja jeder sofort vergißt sobald er das Examen gemacht hat. Hingegen sollte der Homoöpath in der einschlägigen Diagnostik unterrichtet werden, weniger, weil diese für die Ausübung der Homöopathie unbedingt nötig wäre, sondern deswegen, damit er die Fälle, welche sich für die Homöopathie eignen, von denjenigen unterscheiden lernt, die anderweitigen Spezialisten zugeführt werden müssen.

Für die Homöopathie selbst ist nur eine gut geschulte Beobachtungsgabe und eine gute Kenntnis der Mittel notwendig. Unsere Diagnostik ist zwar viel komplizierter als die Diagnostik der Schulmedizin, aber sie beruht ausschließlich auf der Beobachtung der Symptome aller fünf im lebenden Menschen sich manifestierenden Organisationen. Die richtige Beurteilung der Symptome zu erlernen, verlangt allerdings viel Zeit; ein Homöopath lernt zeit seines Lebens nicht aus.

Wenn ein Homöopath ein falsches Mittel wählt, so bringt das dem Patienten keinen Schaden, weil unsere Mittel völlig unschädlich sind und, wenn falsch ausgewählt, einfach nicht wirken. So verlängert eine unrichtige Auswahl bloß eine Kur, was natürlich bei rasch ablaufenden Krankheitsfällen berücksichtigt werden muß. Man muß deshalb einem noch wenig erfahrenen Homöopathen raten, bei Unsicherheit in einem solchen Fall den Patienten lieber einem geübteren Kollegen oder, wenn ein solcher nicht vorhanden, einem Schuldmediziner zu überweisen. Solche Fälle sind aber bei einiger Erfahrung und sorgfältigem Vorgehen eine Seltenheit.

Vielfach wird behauptet, die Homöopathie beruhe auf Suggestion. Ich habe Tausende von Kindern und ebenso viele Patienten behandelt, ohne sie gesehen zu haben, ferner Pferde, Hunde und anderes Getier, wenn auch nur ausnahmsweise. Die Wirkung ist immer diesselbe: Gibt man das richtige Mittel, so tut es seine Wirkung; hat man es nicht gefunden, so bleibt es unwirksam — Suggestion hin oder her. Damit scheint mir dieser Einwand erledigt.

Als wichtiger Schluß ergibt sich, daß wir Homöopathen nicht die Krankheit, sondern den Patienten behandeln, der eben seine Krankheit, oft auch unter dem Einfluß äußerer Faktoren, in seiner spezifisch-individuellen Art erzeugt. Ferner ist wichtig, daß die Symptome, welche der Schuldmediziner irrtümlicherweise in 98 Prozent der Fälle mit mehr oder weniger giftigen Mitteln unterdrückt, keineswegs die Krankheit selbst sind, sondern nur die äußere Erscheinung der Krankheit. Sie sind zum größten Teil *Heilreaktionen*, welche in akuten Fällen praktisch immer zur Heilung führen, wenn der Patient so lange am Leben erhalten werden kann, bis die Immunisation eingetreten ist. In chronischen Fällen sind sie hingegen meistens zu schwach, um zu einer vollständigen Heilung zu führen.

Daraus ergibt sich die weitere Folgerung, daß die Symptome unter keinen Umständen abgeschwächt werden dürfen — es sei denn ausnahmsweise und vorübergehend bei höchster Gefahr —, weil eben gerade durch diese Heilreaktionen die Heilung bewerkstelligt wird.

Symptomatische Therapie ist daher ausnahmslos schädlich. Sie beherrscht aber heute fast ausschließlich das Feld, woraus sich die geradezu unglaubliche Anfälligkeit und Krankheitsbereitschaft der heutigen Menschheit erklärt. Das haben auch die Schulmediziner bis vor 50 Jahren noch gewußt, und das wurde uns Älteren im Studium noch gepredigt. Es ist der unermüdlichen Propaganda der pharmazeutischen Industrie, der Bequemlichkeit des Menschen und dem Krankenkassensystem mit seinen Zweiminutenkonsultationen anzulasten, daß die symptombekämpfende Therapie so durchgedrungen ist . . .

Dieser vorstehende Beitrag erschien 1976. Der Artikel erregte den Zorn des Direktors des pharmakologischen Institutes der Universität Zürich, obwohl er gewiß objektiv geschrieben ist. In seinem Protestschreiben an den Tagesanzeiger bewies dieser Vertreter der Schulmedizin nur, daß er von der Homöopathie auch nicht das ABC versteht. Dieses Protestschreiben, das der ,,Tagesanzeiger'' publizierte, entfesselte einen wahren Sturm von Protestbriefen, und in der Folge kam es dann dazu, daß die medizinische Fakultät der Universität Zürich die Einrichtung von ständigen Vorlesungen über Homöopathie gestattete und hierzu das nötige Lokal zur Verfügung stellte. Diese Kurse werden von zwei klassischen Homöopathen, gelegentlich mit meiner Mitwirkung, abgehalten.

Das zeigt, daß ein Großteil der Bevölkerung auf unserer Seite steht und wir keinen Grund haben, mit Leisetreterei die Homöopathie zu kompromittieren.

Welches sind die wirklichen Krankheitsursachen?

Ein jeder Arzt, sogar eine Laie könnte zum mindesten ahnen, wo die Krankheitsursachen zu suchen sind, wenn er unvoreingenommen beobachten und selbständig denken würde, ohne sich von dem vielen Gerede und Geschreibsel beeinflussen zu lassen, das von Kathedern, in öffentlichen Vorträgen, in Zeitschriften, Magazinen und Tageszeitungen zum besten gegeben wird. Die wenigsten wagen aber, sich und ihren Beobachtungen zu trauen; denn es sind Gelehrte, oft mit dem Nobelpreis gekrönte Häupter, die ihre Meinungen auf Grund von mühsamen Forschungen gebildet haben und über diese Dinge Bescheid wissen müssen. Nun, man wird ja sehen.

Man beobachte nur einmal den Verlauf einer Epidemie. Das sind doch ansteckende Krankheiten, die durch Bakterien hervorgerufen werden, von denen im Verlaufe einer Epidemie alle Menschen der betreffenden Gegend ganze Schwärme einatmen. Gewisse Epidemien, wie Masern und Pocken, sind dermaßen ansteckend, daß Leute, die nur die Tür eines Krankenzimmers öffnen, das von Masern- oder Pockenkranken besetzt ist, ohne darin einzutreten, unverzüglich angesteckt werden und die Krankheit durchmachen. Auf der andern Seite macht man aber die Beobachtung, daß gewisse Personen sich in solchen Zimmern aufhalten, ja die Kranken sogar betreuen können, ohne angesteckt zu werden, obwohl sie selbst die Krankheit nie durchgemacht haben. Daß dies selbst bei den gefährlichsten und ansteckenden Infektionskrankheiten, wie der Pest, der Fall ist, beweist das Beispiel des Chefarztes in Charbin und seiner Frau, die, obwohl wochenlang von Pestkranken umgeben und nicht geimpft, von der Krankheit verschont blieben, wie auch Tausende anderer Einwohner, die derselben Ansteckungsquelle in gleichem Maße ausgesetzt waren.

Dieselbe Erscheinung beobachtet man auch an anderen Krankheiten. Unter gleichen Umständen werden einzelne befallen, andere bleiben verschont. Es gibt Menschen, die in allem strengstes Maß halten, aber trotzdem in jungen Jahren von Krebs, Diabetes oder Herzinfarkten dahingerafft werden, Krankheiten, die nicht ansteckend sind, daher nicht durch Kontakt mit anderen derartigen Kranken hervorgerufen werden können. Und andere, die reichlich dem Alkoholgenuß frönen, stark rauchen, sich sexuell austoben, trotzdem viel arbeiten und wenig schlafen, täglich zweimal Fleisch genießen und nicht die geringste Rücksicht auf ihren Körper nehmen, dabei aber steinalt werden.

CHURCHILL war ein außergewöhnlich schwerer Raucher, genoß täglich mehrmals Fleisch und täglich größere Mengen Branntwein, arbeitete enorm bei größter Verantwortung und wenig Schlaf, blieb aber von allen Krankheiten verschont bis ins höchste Alter von 91 Jahren, als er an einer Grippe starb. Seine Uhr war eben abgelaufen. Ein nachahmenswertes Beispiel ist er gewiß nicht, doch zeigt der Verlauf dieses Lebens, daß einem kerngesunden Menschen alle krankmachenden Umstände nichts anhaben können.

Wo sind also die Krankheitsursachen zu suchen? In der Konstitution des Menschen! Der eine ist gegen alles gefeit, ein anderer ist zu gewissen Krankheiten disponiert, ein dritter gegen andere und manche sind ständig krank.

Daß die Konstitution die Ursache der Krankheiten ist, hat HAHNEMANN, der Begründer der Homöopathie, als erster erkannt und in seinem

Werk über die chronischen Krankheiten aufgezeigt. Aber damit hat er es nicht bewenden lassen, sondern unablässig weiter beobachtet und ist so schließlich dazu gekommen, drei Hauptgruppen von Konstitutionsfehlern zu beschreiben und auch die Mittel anzugeben, mit denen diese fehlerhaften Konstitutionen behoben werden können, mit der Folge, daß nach kunstgerecht durchgeführter Kur die Anfälligkeiten verschwinden und der Patient die normale Widerstandsfähigkeit erlangt. Dies wird von allen Homoöpathen bestätigt, die seine Vorschriften genau befolgen, und Millionen von Heilungen lassen keinen Zweifel daran, daß die Auffassung Hahnemanns von den Ursachen der Krankheit im Prinzip richtig ist.

Der Mensch ist ein Mosaik von ererbten Eigenschaften seiner Vorfahren, die in seinem Keimplasma verankert sind. Diese Anlagen bestimmen seinen Körperbau, seine Vitalität, Widerstandfähigkeit, Anfälligkeiten gegen Krankheiten, Neigungen, Nahrungsbedürfnisse, kurz alles, was einen Menschen charakterisiert. Gewisse Anlagen machen sich durch geistige, emotionelle, funktionelle, andere durch somatische Merkmale geltend. Diese nennt man d o m i n a n t. Andere Merkmale sind verborgen und werden als r e z e s s i v bezeichnet. Aber auch dann, wenn die rezessiven Anlagen in einem Individuum während des ganzen Lebens nicht in Erscheinung treten, sind sie, gleich ob es gute oder schlechte Anlagen sind, nicht verloren, sondern können in seinen Nachkommen wieder dominant werden. Das hängt vom Partner ab, mit dem die Nachkommen gezeugt werden. Durch entgegengesetzte Anlagen des Partners können Anlagen vollständig aufgehoben werden, bleiben aber rezessiv wirksam und können wieder als dominante Anlagen in Erscheinung treten in der nächsten Generation bei einem entsprechenden Partner.

Alle Vorfahren, auch die entferntesten, lassen Eindrücke im Keimplasma der Nachkommen zurück, die manchmal generationenlang durch entgegengesetzte Partner neutralisiert werden und nicht in Erscheinung treten. Plötzlich heiratet aber ein Nachkomme einen Partner mit gleichartigen Eigenschaften eines entfernten Vorfahren und Anlagen, die seit 200 bis 300 Jahren nie mehr beobachtet wurden, da sie rezessiv waren, treten nunmehr wieder als dominant in Erscheinung.

Das im Menschen vorhandene Mosaik ist daher sehr kompliziert und selbst, wenn wir die Eigenschaften aller Vorfahren kennen würden, so könnten wir nicht wissen, welche neutralisiert oder verstärkt wurden infolge der Partnerwahl. Einzig die Beobachtung des betreffenden Nachkommen, in dem sich die Anlagen als Symptome äußern, geben uns darüber Aufschluß. Das können wir durch die Beobachtung, wie sie HAHNEMANN uns lehrt, beweisen.

Sobald das junge Menschlein geboren ist, geben Körperbau und Gebaren dem nach Hahnemann geschulten Beobachter gewisse Anhaltspunkte über seine Stärken und Schwächen, und je weiter es sich entwickelt, umso deutlicher prägen sich diese Tendenzen aus. Neigungen und Abneigungen, Verlangen nach gewissen Nahrungsmitteln und Abneigungen gegen andere, Schweiße an gewissen Körperstellen und die Zeit, wann sie auftreten, Bedürfnis nach Streicheln, Wiegen oder freundlichem Zureden oder aber Abneigung, Verlangen nach warmer Kleidung oder Abdecken im Bettlein, heftige Bewegungen mit Geschrei, wenn ihm etwas zuwider ist, oder aber geduldiges Ertragen von Unannehmlichkeiten geben uns sehr früh Hinweise auf die wahrscheinlich zu erwartenden Gesundheitsstörungen. Alsdann treten solche oft schon frühzeitig auf, beispielsweise Unverträglichkeit gewisser Nahrungsmittel, von Zimmerwärme, Verlangen nach frischer Luft, Kopfschweiße während der Nacht, Neigung zu Schnupfen oder Halsweh, beim einen bei kalter Witterung, beim andern bei Feuchtigkeit, beim dritten nach Aussetzen an Luftzug; Ausflüsse beim Schnupfen und ihre Beschaffenheit (wässerig, dickflüssig, weißlich, transparent, gelblich, grünlich, fadenziehend etc.) sind Symptome von Anfälligkeit und verlangen gewisse Heilmittel. Gibt man diese, so werden die konstitutionellen Mängel gleich am Anfang behoben und das Kindlein bleibt in Zukunft von den zu erwartenden Krankheiten verschont. Dieses Vorgehen ist aber nicht zu verwechseln mit der Beseitigung oder, wie wir sagen, „Unterdrückung“ der Krankheiten durch Penicillin, Fiebermittel, Sulfonamide und dergleichen, die nur den auslösenden Faktor angreifen (Bakterien), aber die Heilreaktionen des Organismus (Fieber) unterdrücken, die bereits sichtbaren konstitutionellen Schwächen jedoch nicht beheben.

Die Erfahrungen belehren uns, ob diese Methode zum Ziele führt. Diese Erfahrungen sind durchaus positiv. Fast alle Patienten, die an ständig rezidivierenden Erkältungskrankheiten leiden, werden nach homöopathischer Behandlung, oft schon nach Einnahme eines einzigen Mittels, von weiteren Rückfällen verschont. Die Wirkung der Potenzen erstreckt sich aber nicht nur auf die behandelte Person selbst, sondern beispielsweise auch auf das werdende Kind im Leibe der Frau. Wenn wir eine Schwangere wegen ihrer konstitutionellen Beschwerden behandeln, wird nicht nur die Mutter, sondern auch der Fötus von der konstitutionellen Schwäche geheilt, die normalerweise die Mutter auf ihn übertragen würde. Fast alle behandelten Schwangeren, die bereits früher Kinder aufgezogen hatten, berichten mir spontan mit Freuden, daß die nach der homöopathischen Kur Geborenen viel kräftiger und leichter aufzuziehen seien als die früheren, daß sie keine Krankheitsanfälligkeiten zeigen, und daß auch ihr psychisches Verhalten viel gleichmäßiger sei als dasjenige der früheren Kinder. Das beweist wiederum, daß die homöopathische Behandlung, die auch in diesen Fällen meist nur aus einem oder zwei Mitteln besteht, die Übel tatsächlich an der Wurzel packt und mit Stumpf und Stiel beseitigt.

Wir betonen daher mit Nachdruck: Die eigentlichen Krankheitsursachen sind nicht in äußeren Einflüssen oder Krankheitserregern zu suchen, sondern sie sind in der Erbmasse, d. h. im Keimplasma, verankert als konstitutionelle Mängel. Sie bestimmen die späteren Krankheiten, die das betreffende Individuum bedrohen, und diese Bedrohung kann abgewendet werden durch homöopathische Behandlung der schwangeren Frau oder ihres Kindes schon im Kindesalter, sobald Symptome auftreten, welche derartige Mängel anzeigen.

Es muß aber ebenso betont werden, daß dieses Resultat nur erzielt werden kann mit der reinen klassischen Homöopathie, keineswegs aber mit der Pfuscherei, die sich als Homöopathie ausgibt und ungemein verbreitet ist.

Den wahren Homöopath erkennt man daran, daß er stets das Kentsche Repertorium und die Boerikesche Arzneimittellehre auf seinem Schreibtisch liegen hat, während der Konsultation eifrig darin nachblättert, um die richtigen Konkordanzen festzustellen und stets nur ein einziges, nicht mit anderen gemischtes Mittel verordnet; es muß bei konstitutioneller Behandlung mindestens zwei bis drei Monate lang seine Wirksamkeit entfalten, ohne daß man diese mit irgend einer andern Maßnahme unterdrückt. Hierzu genügt oft eine einzige Dosis einer sehr hohen Potenz, in andern Fällen eine sogenannte LM-Potenz, welche im Laufe der zwei bis drei Monate im Maximum sechs bis acht Mal wiederholt werden kann.

Wer nicht so verfährt, ist kein ernstzunehmender Homöopath. Einige Beispiele beweisen das Gesagte.

Aus einem Walliser Dorf, das weitab vom Verkehr in einem Tale liegt ohne Bahn und bis in die letzten Zeiten auch ohne Straße, wurde mir ein Knabe gebracht, der normal intelligent war, aber obwohl schon 12 Jahre alt, weder zählen noch rechnen konnte, so daß er in der Schule fast jede Klasse zwei bis dreimal wiederholen mußte, ohne in der Mathematik auch nur die geringsten Fortschritte gemacht zu haben. Begreiflicherweise waren die Eltern um seine Zukunft besorgt, weshalb sie mich aufsuchten. Dieser Knabe wies, neben dem obigen, ein bei einem Bauernjungen ebenfalls recht merkwürdiges Symptom auf: Er wusch sich nämlich immerfort die Hände, kaum daß er etwas angerührt hatte. Diese zwei Symptome sind typisch für unser Mittel „*Syphilinum*", das aus dem „*Treponema pallidum*", dem Erreger der Syphilis, hergestellt wird und, wie die Erfahrung zeigt, Schädigungen des Keimplasmas, die von einem früheren syphilitischen Vorfahren her stammen, zu heilen vermag. Und in der Tat, nach einer einzigen Dosis dieses Mittels in der tausendsten Zentesimalpotenz hörte das ständige Händewaschen mit einem Schlage auf und sein Verständnis für die Mathematik begann sich zu entwickeln, so daß er schon nach weniger als einem Monat zählen und rechnen konnte wie seine gleichaltrigen Kameraden.

Woher kam nun dieser syphilitische Einschlag in dieses Dorf, wo seit Menschengedenken keine Auswärtigen aus einem andern Tale eingeheiratet hatten? Das konnte doch nur von einem Einwohner herrühren, der einmal im Auslande gewesen war und sich dort die Syphilis geholt hatte. Und tatsächlich stellte sich heraus, daß aus diesem Dorfe in früherer Zeit, mindestens 200 Jahre vor dieser Begebenheit, einige Überzählige, die dort keine Arbeit fanden, in fremden Kriegsdiensten gewesen waren, wo der eine oder andere, wie es bekannt ist, sich eine Syphilis zugezogen hatte. Die sofortige Heilung beweist also, daß es sich bei dem Knaben zweifellos um einen syphilitischen Erbschaden gehandelt hat, der auf Grund der zwei merkwürdigen Symptome erkannt werden konnte, Symptome, die in der Schulmedizin unbekannt sind, dem Homöopathen aber die sichere Erkenntnis des Heilmittels ermöglichen.

Ein zweiter, ganz ähnlicher Fall ereignete sich kurze Zeit darauf mit einem Knaben, den mir ein belgischer Arzt brachte, der längere Zeit im Kongo praktiziert hatte. Auch dieser Knabe kam in der Schule nicht vorwärts wegen seiner Schwäche in der Mathematik. Auch er wurde in wenigen Wochen durch „*Syphilinum*" in Hochpotenz geheilt.

Es ist ferner bekannt, daß nach Einführung der Maschinen die Arbeiter und auch ihre Kinder in unbeschreiblich dürftigen Verhältnissen lebten mit der Folge einer enormen Ausbreitung der Tuberkulose. Noch Anfang dieses Jahrhunderts ergaben Statistiken, daß durchschnittlich 80 bis 90 Prozent der Bevölkerung tuberkulös angesteckt worden waren, meist aber nur das erste Stadium durchmachten, in der Regel ohne daß dies bemerkt wurde, worauf ohne jede Behandlung Selbstheilung durch die Heilkraft der Natur erfolgte, was der enormen Verbesserung der hygienischen Verhältnisse zuzuschreiben ist. Nun weisen aber Menschen, deren Erbmasse durch eine Tuberkulose ihrer Vorfahren verändert ist, zahlreiche typische Symptome auf, die ebenfalls von der Schule ignoriert werden, als da sind: Anfälligkeit für Krankheiten der oberen Luftwege, besonders Schnupfen und Katarrhe der Luftröhre, sowie Bronchitiden. Bei solchen Kindern wiederholen sich diese Bagatellerkrankungen mehrmals im Jahre, bis sie endlich chronisch werden. Die übliche Behandlung, auch die homöopathische vermag anfangs diese Anfälle zu heilen, mit der Zeit versagen aber alle Mittel, bis man endlich an den Symptomen die tuberkulinische Keimplasmaschädigung entdeckt, worauf nach Verabfolgung von „*Tuberculinum*" in Hochpotenz in kürzester Zeit dieser Schaden ausheilt und nun diese Krankheiten ausbleiben. Das ist die einzige Methode, um diesen Uebeln beizukommen, eine andere gibt es nicht.

Ein typisches Symptom des tuberkulinischen Erbschadens ist das Bedürfnis ständigen Wechsels. Diese Menschen sind unstet, wechseln ständig den Beruf, den Wohnort und haben eine besondere Reiselust, die sie immer wieder in ferne Länder treibt. Aber sie bleiben dort nur einige Zeit, worauf sie das gleiche Bedürfnis nach Veränderung wieder zur Rückkehr zwingt, wo es ihnen aber bald wieder zu langweilig wird, sodaß das Reisefieber sich erneut meldet. Ist es nun nicht interessant, festzustellen, daß heute bei den Nachkommen der zwei Generationen, die bis zu 90 % eine Tuberkulose durchgemacht haben, dieses unbezähmbare Bedürfnis nach Veränderung dermaßen stark ist, daß fast ständig die halbe Welt auf Reisen ist und auch die Unstetigkeit im Beruf die sonderbarsten Blüten treibt? Auch dieses pathologische Verlangen kann durch Tuberkulin bedeutend abgeschwächt oder ganz behoben werden, wenn noch einige andere Symptome vorhanden sind, die auf Tuberkulinismus hinweisen.

HAHNEMANN hat den Tuberkulinismus noch nicht gekannt, weil diese Krankheit damals nicht so verbreitet war und man auch den Bazillus nicht kannte. Hingegen ist eine der größten Entdeckungen, die je in der Medizin gemacht wurde, seine Beschreibung der Psora. Auch der psorische Patient ist ähnlichen Anfälligkeiten unterworfen, dazu noch der Rachitis, ferner zahlreichen psychischen und funktionellen Störungen, wie Verstopfung, Durchfällen, Ekzemen, Verdauungsbeschwerden usw.. Er führte diese sehr formenreiche Psora auf die Krätze zurück, weil diese damals außerordentlich verbreitet war. Das scheint mir nicht ganz sicher. Was aber besonders auffällt ist der Umstand, daß alle psorischen Heilmittel, mit Ausnahme von zweien, mineralischer Natur sind, das heißt also Substanzen, aus denen unser Körper aufgebaut wird.

Wenn eine oder mehrere dieser Aufbausubstanzen nicht richtig assimiliert werden, so führt dies zu den obengenannten Störungen, der Psora. Sie ist, wie der Tuberkulinismus, ungemein verbreitet, man kann sagen, daß der größte Teil der Menschheit heute an Psora leidet. Es handelt sich dabei keineswegs, wie die Schulmedizin sich vorstellt, darum, daß die fehlenden Mineralien in der Nahrung nicht vorhanden wären. Sie sind in jeder Kost reichlich vorhanden, wenn sie nicht abnormal einseitig ist. Aber der Organismus assimiliert sie in diesem Falle nicht, weshalb es nichts nützt, wenn man diese im Übermaße der Nahrung zusetzt. Einzig die Behandlung mit der Hochpotenz des fehlenden Minerals heilt diese Psora, während sie durch ein Übermaß an Angebot sogar noch verschlimmert wird. Das ist nicht verwunderlich, denn der Organismus ist kein Müllkübel in den man hineinwerfen kann, was man will, sondern er wählt sich aus dem Angebot diejenigen Aufbaustoffe sorgfältig aus, die er zu assimilieren vermag, und wenn man ihm darüber hinaus etwas aufdrängen will, so baut er sogar noch einen Teil des bereits assimilierten ab, eine Erscheinung, die insbesondere bei der Störung der Kalkassimilation auch den Schulmedizinern bekannt ist. Es handelt sich um eine ähnliche Erscheinung wie bei Mangel an Fettverdauung. Würde man da Fett im Übermaß verordnen, so käme man vom Regen in die Traufe. Nur die Verordnung des geeigneten Antipsoricums kann diese Assimilationsstörung beheben und tut es auch. Die Auswahl richtet sich nach den vorhandenen Symptomen, wie immer in der Homöopathie.

Eine vierte Störung wird durch die Gonorrhoe erzeugt, die ein Vorfahr durchgemacht hat, und eine fünfte beruht auf einer mangelnden Assimilation der Metalle, welche als Katalysatoren im Stoffwechsel eine große Rolle spielen. Jede dieser konstitutionellen Störungen erzeugt wieder ihre typischen Symptome, die stets auf das nötige Heilmittel hinweisen.

Durch kunstgerechte Behandlung der hereditären Keimplasmaschädigungen vermag der Homöopath die chronischen Krankheiten zu heilen, wozu auch die sich immer wieder wiederholenden Anfälligkeiten gehören.

HAHNEMANN ist mit dieser Entdeckung ein großer Wurf gelungen, doch hat er nur drei dieser Grundsachen erkannt, nämlich die Psora, die Erbsyphilis und die Erbgonorrhoe. Den Tuberkulinismus entdeckte der Homöopath NEBEL, reihte ihn aber irrtümlicherweise in die Psora ein.

Die katalytischen Störungen ordnete HAHNEMANN hingegen teils der Psora, teils der Syphilis zu. Das ist zum Teil richtig, aber zum andern Teil sind es selbständige Assimilationsstörungen, die mit den obigen Konstitutionsfehlern nichts zu tun haben. Deshalb habe ich den Vorschlag gemacht, sie als selbständige Konstitutionsschäden, als katalytische Erbschäden, als fünfte Gruppe von den andern zu trennen, was auch der Auffassung der Schulmedizin entsprechen würde, obwohl letztere daraus für die Behandlung keinen Nutzen zieht, da sie die Potenzen nicht kennt.

Die praktische Ausübung der Homöopathie.

Herstellung der homöopathischen Potenzen.

A. Die Hahnemannschen Centesimalpotenzen.

Von den in Deutschland häufig gebrauchten Dezimalpotenzen sehe ich ab, da solche von HAHNEMANN selbst nicht verwendet wurden. Sie verdanken WOLF, einem Halbhomöopathen, ihre Entstehung, der am 10. August 1836 in einer Versammlung des Zentralvereins homöopathischer Ärzte in Magdeburg seine 18 Thesen aufstellte und dabei betonte, daß das homöopathische Mittel nur eine Verdünnung der ursprünglichen Arzneisubstanz sei, aber die Ansicht HAHNEMANNS ablehnte, wonach durch das Schütteln und Weiterverdünnen die Arzneikraft erhöht, ja bei vielen Mitteln überhaupt erst erzeugt werde.

Als man dann infolge der Fortschritte der Physik erkannte, daß Potenzen über der 9. Centesimale überhaupt keine Moleküle der Ausgangssubstanz mehr enthalten, kamen die Dezimalpotenzen auf, wobei also die jedesmalige Verdünnung nur das 10fache beträgt, sodaß erst die 19. Dezimalverdünnung molekülfrei ist. In Deutschland betonten die homöopathischen Ärzte unentwegt, daß ihre Mittel, die sie höchstens bis zur 12. Dezimale verordneten, noch als galenische Arzneien, d. h. als Substanzen wirkten. Dadurch wurde bei den Schulmedizinern gar nichts erreicht, welche sich darauf beriefen, daß auch diese niedrigen Verdünnungen als Arzneien viel zu schwach seien, was selbst für die allerniedrigsten (4. — 6. Dezimale) tatsächlich zutrifft. Zweitens hatte dieser Versuch, die Homöopathie der Schulmedizin anzugleichen, die Wirkung, daß man das energetische Prinzip der Homöopathie nicht erkannte, das heißt über das Wesen der Homöopathie einem kapitalen Irrtum verfiel, der die Hauptschuld daran trägt, daß sich die Homöopathie bis heute nicht durchgesetzt hat. Denn, was diese Homöopathen der sogenannten „kritisch-wissenschaftlichen Richtung" behaupteten, ist unmöglich, worüber hinreichende Beweise in dieser Arbeit angeführt werden.

Um die Centesimalpotenzen nach HAHNEMANN herzustellen, nimmt man von irgend einer Substanz chemischer Art, pflanzlicher oder tierischer Herkunft 0,1 Gramm*, verdünnt es mit 10 Gramm 15%igem reinem

---

* Hahnemann nahm 1 Gran und verdünnte mit 10 Gran 15 %igem Weingeist, wie S. 80 angegeben, wir benutzen das heute übliche Dezimalsystem, was auf dasselbe herauskommt.

Weingeist und schüttelt die Lösung 10 Mal, indem man das Fläschchen gegen ein Buch schlägt. Alsdann gibt man einen Tropfen in ein zweites Fläschchen, fügt 99 Tropfen 15 %igen Alkohol bei, und schüttelt wieder 10 Mal. Immer in gleicher Weise fortfahrend kommt man schließlich zur 30. Potenz, welche Hahnemann fast zeitlebens ausschließlich angewandt hat. Man kann auch weiter potenzieren bis zur 200., 1000. etc., was aber sehr viele Fläschchen erfordert.**

Handelt es sich um eine feste Substanz, so nimmt man ebenfalls 0,1 Gramm derselben, fügt zunächst 10 Gramm Milchzucker hinzu (eine unarzneiliche Substanz) und trituriert das Gemisch drei Stunden lang in einem Mörser. Hierauf nimmt man von diesem Gemisch wieder 0,1 Gramm, verdünnt nochmals mit 10 Gramm Milchzucker und trituriert wieder in gleicher Weise. Schließlich auch noch ein drittes Mal, so daß man also die 3. Centesimalpotenz erhält, welche der millionsten Verdünnung entspricht. Durch diese drei Triturationen werden alle Substanzen, auch die nichtlöslichen, wie Gold, Silber, Kalciumkarbonat etc. löslich, worauf die weitere Potenzierung nach dem für die Lösungen angegebenen Verfahren erfolgt. Potenzen, welche zunächst trituriert werden können, sind im allgemeinen kräftiger.

B. Die Korsakoffsche Methode.

Auch hier handelt es sich um eine Centesimalverdünnung, bei der jedoch das Fläschchen nicht gewechselt wird. Das Prinzip ist folgendes: Wenn man ein Fläschchen mit beispielsweise fünf Gramm Flüssigkeit füllt und nachher ausschüttet, so bleibt ein Bruchteil der Flüssigkeit, und zwar ein immer gleich großer, infolge der Absorption an den Glaswänden hängen. Wiegt man daher das leere Fläschchen und später dasjenige, dessen Inhalt ausgeschüttet wurde, erhält man eine Gewichtsdifferenz, welche dem absorbierten Quantum an den Glaswänden entspricht. Fügt man nun die hundertfache Menge der Gewichtsdifferenz an 15 %igem Alkohol hinzu, so bekommt man eine 100fache Verdünnung.

Indem man zunächst die ermittelte Menge des Lösungsmittels in das Fläschchen gibt, dann den hundertsten Gewichtsteil derselben als Arzneisubstanz zufügt, bekommt man eine erste Centesimalverdünnung. Hierauf

** Die Firma A. Nelson and Cie Ltd., London, stellt Hahnemannsche Centesimalpotenzen bis zur 1000. her.

schüttelt man zehnmal und leert das Fläschchen aus, in welchem 1/100 der Flüssigkeit an den Glaswänden hängen bleibt. Man hat also weiterhin nurmehr das Fläschchen wieder mit der ermittelten Menge des Lösungsmittels zu füllen, zu schütteln und wieder auszuleeren, um jedesmal eine weitere Stufe einer Centesimalpotenz herzustellen. Dieser Vorgang kann maschinell vorgenommen werden mit einem Schüttel- und Entleerungsmechanismus, in welchen ein Zähler eingebaut ist, sodaß man am Zähler jederzeit die entstandene Potenznummer ablesen kann. Auf diese Weise kann man 10 000., ja 100 000. und noch höhere Potenzen auf einfachste Weise herstellen.

Mit den unlöslichen Substanzen verfährt man zunächst wie bei den Centesimalpotenzen nach HAHNEMANN und fährt dann nach der Korsakoffschen Methode weiter.

Es wird behauptet, daß die KORSAKOFFSCHEN Potenzen niedriger seien, als die Potenznummer angebe, infolge der erhöhten Absorption für die Moleküle der Ausgangssubstanz. Ein Beweis hierfür ist aber nie erbracht worden. Man kann diesen Einwand auch dadurch entkräften, daß man bis zur 30. Potenz nach HAHNEMANN potenziert, wodurch man mit Sicherheit alle Moleküle der Ausgangssubstanzen entfernt hat, und dann nach Korsakoff weiter potenziert. Das wird heute meist so gemacht. Ein Unterschied zwischen den gleich hohen Potenzen, die nach Hahnemann oder nach Korsakoff oder aber nach der modifizierten Korsakoff-Methode hergestellt wurden, läßt sich therapeutisch nicht feststellen, so daß sich auch aus diesem Grunde der obige Einwand wegen der Verschiedenheit der Potenzhöhe als grundlos erweist.

C. Die Fünfzigtausender-Methode (LM Methode).

Hier beginnt man wieder in gleicher Weise wie bei den Centesimalpotenzen, also mit Auflösung bei flüssigen oder mit Trituration der festen Ausgangssubstanzen bis zur dritten Potenz. Alsdann nimmt man von dieser 0,1 Gramm, fügt 10 Gramm 15%igen Alkohol hinzu und schüttelt 100 Mal. Von dieser Flüssigkeit gibt man einen Tropfen auf 500 Streukügelchen, die man in ein kleines Reagenzgläschen eingefüllt hat und schüttelt die Kügelchen kräftig durch. Bei der ersten Operation hat man also mit 100, bei der zweiten mit 500 verdünnt, was insgesamt eine 50 000 fache Verdünnung ergibt. So fährt man weiter und kommt nach 30 Doppeloperationen auf die 30. LM. Heute sind LM Potenzen bis zur 90. im Handel.

Bei den LM Potenzen verschwinden die Moleküle bereits nach der 3. Potenz, wenn man die ersten drei nicht mitzählt. Wichtig ist bei diesen LM-Potenzen, daß man hundertmal sehr kräftig schüttelt und auch die Kügelchen im Reagenzgläschen ebenso kräftig, um die viel größere Verdünnung durch die kräftigere Potenzierung wettzumachen. Diese Potenzen haben den Vorteil, daß man sie wiederholen kann, vorausgesetzt, daß man das Fläschchen jedesmal durch 10maliges Schütteln etwas höher potenziert. Durch die LM Potenzen wollte Hahnemann den Nachteil der Centesimalpotenzen beheben, die in der Regel nicht wiederholt werden sollen, weil die Wiederholung meist Fehlreaktionen erzeugt, welche die Heilung stören.

Bei der Herstellung aller Potenzen ist darauf zu achten, daß das Fläschchen sauber ausgekocht wird und etwas größer ist als das Volumen der Verdünnungsflüssigkeit, so daß dieselbe kräftig durchgeschüttelt werden kann.

Hochpotenzen

Als Hochpotenzen kann man alle Mittel bezeichnen, welche nach dem Hahnemannschen Verfahren hergestellt sind und nach den Berechnungen keine Moleküle mehr enthalten, was etwa von der C 10 ab der Fall ist. Da Hahnemann fast ausschließlich die C 30 benützte, können wir ihn zu Recht einen Hochpotenzler nennen. Jedenfalls arbeitete er mit molekülfreien Mitteln.

Im Sprachgebrauch hat es sich allerdings eingebürgert, die Potenzen von C 10 — C 30 als mittlere und erst diejenigen etwa ab C 100 als Hochpotenzen zu bezeichnen, ein Usus, der mit der Sache an und für sich nur wenig zu tun hat, weil ja rein chemisch gesehen zwischen diesen mittleren und den Hochpotenzen kein grundlegender Unterschied bestehen dürfte. Wir können aber aus rein praktischen Gründen diesen Usus beibehalten.

Über die Hochpotenzen wird seit einigen Jahren ziemlich viel geredet und geschrieben. Die einen lehnen sie ab, weil sie nach ihrer Ansicht keine Moleküle mehr enthalten und sie daher nicht mehr wirksam sein sollen, die andern — die Hochpotenzler — befürworten sie und preisen sie als weit wirksamer als die niedrigen, molekülhaltigen Potenzen. Aber auch bei letzteren gehen die Meinungen auseinander. Ein Teil der Hochpotenzler erklärt sich die Wirkung der Hochpotenzen dadurch, daß in ihnen wahrscheinlich doch noch — sozusagen versprengte — Moleküle der Arzneisubstanz vorhanden seien, was sie dann durch physikalische Ableitungen zu erhärten versuchen. Sie glauben,dadurch der Homöopathie einen Dienst zu erweisen, von der Voraussetzung ausgehend, daß die Ablehner der Hochpotenzen sich eher mit diesen merkwürdigen Heilmitteln befreunden würden, wenn sie sich zur Beruhigung ihres Gemütes vorstellen könnten, daß darin doch noch irgendetwas Substantielles vorhanden sei, womit man deren Wirksamkeit zu begründen imstande sei.

Zur Zeit müssen wir unumwunden zugeben, daß die Physik uns bisher noch keinerlei objektive Daten über das Wesen dieses Wirkungsprinzips vermitteln konnte. Es ist auch nicht zu erwarten, daß die nähere Zukunft unser diesbezügliches Wissen bereichern wird. Wir stehen nach wie vor vor einem Rätsel, und es eröffnet sich keine Perspektive zu seiner Lösung im physikalischen Laboratorium.

Wichtig ist für uns daher vor allem der eine und entscheidende Punkt: sind die Hochpotenzen im menschlichen Organismus wirksam oder nicht? Dazu kommt sekundär die Frage, ob die Beobachtungen am lebenden Menschen uns Anhaltspunkte über die Natur dieses Wirkungsprinzips zu vermitteln vermögen.

Zunächst zum ersten Punkt: Es ist mir kein Homöopath bekannt, der, nachdem er einmal eingehend die Hochpotenzen in seiner Praxis angewandt hat, ihre Wirkung nicht bejaht hätte. Ebenso keiner, der, nachdem er sich einmal mit der Anwendung dieser Potenzen vertraut gemacht, sich wieder von ihnen abgewandt hätte, mit Ausnahme einiger weniger, welche durch äußere Umstände dazu gezwungen waren (Gesetzgebung, Unerhältlichkeit von Hochpotenzen etc.). Im Gegenteil, sozusagen alle, die sich jemals ernsthaft dieser Therapie zuwandten, sind mit der steigenden Erfahrung immer überzeugtere und begeistertere Hochpotenzler geworden, u. zw. lediglich auf Grund der Erfahrung.

Diese Erfahrung ist meist nichts anderes als die Beobachtung der Wirkungen auf den kranken Menschen, d. h. der damit erzielten Heilung. Freilich sind dies sehr komplexe Vorgänge, die überdies in so zahlreichen Beispielen publiziert wurden, daß wir in dieser Arbeit füglich darauf verzichten können, weitere Beobachtungen dieser Art anzuführen. Wem die ersteren nichts sagen, dessen Ohren würden auch für die weiteren taub sein. Viel einfacher ist es hingegen, die direkten pathogenetischen Wirkungen einer Hochpotenz auf einen Menschen festzustellen und zu verwerten, vor allem dann, wenn auf mehrmaliges Einnehmen derselben Potenz durch den gleichen Patienten stets dieselben (oft unangenehmen) Erscheinungen produziert wurden und nach Absetzen der Potenz alsbald verschwanden, um nicht wieder aufzutreten. Besonders eindrucksvoll ist es, wenn diese Wirkungen typische Prüfungssymptome der betreffenden Arznei eindeutig hervorbringen oder wenn durch sie eine Rückspulung des Krankheitszustandes hervorgerufen wird, im Sinne eines Wiederauftretens früherer Symptome in umgekehrter Reihenfolge. Einen wunderschönen Fall dieser letzteren Art habe ich in meinem Buch: „Heilkunst in neuer Sicht"* publiziert (pag. 182). Eine Anzahl von Beobachtungen der ersteren Art werde ich im folgenden mitteilen.

Zunächst aber einige Worte zur Frage: Sind es allfällig versprengte Moleküle, welche die arzneilichen Wirkungen der Hochpotenz hervorrufen, oder nicht?

Da ist es einmal sicher, daß alle die zur Stützung der obigen Annahme angeführten Phänomene, wie Oberflächenspannung, Absorption an den Wänden der Fläschchen etc. sich ebensogut dahin auswirken können, daß tatsächlich noch Moleküle in einzelnen Fläschchen rechnerisch molekülfreier Potenzen vorhanden sein können, wie auch in umgekehrter Weise, nämlich, daß die Moleküle früher verschwinden, als wir es der Rechnung nach erwarten müßten. Denn die Zahl der Moleküle ist doch zweifelsfrei für jedes Gramm irgendeiner Substanz eine ganz bestimmte. Geraten also einzelne Potenzen so, daß in ihnen mehr Moleküle vorhanden sind, als zu erwarten wäre, so müssen logischerweise die anderen Fläschchen entsprechend weniger Moleküle enthalten. Praktisch ist es wohl so, daß sich diese Fehlerquellen infolge der hohen Zahl der Operationen wieder ausgleichen, d. h. daß die ursprünglich theoretische Rechnung nicht wesentlich verändert wird. Dazu ist weiter zu bemerken, daß ja die Molekülfreiheit rechnerisch schon bei der C 10 erreicht wird. Sollten sich auch noch Moleküle in die C 11 oder C 12 hinüberretten, so müßten diese doch später sicher verschwinden, da wir Hochpotenzler nicht mit diesen Grenzpotenzen arbei-

*Heidelberg 1955. Karl F. Haug Verlag, 3. Auflage.

ten, sondern mit solchen, wo diese Verdünnungsoperationen noch Hunderte, Tausende, ja Zehntausende von Malen wiederholt worden sind.

Wichtiger als der ebengenannte ist aber der folgende Punkt: Würde man einräumen, daß die Wirkung der Hochpotenzen eine materielle der versprengten Moleküle sei, so müßte man automatisch alle Einwände nicht nur der Homöopathen, nicht nur der Schulmediziner, sondern der Logik an und für sich anerkennen und diesen Mitteln jede Wirkung absprechen.

Erstens ist der Tatsache nichts entgegenzuhalten, daß arzneiliche Lösungen an Wirksamkeit verlieren, wenn sie verdünnt werden und daß die Abnahme ihrer Wirksamkeit mit der Verdünnung parallel verläuft. Auf dieser Erfahrung fußend kommt man bei jedem Medikament ziemlich bald auf einen Schwellenwert, unter welchem es unwirksam wird. Wohl gibt es empfindliche, auf gewisse Medikamente besonders gut ansprechende Individuen, welche auch noch unter diesem Schwellenwert reagieren, aber dieses Phänomen geht höchstens so weit, daß wir etwa mit dem zehnten Teil der sonst noch wirksamen Substanz eine Reaktion zu erzielen vermögen und nur ganz selten vielleicht noch mit einem Hundertstel. Niemals vermöchte uns aber dieses Überemfindlichkeitsphänomen Wirkungen einer C 10, geschweige denn einer wirklichen Hochpotenz zu erklären. Hierüber zu diskutieren ist völlig überflüssig. M. E. begibt sich ein Homöopath, welcher diesen Weg beschreitet, um die Wirkung unserer Mittel einem Andersgesinnten plausibel zu machen, in eine Sackgasse, aus welcher ihm die simpelsten, auf der Hand liegenden Einwände jeden Ausweg versperren müssen.

So z. B. jener Einwand, daß in jedem Lösungsmittel zahlreiche Moleküle aller Art, aus dem Glas, dem Korken, den Verunreinigungen des Lösungsmittels stammend, vorhanden sein müssen, die z. T. keineswegs indifferent sind und an Zahl jedenfalls die (sog. wirksamen) versprengten Moleküle der Arzneisubstanz bei weitem übertreffen müssen.

Oder auch jener andere, der z. B. das Kochsalz betrifft, von dem der Mensch durchschnittlich täglich 6—8 g verspeist, und womit man dem Ungläubigen weismachen will, daß es eines unserer mächtigsten Antipsorica sei, indem eine mehrmalige Einnahme einer Hochpotenz, d. h. im besten Falle einiger weiterer vereinzelter Moleküle zu den astronomischen Mengen, welche in den 6 g enthalten sind, nicht nur fabelhafte Heilungen, sondern sogar höchst unangenehme Reaktionen, wie Erbrechen, Warzenbildung an den Händen u. dgl. hervorzubringen vermöge.

Da es immer noch Homöopathen gibt, die trotz allen Berechnungen behaupten, daß die Wirkung der homöopathischen Potenzen auf ihrem Gehalt an versprengten Molekülen beruhe, habe ich mir die Sache im physikalischen Institut der Universität Lausanne ausrechnen lassen. Dort wurde mir die Zahl der Moleküle, die ein Gramm Kochsalz enthält, mit 100 000 000 000 000 000 000 000 Molekülen angegeben, d. h. eine Zahl, die 23 Nullen hat und sprachlich ausgedrückt mit hundert Milliarden Billionen bezeichnet werden muß.

Wenn man nun bedenkt, daß in einer Verdünnung von 1/10 000 jede, auch die giftigste Substanz völlig unarzneilich ist, weil weit unter dem festgestellten Schwellenwert liegend, daß 0,0001 aber noch 10 000 000 000 000 000 000 oder 10 Millionen Billionen Moleküle der Grundsubstanz pro Gramm enthält, so kann man sich einen Begriff von der ungeheuren Zahl der Moleküle machen, die nötig sind, um auch nur die geringste pharmazeutische Wirkung im lebenden Organismus hervorzurufen.

Was hätten in dieser astronomisch großen Zahl ein oder auch einige versprengte Moleküle zu bedeuten, zumal sie nicht einmal höher als 1 bis 2 Mal dynamisiert sind! Denn die am Anfang als Unreinigkeiten in die Verdünnung hineingekommenen Moleküle sind ja längst wieder ausgeschieden worden.

Wer den angegebenen Schwellenwert bestreitet, kann auch ruhig von einer unarzneilichen Verdünnung von 1/1 000 000 ausgehen. Er hat dann 2 weitere Nullen von den 10 Millionen Billionen zu streichen und kommt dann auf einen Gehalt eines Gramms der millionenfach verdünnten Substanz von hundert Millionen Billionen Molekülen.

Man sieht, daß es da auf ein paar Milliarden von Molekülen mehr oder weniger gar nicht ankommt; selbst die ungeheuersten Fehler in dieser Rechnung würden an der Tatsache nichts ändern, daß von einer Wirkung allfällig versprengter Moleküle keine Rede sein kann, sofern die mir vom physikalischen Institut genannte Ausgangszahl mit den dreiundzwanzig Nullen auch nur annähernd stimmt.

Man kann auf Grund der obigen Feststellungen ermessen, mit welch armseligen Haarspaltereien gewisse Homöopathen ihre unhaltbaren Ansichten über die molekulare Wirkung der homöopathischen Potenzen plausibel machen wollen.

Beifügen möchte ich noch, daß der Direktor des pharmakologischen Instituts der Universität Lausanne mir die Unmöglichkeit einer molekularen Wirkung unserer Potenzen bestätigte.

Daß wir mit derartigen Behauptungen und Erklärungsversuchen bei jedem, der das Denken nicht verlernt hat, nur ein bedauerndes Lächeln hervorrufen, dürfte natürlich sein, denn wenn einem Menschen Trillionen von Molekülen nichts anzuhaben vermögen, so werden ihn auch einige weitere Moleküle derselben Substanz nicht belästigen. Und ebenso wenn einer von dieser ungeheuren Zahl von Molekülen nicht geheilt wird, so wird er sicher von einigen versprengten Nachzüglern als Zugabe noch viel weniger geheilt. Das liegt so auf der Hand, daß es nur bedauerlich ist, wenn die grobmaterialistische Denkungsart in unsern eigenen Reihen derartige Blüten treibt.

Das bereits Angeführte gilt ebenso für die Tief- wie für die Hochpotenzen. Auch die Tiefpotenzen müßten wirkungslos sein, wenn in ihnen nur die bekannten pharmakologischen Wirkungen ihrer Moleküle zum Ausdruck kämen. Obwohl die Tiefpotenzen zweifellos solche Arzneimoleküle enthalten, wäre ihre Zahl trotzdem noch viel zu klein, um beispielsweise im Falle des Kochsalzes gegen die ungeheure Anzahl der täglich verspeisten Moleküle auch nur ins Gewicht zu fallen.

1. Beispiel: H. N. weiblich nahm im Laufe des Oktober und November 57 Podophyllum 5 LM*. Das Medikament wurde — wie üblich und in allen folgenden Fällen — durch Auflösung eines einzigen Kügelchens *Podophyllum* 5 LM in 5 ccm 25%igem Alkohol hergestellt. Er nahm das Medikament etwa 2mal pro Woche, jeweils 4—5 Tropfen abends vor dem Zubettgehen.

Sofort nach jeder Einnahme der Potenz trat ein dumpfes Kopfweh auf, ausgehend von der oberen Halswirbelsäule, welche arthritische Beschwerden macht. Dieses Kopfweh dauerte jeweils 12—20 Stunden. Es wurde beschrieben „wie wenn es arbeitete" in der oberen Halswirbelsäule. Die Schmerzen dehnten sich nach der Gehirnbasis aus, strahlten gegen den Sinus sphenoidalis, Nase und Stirnhöhlen aus. Auch dort hatte der Pat. das

* Die verwendeten Potenzen wurden vom Autor selbst hergestellt.

Gefühl, als ob ein Krankheitsherd in Wallung geraten sei. Gleichzeitig traten noch Stechen und Ziehen in der Lebergegend auf. Dies veranlaßte den Patienten, sich jeweils spontan auf den Bauch zu legen und zwecks Erleichterung ein Kissen unter die Magengegend zu schieben. Ferner traten etwa 10 Min. nach der Einnahme Schmerzen in der rechten Hüftgelenksgegend auf, ebenso Kollern im Leib, und am andern Morgen hatte er regelmäßig einen durchfälligen, äußerst voluminösen Stuhl. Nachts schwitzte er regelmäßig. Dazu hatte er ein Hitzegefühl im Gesicht und in der Brust, sowie stets am andern Morgen einen bitteren Geschmack im Munde. Nach 12—20 Stunden klangen dann diese Reaktionen ab, und es wurde dem Patienten außerordentlich wohl und leicht zu Mute. Die Halswirbelsäule wurde viel beweglicher und schmerzfrei, das ebenfalls arthritische und schmerzhafte Hüftgelenk schmerzte fast nicht mehr und er konnte viel müheloser gehen. Unter Kopfweh hatte der Pat. bisher praktisch noch nie gelitten. Hingegen hatte er den bitteren Geschmack vor 5 Jahren einmal längere Zeit verspürt, seither aber nie mehr. Hitzewallungen hatte er als junger Mann häufiger bemerkt, aber schon seit mehr als 30 Jahren nicht mehr. Der Pat. litt auch seit Jahren an erheblichen Störungen der Leber mit stark erhöhtem Blutbilirubin, Cholesterol, Thymol und weißer Zunge. Die pathologischen Werte waren schon durch vorher von mir gegebene Mittel erheblich zurückgegangen unter gleichzeitigem Verschwinden der Leberstörungen. Nur die stark weiß belegte Zunge war geblieben. Dieses Symptom wurde nach Einnahme des Podophyllum 5 LM jedesmal bedeutend verstärkt, ging dann jeweils nach ca. einem Tag zurück. Dann nach 6 Wochen sah die Zunge schön rot aus, kaum daß an ihrem Grunde noch ein leichter Anflug von weißlicher Verfärbung zu erkennen war.

Alle diese genannten Reaktionen sind Prüfungssymptome von Podophyllum. Der Leser wird dies in jeder guten Materia medica bestätigt finden. Einige wenige Symptome waren früher als Kankheitssymptome einmal vorhanden gewesen, ein Zeichen, daß im Krankheitsfall eine Podophyllum-Komponente vorhanden war. Sie traten nach Einnahme des Podophyllums in energetischer Form prompt wieder auf. (Rückspulung der Krankheit). Das alles hat sich bei dem Patienten mit uhrartiger Präzision mindestens 15- bis 20mal wiederholt, nur daß allmählich gewisse Symptome sich abschwächten und gegen Ende der Kur überhaupt nicht mehr auftraten. Die letzten Male hat er nach der Einnahme nur noch ein ganz leichtes Leberstechen bemerkt. Interessant ist besonders der Umstand, daß der Pat. spontan und ohne eine Ahnung von der Pathogenese von Podophyllum zu haben, herausgefunden hat, daß er sich auf dem Bauch mit untergeschobenem Kissen wohler befand. (Im Boerike steht: Can lie comfortably only on stomach). Zwei Wochen nach Abschluß der Kur war kein einziges der genannten Symptome mehr vorhanden. Arthritis, Leberfunktionsstörung und die Arbeitskraft waren sehr erheblich gebessert.

Nachdem der erste Fall etwas ausführlicher geschildert wurde, werde ich nun die folgenden aus Raumgründen nur kursorisch behandeln.

2. Beispiel: P. B. männl., geb. 1915, leidet seit dem ersten Lebensjahr an einer Blepharitis (doppelseitig). Die Lider sind rot, schuppen, beißen ständig, ferner besteht Tränen, dazu ein Gefühl, als ob die Lider austrocknen und an den Augäpfeln festkleben würden. Vom 6. bis 17. Jahre war die Krankheit fast vollständig verschwunden (ohne Behandlung), war aber dann wieder aufgetreten und ist seit 25 Jahren stets ungefähr gleich geblieben. Auf *Staphisagria* 6 LM trat eine bemerkenswerte Besserung ein ohne Reaktionen, auf sein Konstitutionsmittel *Graphit* 6 LM und nach 3monatigem Gebrauch der 8. LM trat nach jeder Einnahme eine erhebliche Verschlimmerung auf, ja sogar ein Knötchenausschlag auf den Lidern. Er konnte statt der vorgeschriebenen 5 nur 2 Tropfen nehmen, da die Beschwerden sonst unerträglich wurden. Seit dem 20. 9. 1957 nimmt er nur Placebo. Seither ist die Besserung, die sich schon am Anfang in den Intervallen zwischen den Dosen eingestellt hatte, ununterbrochen weitergeschritten, so daß heute die Blepharitis praktisch ausgeheilt ist.

Dieser Fall zeigt auch, daß man gut tut, einen langwierigen chron. Fall zunächst mit dem ähnlichsten n i c h t psorischen Mittel etwas zu dämpfen, wie ich es stets empfehle, um dem Patienten unnötige Leiden infolge der Reaktionen zu ersparen und ihm Mut zu machen.

3. Beispiel: O. M. weibl., geb. 1922, litt an aktiver Lungentuberkulose (von Spezialarzt diagnostiziert). Sie wurde nur homöopathisch behandelt und ist völlig ausgeheilt. Die Patientin ist jetzt eine blühende Person und fühlt sich glänzend und zwar schon seit mehreren Jahren. Ihre sämtlichen Geschwister — 8 an der Zahl — sind der Tuberkulose zum Opfer gefallen und gestorben, trotz Höhenkuren und aller möglichen Maßnahmen der Schulmedizin. Sie ist die einzige Überlebende. Das Mittel, das am deutlichsten Reaktionen hervorrief, war *Nitr. acid.* 6 LM. Nach jeder Einnahme, mindestens 15mal, verspürte die Pat. heftige Kreuzschmerzen, Druck

auf die Beckenorgane und ein Gefühl, als ob das Rectum herausgepreßt würde. Sie hatte diese Störungen vorher nie verspürt, nach Absetzen des Mittels sind sie verschwunden und nie mehr aufgetreten.

4. Beispiel: V. F. weibl., geb. 1917, nahm vom 15. 5. bis 5. 6. 1952 *Natr. sulf.* 6 LM. Nach jeder Dosis traten auf: Herzklopfen, Nackenschmerzen mit Steifigkeit, stechende Schmerzen in der Lebergegend, Schwindel beim Gehen. Alle diese Symptome, von denen die Nackenbeschwerden und die Leberschmerzen schon vorher vorhanden gewesen, aber nach jeder Einnahme verstärkt worden waren, verschwanden nach Absetzen des Medikaments.

5. Beispiel: W. L. weibl., geb. 1917, bekommt *Ignatia* 1000 in 3 Portionen auf 2 Tage verteilt. Nach der ersten Portion treten auf: Verstärkung der Magenbeschwerden, der Lendenschmerzen und der Schmerzen zwischen den Schulterblättern, ferner durchfälliger Stuhl. Nach der 2. Portion kommt es zu einer nochmaligen Verstärkung der genannten Symptome, ferner treten neu auf: Gefühl von Konstriktion des Halses und Übelkeit. Die Reaktion hat 2 Tage gedauert. Alsdann sind alle Symptome verschwunden, inbegriffen die heftigen Magenkrämpfe und Lendenschmerzen, um derentwillen mich die Patientin konsultiert hatte.

Die vorgenannten Beobachtungen beleuchten das Phänomen der Reaktionauslösung durch substanzlose, rein energetisch wirkende Mittel hinreichend. Wenn eine Reaktion nach einmaliger Einnahme eines solchen Mittels eintritt, kann man immer einwenden, daß dies ein Zufall sein könnte. Wenn aber bei wiederholter Einnahme jedesmal dieselben Symptome auftreten, nachher wieder verschwinden und sich dies 15- bis 20mal mit uhrwerksmäßiger Präzision wiederholt, dann müssen diese Reaktionen durch das Mittel bewirkt worden sein.

Interessant ist ferner, daß fast regelmäßig früher vorhandene, aber seit Jahren nicht mehr beobachtete Symptome durch das Mittel wieder neu ausgelöst werden und zwar nach jeder Einnahme. Auch diese Rückspulung deckt sich völlig mit unseren übrigen Erfahrungen und wurde schon von HAHNEMANN, KENT u. a. mehrfach beschrieben.

Daß die Reaktionen allmählich immer schwächer werden, um nach wochenlanger Einnahme des Mittels allmählich ganz zu erlöschen unter gleichzeitigem Eintritt einer dauerhaften Heilwirkung, ist eine Erscheinung, die ebenfalls auf der gleichen Linie liegt. Es kommt offenbar allmählich zu Immunisationerscheinungen, d.h. zu einer Heilung der für die Krankheitssymptome verantwortlichen dynamischen Gleichgewichtsstörung. Ist dies eingetreten, so treten spontan weder Krankheitssymptome auf, welche durch diese früher bestandene dynamische Störung hervorgerufen wurden, noch können die ihr zugeordneten Symptome künstlich erzeugt werden. Dies ist ein sicheres Zeichen, daß das Mittel seine maximale Wirkung entfaltet hat und daß von ihm nichts weiteres mehr zu erhoffen ist.

Es lag mir hier nur daran, an einigen Beispielen zu zeigen, wie gesetzmäßig und wie eindrucksvoll die von substanzlosen Potenzen erzeugten Reaktionen sein können. Muß es auf einen Beobachter, der fast täglich Gelegenheit hat, solche Reaktionen festzustellen, nicht fast lächerlich wirken, daß es „Wissenschaftler" gibt, welche frisch und fröhlich in den Tag hinein behaupten, eine Hochpotenz könne nicht wirksam sein, weil sie keine Moleküle mehr enthalte? Als ob nur chemische Substanzen auf den lebenden Organismus einzuwirken vermöchten!

Ist es denn nicht erwiesen durch zahlreiche Beobachtungen, daß Ärger eine Gelbsucht erzeugen kann? Ist etwa Ärger eine chemische Einwirkung, die durch die eingenommenen Ärgermoleküle erfolgt? Abmagerung von 10, ja 20 kg infolge Trauer oder Kummer hat wohl auch jeder von uns schon gesehen. Aber obwohl weder das eine noch das andere etwas Materielles ist, so ist doch die Gewichtsabnahme ein durchaus materielles, physisches Phänomen. Auch die Heilung einer Tuberkulose in der Höhenluft beruht auf der Auslösung von Heilreaktionen durch Faktoren, die wir nicht kennen, die aber wohl nicht chemisch-molekularer Natur sind.

Kurz und gut, wer die Augen offen hat, findet hinreichend Beispiele von Wirkungen immaterieller Faktoren auf den menschlichen Organismus, so daß er durch die experimentelle Feststellung solcher Wirkungen nach Einnahme von substanzlosen Mitteln nicht gleich außer Rand und Band gerät und nicht versucht, gegen Tatsachen mit theoretischen Überlegungen anzukämpfen, was ja, wie jedermann einsehen muß, auf die Dauer ein aussichtsloser Kampf sein muß.

Der Angriffspunkt der Hochpotenzen

Wir stehen also vor der Tatsache, daß einerseits sowohl Hoch- als auch Tiefpotenzen wirkungslos sein müßten, wenn sie keine andere Arzneitugend in sich hätten als die chemische ihrer Moleküle. Wir nehmen ja von gewissen Substanzen — wie etwa dem Kochsalz — täglich größere Mengen ein, ohne dabei irgendeine medikamentöse Wirkung zu verspüren. Sobald wir aber Kochsalz in jener Form einnehmen, deren Zubereitung Hahnemann angegeben hat, tritt eine medikamentöse Wirkung ein, allerdings nur bei denjenigen Individuen, die Kochsalz-Symptome aufweisen, d.h. die infolge einer bestehenden Störung für dieses Medikament sensibilisiert sind. Wenn diese spezifische Störung sehr ausgesprochen ist, können die Betreffenden allerdings auch für Kochsalz in Substanz enpfindlich werden. Das sind diejenigen Patienten, die Kochsalz nicht vertragen und denen die Schule kochsalzfreie Diät zu verschreiben pflegt. Meine Erfahrungen als Homöopath sprechen dafür, daß bei diesen Patienten die Assimilation des Kochsalzes gestört ist, weshalb die Aufnahme desselben in der Nahrung zu einer Art Giftwirkung führt, ähnlich wie z. B. das Fett bei einem Patienten, der es nicht verdauen kann. Es ist klar, daß diese Störung nicht durch die Zufuhr von Kochsalz in großer oder in kleiner Dosis gebessert werden kann.

Schon aus diesem Grunde wäre also eine Kochsalztherapie kontraindiziert, dazu ist es überdies noch lächerlich, einem Organismus, der täglich, wie bereits gesagt, Trillionen von Kochsalzmolekülen zu sich nimmt, selbst bei erheblicher Einschränkung der Kochsalz-Zufuhr mit einigen wenigen weiteren Kochsalz-Molekülen auf die Beine helfen zu wollen.

Und doch kann in solchen Fällen die homöopathische Verabreichung eines aus Kochsalz hergestellten Medikamentes helfen. Was wir aber dabei im Körper bewirken, muß auf einer ganz andern Ebene liegen. Es muß aus diesem Kochsalz eine Kraft entwickelt worden sein, welche befähigt ist, die Grundstörung günstig zu beeinflussen, derzufolge der betreffende Organismus das Kochsalz nicht richtig verarbeiten konnte. Diese Kraft muß schon in den Tiefpotenzen bis zu einem gewissen Grade vorhanden sein, offenbar in beträchtlich höherem Grade aber in den Hochpotenzen. Es kann sich aber dabei auf keinen Fall um eine chemische Wirkung der Kochsalzmoleküle handeln, da deren Zahl selbst bei den Tiefpotenzen nicht ins Gewicht fallen kann, während sie in den Hochpotenzen ja überhaupt nicht mehr vorhanden sind.

Schon HAHNEMANN hat dies klar erkannt und spricht daher von einer geistartigen Beschaffenheit und g e i s t a r t i g e n W i r k u n g seiner Potenzen, womit ja eigentlich das Wesentliche gesagt ist. Das heißt nichts anderes , als daß diese Medikamente durch sein Verfahren in eine andere Form überführt worden sind, etwa so, daß die in den Molekülen schlummernde Energie gleichsam ausgezogen und ins Lösungsmittel überführt wurde, wo sie nun nach Ausmerzung der ursprünglichen Substanz als energetischer therapeutischer Faktor wirksam ist. Das ist ja nichts Besonderes, kennen wir doch noch zahlreiche Verfahren von Umwandlung von Substanzen in Energie, beispielsweise die Umwandlung von Kohle in Elektrizität usw. Das Wesen dieser Umwandlungen besteht darin, daß aus einer Substanz eine (unsichtbare) Kraft entsteht, welche ganz andere Angriffspunkte und oft ungemein viel stärkere Wirkungen als die Ausgangssubstanz haben kann, welch letztere in der umgewandelten energetischen Form auch nicht spurhaft mehr vorhanden zu sein braucht. Viele dieser Kräfte können wir erkennen, indem wir damit in Kontakt kommen, beispielsweise die Elektrizität. Für andere haben wir keinerlei Organe, mit denen wir sie wahrnehmen können, beispielsweise für den Erdmagnetismus, die Radiowellen, die kosmischen Strahlen u.a.m. Die obengenannten, sozusagen okkulten Kräfte können wir allerdings heute z.T. auch instrumentell nachweisen mittels der Magnetnadel, des Radios oder lichtempfindlicher Emulsionen usw. Hätten wir aber diese Instrumente nicht — und es gab eine Zeit, wo diese nicht existierten —, so gäbe es für unsere Wissenschaftler noch heute weder Magnetismus noch Radio-, noch kosmische Strahlen. Stünde unsere Ausrüstung heute noch auf dem Punkte, wo sie etwa im Anfang des 15. Jahrhunderts stand, so würden unsere großen wissenschaftlichen Köpfe genau so wie damals das Vorhandensein der erwähnten Kräfte hartnäckig leugnen und diejenigen, welche auf Grund von sorgfältigen und feinen Beobachtungen zur Überzeugung gelangten, daß Kräfte dieser Art existieren müßten, Phantasten schelten.

Auf diesem Standpunkt steht die Schulmedizin heute noch in bezug auf die in den homöopathischen Potenzen vorhandene Energie. Zwar können wir deren Wirkung auf den lebenden Organismus sowohl im Experiment am Gesunden als auch am Kranken deutlich beobachten, und diese Beobachtung wurde hunderttausend-, ja millionenfach erhärtet, aber es fehlt vorläufig noch an Instrumenten um diese Energie messen zu können, weshalb auf diesem Gebiet, von denjenigen ausgehend, die hier nicht die geringste Erfahrung haben, eine rein spekulative auf nichts gegründete Ablehnung die Regel ist.

Da heißt es einfach und diktatorisch: So etwas kann es nicht geben, punktum! Die Schule hat gesprochen. Oder es wird behauptet: Die Wirkung der Tiefpotenzen beruht auf den in ihnen vorhandenen spärlichen Molekülen. Da solche in den Hochpotenzen nicht vorhanden sind, müssen letztere unwirksam sein, punktum! So sprechen diejenigen, welche sich zwar dem Namen nach Homöopathen nennen, die aber ihre Anschauungen noch aus dem schulmedizinischen Materialismus beziehen und sich vom homöopathischen Experiment nicht haben belehren lassen, d. h. es wohl meistens in seiner reinen Form nie angestellt haben. Diese letztere Behauptung enthält nicht weniger als zwei Trugschlüsse, nämlich die völlig unbewiesene, ja sehr unwahrscheinliche Behauptung, daß die Tiefpotenzwirkung auf den Molekülen beruhe, und zweitens die ebenso unbewiesene, ja durch die Tatsachen sogar widerlegte Annahme, daß ein Agens nur dann auf den menschlichen Organismus wirken könne, wenn es chemischer Natur sei. Die tiefpotenzlerischen Schulen haben dadurch, daß sie diese beiden Trugschlüsse kritiklos angenommen haben in der Absicht, die Homöopathie zu fördern, geradezu das wahre Verständnis für deren Wesen und Wirkungsprinzip hindernd beeinflußt. Denn wer dieses Wirkungsprinzip auf dem materiellen Plan sucht, hat das Wesen der Homöopathie nicht begriffen. Er ist zu vergleichen mit einem Menschen, der mit einem Bein auf dem Land, mit dem andern in einem Boot steht, was ihn hindert, sich entweder gemäß den Gesetzen des Festlandes oder auch gemäß denjenigen, denen ein Boot gehorcht, zu verhalten, so daß die einander widerstrebenden Gesetze schließlich zum Sturz ins Wasser führen.

Nun sind gewiß die auf dem Festlande waltenden Gesetze etwas ganz Reales, ebenso wie alle Forschungsergebnisse der Schulmedizin überall Geltung haben, wo es sich um mechanische, materielle Probleme u. dgl. handelt. Auf der anderen Seite sind aber die auf dem Wasser wirkenden Gesetze nicht minder real: Ihnen entsprechen in unserm Vergleich die Gesetze, welche die feineren Kräfte regieren, denen das Leben unterstellt ist. Man kann aber nicht die einen aus den andern begreifen noch erklären, sondern man muß auf jedem Gebiet die entsprechenden Erfahrungen getrennt machen. Deshalb stellen sich dem Forscher, der die Homöopathie aus der auf materialistischem Boden stehenden Pharmakologie heraus begreifen will, die allergrößten Hindernisse entgegen.

Nachdem nun einmal experimentell die Wirksamkeit substanzloser, nach dem Hahnemannschen Verfahren hergestellter Potenzen erwiesen ist, stellt sich der Mensch natürlich die Frage nach dem Angriffspunkt dieser Medikamente. Es erscheint unwahrscheinlich, daß diese direkt auf den physischen Organismus einwirken.

Um hier klarer zu sehen, müssen wir etwas weiter ausholen und uns einmal näher mit der Organisation des lebenden Menschen beschäftigen.

Die Schulmedizin studiert und kennt eigentlich nur den physischen Körper des Menschen, ja, es gab einmal eine Zeit, da man alle Verrichtungen, welcher der lebende Organismus fähig ist, aus den chemischen Reaktionen, die in diesem stattfinden, erklären zu können glaubte. So behauptete Ende des letzten Jahrhunderts der Naturforscher Karl VOGT in Genf, daß die Gedanken eine Sekretion des Gehirns seien und auf die gleiche Art zustande kämen wie der Urin, der durch die Nierenzellen abgesondert werde. Allmählich hat man dann doch eingesehen, daß auf diese materialistische Weise die höheren Funktionen des Organismus nicht erklärt werden können, weshalb die Frage ad acta gelegt wurde. Indem man aber dieses das Konzept störende Problem einfach überging, hat man es natürlich nicht gelöst.

Die Psychologie befaßt sich allerdings mit den seelischen Funktionen, ebenso die Neurologie mit den Reflexen und Empfindungen, aber man begnügt sich hier mit rein funktionellen Hypothesen, ohne dem Wesen dieser Phänomene näher zu treten.

Fast alle Religionen haben einen Dualismus angenommen, d. h. einen physischen Körper des Menschen, dem die niederen Funktionen (Nahrungsaufnahme, Umwandlung derselben in Wärme und motorische Kraft, Entgiftung und Ausscheidung) zugeordnet sind, und eine höhere, geistige Organisation, welche nicht materiellen, sondern göttlichen Ursprungs sei. Durch diese letztere Organisation werde der Körper erst lebendig, ferner spielten sich alle höheren Funktionen in dieser Sphäre ab. Die Wissenschaftler sprechen nicht gern von diesen Dingen. Jeder hat hierüber sozusagen seine private Ansicht, offiziell werden diese Probleme geflissentlich ignoriert. Ganz befriedigt diese Auffassung übrigens auch unsere Logik nicht.

Wesentlich umfassendere und befriedigendere Auffassungen wurden im Orient, besonders in Indien entwickelt. Die Sankhya-Philosophie hat sich besonders diesen Problemen zugewandt und kommt zu folgenden Schlüssen: *

Der menschliche Organismus besteht, wie bereits erwähnt, aus fünf ineinandergeschachtelten Organisationen. Der erste ist der physische Körper, welcher allein sichtbar, tastbar, kurz der Erforschung durch unsere Sinnesorgane zugänglich ist.

Dieser physische Körper lebt, aber das Leben entsteht keineswegs durch die Tätigkeit des physischen Körpers, sondern es ist gebunden an eine besondere Organisation, den sog. Ätherleib.

Mit diesen beiden Systemen sind wir aber noch lange nicht beim Menschen angelangt, sondern erst bei der Pflanze, welche nur diese beiden Systeme besitzt. Der Mensch hat auch Empfindungen. Auch diese können nicht aus den chemischen Reaktionen des physischen Körpers heraus erklärt werden, sondern sie sind an ein weiteres energetisches System gebunden, welches die vorgenannten wiederum vollständig durchdringt, an den sog. Astralleib. Das Tier besitzt nur diese drei Organisationen.

Beim Menschen kommt noch eine vierte und fünfte Organisation hinzu: Das Gemüt und der Geist. Auch hier handelt es sich um Kraftliniensysteme, aber diese Energie ist noch viel subtiler als diejenige der ersten drei Systeme. In diesem Kraftliniensystem entsteht das Ichgefühl, ferner ist

---

Anmerkung:

* Es handelt sich hier nicht etwa um ein Philosophie-System, das wie die europäischen, einem spekulativen Kopf entsprungen ist, so daß wir, entsprechend den individuellen Verschiedenheiten, in Europa mehrere Dutzend derartiger Systeme besitzen. In der Sankhya-Philosophie handelt es sich um das Kondensat der inneren Erfahrung, welche die Menschheit seit ihrem Bestehen im Laufe von Zehntausenden von Jahren gesammelt und welche sowohl im oben erwähnten philosophischen System als auch in allen großen Religionen ihren Niederschlag gefunden hat. Es darf dabei nicht vergessen werden, daß das Bewußtsein in den früheren Epochen der Menschheit nicht ein ichbetontes, intellektuelles war, sondern ein mehr traumhaftes, intuitives. Infolgedessen lebte damals der Mensch in viel unmittelbarerem Kontakt mit den Natur- und Geisteskräften des Kosmos, von denen er sich willig führen ließ und deren Wirkungen er viel unmittelbarer empfand als der heutige selbsherrliche Intellektuelle, mit dessen innerer Stärke es allerdings meist nicht so weit her ist, wie man dem äußeren Schein nach meinen sollte. Unsere heutige intellektuelle, eigenständige Denkmethode ist eben nur eine der verschiedenen Erkenntnisarten. Natürlich wähnen diejenigen, welche sich nie in die obigen Probleme vertieft haben, sie sei die einzige. Dies sollen nur einige Hinweise sein, um aber das ganze Problem zu begreifen, muß man sich schon jahrelang in diese Materie vertieft haben.

es ständig in Kontakt mit den höheren Welten. Die geistige Organisation kann wieder in 2 oder 3 Unterorganisationen aufgeteilt werden: Gefühl, Intellekt, moralische Imperative. Man kommt dann auf 6 oder 7 Organisationen (s. auch S. ... u. Fortsetzg.). Es empfängt Impulse von seiten der höchsten Geisteskräfte, welche die Welt regieren; in ihm kondensieren sich die Moralbegriffe, die mit Hilfe der primitiveren Systeme, besonders des physischen Körpers, in reale Handlungen umgesetzt werden können. Je entwickelter die Geistesorganisaton ist, um so zahlreichere und um so kräftigere Impulse empfängt sie, mit der Folge, daß auch die tieferen Organisationen mehr und mehr zu Instrumenten der höheren geistigen Prinzipien werden.

Der Zweck dieser ganzen komplizierten Einrichtung wäre einesteils die Sammlung von Erfahrungen im Bereich der materiellen Welt, Erfahrungen, welche der Geistesorganisation durch den physischen Körper, vor allem durch seine Sinnesorgane mitgeteilt werden. Andererseits vollzieht sich aber auch ein umgekehrter Vorgang, nämlich eine Durchsetzung des physischen Körpers von der geistigen Organisation aus, wodurch der physische Körper gleichsam aus seiner primitiven und animalischen Verbundenheit herausgelöst werden soll, um ein immer vollkommeneres Instrument der ihm aus der Geistesorganisation zuströmenden göttlichen Impulse zu werden.

Je nach der Beschaffenheit und Kraft der verschiedenen Organisationen reagiert der Gesamtorganismus in ganz verschiedener Weise. Ist z. B. der Ätherleib kräftig entwickelt, so entsteht auch ein kräftiger Körper. Bei gleichzeitiger schwacher Anlage des Astralleibes haben wir dann jene Menschen, die Felsen gleichen, äußerst robust sind, sich nach den größten Anstrengungen rasch erholen und nie müde werden. Diese Menschen werden immer seltener. Ist hingegen der Astralleib stark entwickelt bei gleichzeitiger Schwäche des Ätherleibes, dann haben wir jenen hypersensiblen Menschen, der, besonders bei lebhafter geistiger Organisation, eine außerordentliche Tätigkeit entwickeln und bedeutende geistige Leistungen, ja mitunter sogar körperliche bewältigen kann. Aber dieser Mensch gibt dann mehr Energie aus, als die unteren physischen Teile herbeizuschaffen vermögen. Die Folge ist: rasche Erschöpfbarkeit und nach Perioden fieberhafter Aktivität längere Perioden völligen Darniederliegens der Kräfte. Auch ist dieser Mensch sehr empfindlich auf die geringsten Gesundheitsstörungen, weil eben der entwickelte Astralleib alles aufs Eindringlichste registriert und dies ins Bewußtsein tritt. Während dieser letztere Mensch fast ständig unter irgendwelchen Beschwerden, Schmerzen u. dgl. leidet, selten aber eine schwere Krankheit durchmacht, spürt der erstere von all dem nichts. Wenn er krank wird, so tritt dies plötzlich ein und die Krankheit ist meist eine erhebliche, organische, indem dieser Typus von all den Vorstadien nichts bemerkt hat. So gibt es Menschen, die zeitlebens unter Magenbeschwerden bedeutenden Grades leiden, aber niemals eine ernste Magenkrankheit bekommen (Typ II), während auf der andern Seite Individuen existieren, die ständig eine glänzende Verdauung aufweisen, nie die geringsten Beschwerden verspüren, aber plötzlich, mitten in der Arbeit oder bei einem gesellschaftlichen Anlaß aus dem größten Wohlbefinden heraus infolge eines durchgebrochenen Magengeschwürs zusammenbrechen (Typ I). Von der oft seit Jahren bestehenden Krankheit haben sie nicht das geringste bemerkt, während der Typ II infolge ganz geringer funktioneller Störungen sich ständig krank fühlte. Der Typ II scheint immer häufiger zu werden.

Beim Schlaf lockern sich die Beziehungen zwischen Ätherleib und Astralleib auf, so daß das Bewußtsein des Körpers verschwindet. Gewisse Hellseher behaupten, daß der Astralleib sich sogar vollständig vom Körper trennen könne. Wie dem auch sei, Astralleib und geistige Organisation führen dann ein Eigenleben und können eine emotive und geistige Tätigkeit entfalten, die dann ohne Bezug auf die Wirklichkeit ist, was wir Träume nennen. Mitunter wirken allerdings Engramme des früher Erlebten nach, etwa wenn jemand von früheren schrecklichen Ereignissen träumt. Oft sind die Träume aber reine Produkte des Innenlebens und dann ohne jeden Zusammenhang mit wirklichen Erlebnissen.

Beim Tod trennen sich physischer und Ätherleib. Der erste empfängt dann keine richtunggebenden Impulse mehr vom Ätherleib und unterliegt nur noch den chemischen Gesetzen, welche den Substanzen innewohnen, aus denen er besteht. Die Folge ist der rasche Zerfall des physischen Körpers. Diese Erfahrung zeigt, daß es unsinng ist, wenn man das Leben aus dem chemischen Geschehen im physischen Körper zu erklären versucht, denn dieses chemische Geschehen führt, auf sich allein angewiesen, zur raschen Auflösung. Leben gibt es nur dann, wenn der Ätherleib den physischen Körper durchdringt und die chemischen Reaktionen beherrscht. Sie verlaufen dann ganz anders, als wenn sie sich allein überlassen sind

Die Frage, ob diese Vorstellungen richtig sind oder nicht, muß uns natürlich beschäftigen. Folgendes mag darüber gesagt werden:

Wahrnehmen kann der Mensch natürlich nur den physischen Leib, weshalb die Wissenschaft von den andern Organisationen, die nicht wahrnehmbar sind, nichts wissen will. Das ist sicherlich ein merkwürdiger Standpunkt, indem wir doch oft die Erfahrung machen, daß es Dinge gibt, die nicht wahrnehmbar sind. Wahrscheinlich ist sogar nur ein kleiner Teil alles Bestehenden wahrnehmbar für unsere Sinnesorgane. So gibt es zweifellos Empfindungen, Gefühle, Gedanken usw., die aber keineswegs als solche wahrnehmbar sind. Es muß sich hier um Energien handeln, die trotz ihrer Nichtwahrnehmbarkeit ihre volle Realität besitzen. In den Wirkungen können wir das Bestehen dieser Energien erkennen. Die Schulmedizin aber ignoriert sie oder versucht, sie als Funktionen des physischen Körpers zu erklären, was im höchsten Grade unwahrscheinlich ist. So ist z. B. der physische Körper eine Sekunde vor und eine Sekunde nach dem Tode vollkommen gleich. Nur ist das Wesentliche aus ihm verschwunden, nämlich das Leben. Es ist nicht möglich, dieses Aufhören des Lebens und der geistigen Funktionen aus dem Körperlichen heraus zu erklären, da dieses letztere sich ja gar nicht geändert hat. Was geschah, ist etwas ganz anderes. Die oben erwähnten energetischen Organisationen haben den Körper verlassen. Damit ist das Leben erloschen und der Körper zerfällt.

In Zürich lebte vor einigen Jahren ein Mann namens Myrin Dayo. Dieser konnte sich den Körper mit 2 cm dicken, an einem Ende zugespitzten Röhren durchstechen lassen. An diese Röhren wurde hinten ein Schlauch angeschraubt und mittels diesem Wasser durch die Röhren gepreßt, welches dann vorne herausspritzte, nachdem es in den Röhren durch den Körper geflossen war. Der Mann wurde in der chirurgischen Universitätsklinik untersucht. ein Röntgenbild zeigt, wie eine Röhre, vom Rücken her eingeführt, mitten durch die Leber sich einen Weg gebahnt hat und vorne zum Leibe herausschaut. Eine zweite Röhre wurde zwischen dem rechten Schulterblatt und der Wirbelsäule eingebohrt. Sie durchbohrt die Lungen und kommt vorne in der Gegend der Brustwarze heraus. Ein dritte geht mitten durch die Abdominalhöhle. Der Mann erklärte, daß er von diesen Druchbohrungen absolut nichts verspüre, indem er nämlich sozusagen aus seinem Körper herausgehe und gleichsam als Zuschauer dieses Durchbohren seines eigenen Körpers betrachte, der für ihn in diesem Moment nur ein lebloser Fremdkörper sei. Nach Herausziehen der Röhren floß niemals auch nur der geringste Tropfen Blut.

So etwas läßt sich nicht anders erklären, als daß eben dieser Mann die Fähigkeit besaß, einesteils seine astrale Organisation aus dem physischen Körper herauszuziehen, vielleicht auch die ätherische oder dann diese letztere soweit zu beherrschen, daß dieselbe von den absolut tödlichen Operationen am Körper nicht beschädigt wurde und sofort nach deren Absetzung die Schäden wieder reparieren konnte, worauf er wieder mit dem Empfindungsleib in den Körper hineinschlüpfte.

Der amtierende Professor hingegen, der alles mit angesehen und darüber berichtet hat, sagt in seinem Bericht aus, es sei gut denkbar, daß der Mann ein besonderes Glück gehabt habe, indem diese Röhren jeweils zwischen den Maschen der Zellen und Blutgefäße hindurchgegangen seien, so daß sie ihm deswegen nichts angehabt hätten. Er, der Herr Professor, der die seltene Gabe nicht besitzt, seine verschiedenen Organisationen auseinander herauszuziehen und wieder zusammenzufügen, sollte das einmal probieren: Er würde danach sicher weder operieren noch Berichte schreiben. Kurz und gut, das ist für uns ein Wunder, weil dies fast kein Mensch kann. Aber ein größeres Wunder als das Leben ist es keineswegs, außer daß wir an das letztere Wunder gewöhnt sind.

Im Weltgeschehen gilt unverbrüchlich das Kausalgesetz, das besagt, daß alles, was geschieht, auf eine Ursache zurückzuführen ist und daß jede Ursache ihrerseits eine Wirkung hat. Betrachten wir nun das menschliche Leben in seinen so verschiedenartigen Abläufen. Diese Verschiedenartigkeit muß ihre Ursachen in Umständen haben, die sich vor der Geburt abspielten. Woher kommt es, daß ein Mensch gut, der andere schlecht ist, daß der eine vom Unglück verfolgt, während der andere vom Glück begünstigt ist, daß der eine kerngesund und kräftig, der andere von Schmerzen geplagt und kränklich ist? Nur die Annahme eines früheren Lebens kann unser Kausalbedürfnis befriedigen. Es ist nicht ein grausames Fatum, noch ein unmenschlich hartherziger Gott, der uns Schicksalsschläge austeilt, sondern wir sind es selbst, die wir uns dieses Schicksal bereitet haben. Das Ziel des Menschen ist die Höherentwicklung, die Vergeistigung. Um dies zu erreichen, müssen wir Erfahrungen in der materiellen Welt sammeln. Wir müssen lernen, den geistigen Gesetzen gemäß, d. h. sittlich zu handeln.Handeln wir infolge Einsichtslosigkeit verkehrt, so bekommen wir es gemäß dem Kausalgesetz zu spüren, teilweise schon zu Lebzeiten, teilweise aber erst in einem späteren Leben. Jedenfalls muß die gesamte karmische Belastung, welche wir erzeugt haben, früher oder später aufgearbeitet werden. Wir müssen deshalb die Lehren, welche uns das Schicksal erteilt, richtig auffassen, d. h. bestrebt sein, sie zu beherzigen und daraus inneren Gewinn zu ziehen. Wenn wir falsch handeln oder auskneifen, dann werden uns diese Lehren in einem späteren Leben um so eindringlicher erteilt, bis wir aus den üblen Erfahrungen die richtigen Konsequenzen ziehen. So hat es jeder Mensch in der Hand, die Folgen seines früheren Lebens zu neutralisieren oder zu verstärken, d. h. sein nächstes Leben vorzubereiten. Deshalb auch der große Unterschied zwischen den Menschen, indem es solche gibt, die schon zahlreiche Leben hinter sich haben und deshalb reifer sind, und andere, die nur wenige Reinkarnationen durchgemacht haben und deshalb noch primitiver sind. Alle diese Menschen reinkarnieren sich immer und immer wieder, bis das Ziel, eine gewisse Vollkommenheit, erreicht ist. Alsdann ist der Zyklus der irdischen Reinkarnationen beendet und es beginnt ein anderer Zyklus, der uns unbekannt ist. Diese Annahme tut dem Kausalgesetz Genüge, sie erklärt auch die scheinbaren Ungerechtigkeiten des Schicksals. Der Mensch ist eben ein Produkt zahlreicher, vor seiner Geburt wirkender Ursachen und sein Leben ist wiederum die Ursache zahlreicher, sich nach seinem Tode abspielender Folgen. Einzig diese Hypothese erklärt die tatsächlichen Verhältnisse in befriedigender Weise, während die Annahme von Höllenstrafen, Fegefeuer, jüngstem Gericht, ewigem Leben im Paradiese usw. höchstens als Symbolik gelten gelassen werden kann.

Die Biologie hingegen macht es sich sehr bequem, sie ignoriert kurzerhand die Fragen nach dem, was vor unserer Geburt sich ereignete und was nach unserem Tode sein wird, für sie beginnt die Kausalitätskette mehr oder weniger grundlos und endigt plötzlich spurlos, was dem Kausalgesetz widerspricht, das so unumstößlich und allgemeingültig ist wie dasjenige der Erhaltung der Energie. Es ist aber nicht belanglos für die Menschheit, welcher Art ihre Vorstellungen vom Weltgeschehen sind.

Während die Sankhya-Auffassung befriedigt und die sittliche Höherentwicklung begünstigt, muß die wissenschaftliche zur moralischen Degeneration, zur Verantwortungslosigkeit und zum platten Materialismus führen. Die zunehmende Verwahrlosung der Menschheit, der Mangel an höheren

Zielen bei unserer Jugend und das zunehmende Gangstertum, dem mit den drakonischsten Strafen nicht beizukommen ist und das um so traurigere Blüten treibt, je allgemeiner der Materialismus verbreitet ist, unterstreichen diese Tatsache aufs Eindrucksvollste. Aber nicht nur in diesen drastischen Formen zeigt sich die Entartung; diese macht sich in allen Bereichen bemerkbar, selbst in jenen, welche sich allgemeiner Wertschätzung erfreuen, wie beispielsweies die Medizin. Obwohl doch jeder Mensch naturgemäß einmal auch sterben muß und obwohl das „richtige" Sterben eine unzertrennliche Folge des „richtigen" Lebens ist, so ignoriert unsere derzeitige Medizin dieses Phänomen praktisch vollkommen, indem sie sich mit einer Theorie umgibt, welche dem Menschen das Gefühl der Unsterblichkeit verleihen muß. Statt daß man den Menschen, der am Ende seines Lebens angelangt ist, auf den Tod vorbereitet, damit er sein natürliches Ende gelassen hinnimmt, kämpft man blindwütig, aber mit unzulänglichen Mitteln gegen die ehernen Gesetze des Weltgeschehens an. Man opfert literweise edles Blut, das man Gesunden abzapft, um einen Totgeweihten, an Leukämie Erkrankten noch einige Tage am Leben zu erhalten, verlängert dadurch das Leiden, nährt trügerische Hoffnungen und erzeugt eine Revoltestimmung, deren Folgen sich dann nur zu oft gegen die Ärzteschaft selbst kehren in Form von Schadenersatz, Vertrauensentzug, Prozessen, u. dgl. m. In den letzten 100 Jahren sind die Ärzte von Generation zu Generation weltanschaulich beschränkter geworden. Indem sie das Ganze nicht mehr sehen, handeln sie wie die Blindgeborenen und richten dadurch Schaden an. Es wäre daher heute viel wichtiger, statt dem Arzt immer mehr Spezialwissen einzupauken, ihn weltanschaulich mehr zu fördern, so daß er seine Tätigkeit gemäß den ewigen Gesetzen, die über der Menschheit walten, ausübt und nicht in Opposition dazu, wie es der heutige Wissenschaftler in seiner weltanschaulichen Ignoranz häufig tut.

Aber nicht nur über die vorgenannten Phänomene vermag uns die Sankhya-Philosophie klare Vorsellungen zu vermitteln, sie erklärt uns des weiteren auch die Phänomene von Schlaf und Tod befriedigend, während die Wissenschaft uns hierüber ebenfalls nichts Befriedigendes vermitteln kann.

Auch die Beziehungen zwischen dem menschlichen Charakter, dem Schicksal des Menschen und den Gestirnläufen vermag uns nur die Sankhya-Philosophie zu erklären, indem eben der Mensch in den ganzen

Kosmos eingebettet ist und in diesem riesigen Mechanismus, der mit uhrwerksmäßiger Genauigkeit abläuft, die Rolle eines kleinen Rädchens spielt. Es ist nicht so, wie der primitive Astrologe anzunehmen geneigt ist, daß die Gestirne unsern Charakter bei der Geburt bestimmen! Weshalb sollten sie es gerade im Moment der Geburt tun, und nicht z. B. bei der Konzeption? Es muß so sein, daß die Reinkarnation einer individuellen Geistesorganisation sich eben nur bei einer ganz bestimmten kosmischen Konstellation verwirklichen kann, einer Konstellation, der eben dieses ,,Ich'' vor der Geburt, während seines Lebens und auch nach dem Tode unterstellt ist, weshalb diese Konstellation dem Kenner auch bedeutende Aufschlüsse über Charakter und Tendenzen dieses Individuums zu geben vermag.

Als Hinweis, daß die Astrologie kein Aberglaube ist, diene ein eigenes Erlebnis. Ein mir befreundeter Astrologe ist imstande, einen ihm völlig unbekannten Menschen aus einer großen Menge heraus mit untrüglicher Sicherheit zu identifizieren, wenn man ihm vorher dessen Geburtsdatum mitgeteilt hat und er vorgängig das Horoskop stellen konnte. Wir haben dieses Experiment schon mehrmals gemacht, er hat sich noch nie getäuscht, ja selbst, wenn man die Identität der bezeichneten Person aufs energischste bestritt, so hat er sich dadurch noch nie beeinflussen lassen, sondern ist immer fest geblieben.

Ein weiteres Positivum der Sankhya-Philosophie ist die geistige Haltung ihrer seinerzeitigen hellseherischen Begründer, sowie der moderneren Kommentatoren, vor allem Patanjalis. Da heißt es nicht: ,,Das mußt du glauben, denn was wir lehren, ist uns von höheren Mächten vermittelt worden''. Nein, es heißt: ,, Du mußt nichts glauben, was du nicht selbst erfahren hast. Mache daher das Experiment, dann wirst du sehen, ob sich das bestätigt, was wir darlegen''.

Dieses Experiment kann gemacht werden dadurch, daß diese Lehren in die Praxis umgesetzt werden, denn aus der Sankhya-Philosophie ergeben sich praktische Anwendungen, welche in den Yogalehren niedergelegt sind. Es bestehen mehrere Yogalehren, die aber nur insofern verschieden sind, als sie sich auf verschiedene Gebiete beziehen. Eine dieser Yogalehren befaßt sich mit der Beherrschung des Ätherleibes. Das ist der Hatha - Yoga. Wer diesen übt und beherrscht, vermag die Energie des Ätherleibes nach seinem Willen zu steuern, was sich dann in den Funktionen des Körpers auswirkt. Er kann z. B. den Herzschlag sozusagen abstellen, die Darmperistaltik willkürlich zum Stillstand bringen oder anfachen, ja sogar das Leben überhaupt derart dämpfen, daß ein kataleptischer, scheintodähnlicher Zustand entsteht. Ein solcher Mensch braucht weder Nahrung noch Sauerstoff und kann sich lebendig während 14 Tagen begraben lassen, um nach diesem Zustand zum Leben zu erwachen, als ob nichts geschehen wäre.

Ein andere Art ist der Raja - Yoga. Er hat die Beherrschung des Astralleibes zum Ziele. Durch Übung dieser Yogaart kann Hellsichtigkeit u. a. m. erworben werden.

Uns Europäern ist es in unserem unruhigen Milieu nicht möglich, diese Yogalehren sehr weit zu treiben, weil hierfür sehr viel Zeit und Übung notwendig sind und auch das Milieu entsprechend sein muß. Der Yogi muß sich von der Welt zurückziehen.

Aber die genannten Experimente wurden von zahlreichen Indern gemacht, und es gibt hinreichend Zeugen, welche die obigen Behauptungen bekräftigen. Auch der Europäer kann sich wenigstens die Anfangsgründe dieser Yogalehren aneignen, und er macht dann die Erfahrung, wie wohltuend ihre Wirkung ist. Er erlangt dadurch Ruhe und Selbstbeherrschung und vermag gewisse Fehlfunktionen wirksam zu normalisieren, so z. B. die Schlaflosigkeit, die bei einiger Ausdauer überwunden werden kann.

Die Objektivität der Begründer der Sankhya-Philosophie sticht angenehm ab vom Fanatismus gewisser Religionsbegründer und deren Jünger. Diese Objektivität und das Prinzip, daß nur die eigene Erfahrung maßgebend ist, nicht aber der blinde Glaube, sind ein Zeichen der Sicherheit und Wahrheit.

Ich hielt es für geboten, einmal auf diese Dinge zu sprechen zu kommen, weil man ohne Kenntnis derselben m. E. kein wahrer Arzt sein kann. Denn Arzt sein, heißt gewisse Kenntnisse haben von den im Kosmos wirksamen Kräften und Gesetzen. Leider ist die philosophische und überhaupt die Universalbildung im Ärztestande seit 100 Jahren immer mehr zurückgegangen. Der Arzt ist zum Techniker geworden, der seine technische Spezialität schematisch wie ein Automechaniker anwendet, wo man es immer befiehlt oder wo sich sonst eine Gelegenheit bietet, ohne daß er sich irgendwie um den höheren Zweck seiner Tätigkeit kümmert. „Dies ist meine Spezialität", so sagt er, „diese wende ich an, was darüber hinausgeht, dafür bin ich nicht zuständig." Man hat den

Eindruck, daß gewisse Spezialisten es sich geradezu zur Ehre anrechnen, möglichst oft diese „Unzuständigkeit" zu betonen. Sie gehen damit unangenehmen Fragen aus dem Weg, schütteln Verantwortlichkeiten, die ihnen nicht behagen, kurzerhand ab und im Hintergrunde winkt ihnen sogar noch der besondere Ruhm, welcher heute konventionell einem solchen Techniker gezollt wird, d. h. man nimmt stillschweigend an, er wisse in seinem Gebiete so ungeheuer viel, daß er unmöglich auch in einem andern Gebiete beschlagen sein könne, worauf man dann umgekehrt schließt: Weil er nichts in allen übrigen Gebieten wisse, müsse er notwendig in dem mikroskopisch kleinen Gebiete, wo er sich als kompetent betrachtet, ein besonderes Genie sein. Nun ist ein beschränkter Mensch von jeher das Gegenteil des Genies gewesen, und die obige Argumentation ist vollkommen verkehrt. Denn auf diesem Gebiete ist jeglicher Quantitätsbegriff abwegig, indem es sich hier um F u n k t i o n e n handelt, d. h. um die Fähigkeit, schlummernde Engramme bewußt werden zu lassen, richtige Schlüsse zu ziehen und sie richtig anzuwenden. Letzteres hängt auch noch von Imponderabilien ab, d. h. von einem gewissen Spürsinn und Feingefühl für die Nuancen, Fähigkeiten, die mehr oder weniger angeboren sind und sich nur in ganz beschränktem Maße erwerben lassen. Dazu kommt noch, daß gerade das Vollstopfen des Kopfes mit Wissen,wie es heute in den Lehranstalten im Übermaße betrieben wird, der Intuition und dem Spürsinn abträglich ist. So kannte ich einen Chirurgen, der ungeheuer viel wußte, aber in der Praxis vollkommen versagte. An seiner Klinik operierte er einmal innerhalb weniger Wochen 6 Rectumcarcinome. Der erste Patient ging an einer Nahtinsuffizienz zugrunde, woraus er den Schluß zog, daß man in Zukunft dreifach übernähen müsse. Der zweite kam nicht mehr auf, weil die Operation infolge der Neuerung mehrere Stunden dauerte, was eine irreparable Schädigung des Herzens, der Lungen und der Leber zur Folge hatte. Der dritte starb an einer Blutung, woraus geschlossen wurde, man müsse viel mehr Ligaturen machen, so daß beim vierten jedes, selbst das kleinste Gefäß unterbunden wurde. Das erhöhte wieder die Operationsdauer und, im Verein mit den vielen Ligaturen, die Emboliegefahr, so daß dieser Patient an einer Embolie umkam. Der fünfte starb an einem Abszeß, worauf der Chirurg beschloß, in Zukunft zu drainieren. Das wurde beim sechsten gemacht, aber der eingelegte Drain kam mit der Spitze in die Nähe der Art. hypogastrica zu liegen, arrodierte sie, was zu einer tödlichen Blutung führte.

Der Chirurg hatte absolut kein Gefühl für das Notwendige und hatte bei jedem Patienten das unterlassen, was er gerade im betreffenden Falle hätte machen müssen, dafür aber jene Vorkehrungen getroffen, die gerade im betreffenden Falle überflüssig waren. So verlor er alle 6 Patienten. Diese unglückselige Tendenz verfolgte ihn während seines ganzen Lebens. Wenn er sich bei einer Verletzung nicht zu einer Amputation entschloß, ging der Patient an einer Sepsis zugrunde, so daß er beim nächsten Fall voreilig amputierte, während dieser zweite Patient wohl ohne Amputation genesen wäre usw. Bei einer Serie von 18 Magenresektionen, die er bei meinen Patienten in Laufe einiger Jahre ausführte, starben 16 an den Operationsfolgen. Ich kannte die Gefahr, aber da er Professor war, wollten sich trotzdem diese 18 Patienten von ihm operieren lassen, indem sie aus seinen Titeln ohne weiteres auf die Vorzüglichkeit schlossen. Die meisten haben es teuer bezahlt, weil dieser Chirurg nur steriles Wissen, aber keine Spur von Intuition besaß. Ein anderer, viel weniger bekannter Chirurg, Direktor eines kleinen Bezirksspitals, operierte im Laufe von etwa 12 Jahren über dreihundert von mir zugewiesene Magenpatienten (z. Z. als ich noch Radiologe war) mit einem einzigen postoperativen Todesfall. Der hatte eben eine Nase und fühlte instinktiv, was er in jedem Falle zu tun und zu lassen hatte. Derartige unglaubliche Unterschiede finden aber heute keine Berücksichtigung, denn geprüft kann ja nur das materielle Wissen werden, während die übrigen Qualitäten dem subjektiven Urteil unterliegen, also nach dem Prüfungsreglement belanglos sind. Infolge der immer mehr überhandnehmenden Überschätzung des toten Wissens und der immer länger werdenden Ausbildungszeit usw. verstärkt sich diese Tendenz immer mehr, zum Schaden der Heilkunst.

Universalbildung und nicht Spezialisierung ist daher ein dringendes Erfordernis. Das Studium der erwähnten Sankhya-Philosopie insbesondere bringt aber dem Arzt auch noch einen weiteren Gewinn. Er kann sich nun vorstellen, daß und wie substanzlose, rein energetische Medikamente wirken können. Sie wirken eben nicht auf die chemischen Reaktionen im Menschen, Wirkungen, die ja sozusagen immer nur von kurzer Dauer und rein palliativ sind, sondern sie wirken auf die höheren energetischen Organisationen, auf den Äther-, auf den Astralleib oder auf die Geistesorganisation. Da diese höheren Organisationen beim Kranken nicht mehr im Gleichgewicht sind und da diese Gleichgewichtsstörung die Ursache der fehlerhaften Organtätigkeit ist, greifen daher die Hochpotenzen die

Krankheit an der Wurzel an. Diese Behandlungsart kann allerdings einem Perniciosakranken im letzten Stadium das Leben nicht mehr verlängern, denn sie wirkt im Sinne der kosmischen Grundgesetze und kann daher dem Schicksal nicht in den Arm fallen. Aber was an einem kranken Menschen noch geändert werden kann im Sinne einer wirklichen Gesundung, das leistet sie. Das ist aber auch das einzige, was der Arzt dem Sinne der Schöpfung nach tun soll. Weiteres ist vom Übel.

Literatur:
Besant, Annie: Antike Weisheit.
Steiner, Rud.: Theosophie.
—: Wie erlangt man Erkenntnisse der höheren Welten.
Vivekananda, Swami: Karma-Yoga, Zürich, Verlag Rascher.
—: Raja-Yoga. Zürich. Verlag Rascher.
—: Inana-Yoga. Zürich. Rascher Verlag.
—: Bhakti-Yoga. Zürich. Verlag Rascher.
—: Mon Maître (Frameries, Belgique). Union des imprimeries S.A.
—: L'homme réel et l'homme apparent. (Frameries, Belgique). Union des imprimeries S.A.

Die Dosierung in der Homöopathie

Die Erfahrung zeigt, daß in den Kreisen der homöopathischen Ärzte über diese Frage immer noch eine gewisse Unsicherheit herrscht. Das geht schon daraus hervor, daß jedesmal, wenn ich in meinen Kursen einen kasuistischen Fall vortrage, sofort von den verschiedensten Ecken des Saales das Wort „Dosierung" ertönt. Dies läßt darauf schließen, daß viele Zuhörer gerade diesem Punkte eine besonders große Bedeutung beimessen. Auch werde ich privat immer und immer wieder gefragt, wie man in diesem oder jenem Falle dosieren solle. Besonders der im Heft 2/60 der Zeitschrift für Klassische Homöopathie und Arzneipotenzierung erschienene Artikel Künzlis hatte mir zahlreiche Zuschriften eingetragen, aus denen der Wunsch nach einer Klarlegung dieser Frage hervorgeht.

Zunächst wäre zu sagen, daß man eigentlich in der Homöopathie von der 30. Centesimal-Potenz an (tiefer hinunter gehe ich nur ausnahmsweise) von einer Dosierung im strengen Sinne des Wortes überhaupt nicht mehr sprechen kann, da ja bei diesen Potenzen kein materielles Medikament im Sinne, wie dies bei den schulmedizinischen Arzneien der Fall ist, mehr einverleibt wird. Dies geht klar und deutlich aus angestellten Berechnungen und aus den Hahnemannschen Schriften hervor, die beweisen, daß von einer materiellen Medikamentenwirkung bei diesen Potenzen keine Rede mehr sein kann.

Nehmen wir nur einmal das Beispiel des Riechens, so ist es doch selbstverständlich, daß von einer Einverleibung einer gewissen Dosis des Medikamentes oder gar von einer Berechnung der aufgenommenen Medikamentenmenge gar nicht die Rede sein kann. Dasselbe gilt aber auch für peroral eingenommene Potenzen, da ja nur das Vehikulum eingenommen wird, während eine Absorption einer Droge — weil nicht vorhanden — nicht in Frage kommt. Wenn wir das Wort Dosierung trotzdem beibehalten, so muß man sich darüber klar sein, daß es sich dabei nicht um die Absorption einer größeren oder kleineren Menge einer medikamentösen Substanz handeln kann, sondern — wie beim Riechen — um eine Art Induktionswirkung, einen Vorgang, den wir ja aus der Elektrodynamik kennen, der aber ganz anderen Gesetzen unterworfen ist als ein materieller Prozeß. So ist eine Energie, z. B. ein elektrischer Strom, im ganzen Bereich des leitenden Vehikulums in gleicher Stärke vorhanden, ganz gleich ob dieses Vehikulum ein 10 cm dickes Kupferkabel oder ein nur 0,1 mm dicker Aluminiumdraht ist, d. h. welche leitende Substanz auch immer es ist und in welcher Form und Menge dieselbe auch besteht, das Potential teilt sich von der Stromquelle diesem ganzen Leitsystem bis in seine feinsten Verzweigungen in gleicher Weise mit. So ungefähr müßten wir uns die Verhältnisse in den homöopathischen Potenzen vorstellen.

Es ist ja auch so — und diesen Versuch haben ich schon dutzende Male gemacht —, daß die Kügelchen, z. B. die nach der LM-Methode hergestellten Globuli, gar nicht erst im Lösungsmittel aufgelöst werden müssen, weil sie schon durch das Hineinbringen in die Flüssigkeit dieser augenblicklich die Eigenschaften der Potenz mitteilen, so daß man also mit der Füssigkeit therapieren kann, bevor das Kügelchen aufgelöst ist.

Was man also dosieren kann, ist höchstens dieses energiegeladene Lösungsmittel. Für denjenigen, der die vorliegenden Ausführungen verstanden hat, muß es selbstverständlich sein, daß die verabreichte Menge dieses Lösungsmittels eine ganz andere Bedeutung hat als dann, wenn wir ein materielles Medikament dosieren, bei dem die Wirkung ungefähr der verabreichten Substanzmenge proportional zu setzen ist. Diese Proportionalität besteht bei der Dosierung der homöopathischen Medikamente nicht, und eine Verabreichung einer noch so großen Menge einer Potenz wird beispielweise den Patienten niemals umbringen, sondern höchstens einige Reaktionen hervorrufen, die, wenn sie eintreten, aber auch schon mit einer viel geringeren Menge zu erzielen sind, wenn auch vielleicht in etwas schwächerem Maße.

Freilich ist die individuelle Bereitschaft des Ansprechens sowohl generell als auch in bezug auf die verschiedenen homöopathischen Potenzen außerordentlich unterschiedlich. Da gibt es Patienten, denen man täglich ein ganzes Fläschchen einer 12. LM *Nux vom.* oder *Calc. carb.* usw. verabreichen könnte, ohne daß sie irgendwelche ernstliche Beschwerden bemerken würden, abgesehen davon, daß das Heilungsbestreben im Körper geweckt wird, der Heilungsvorgang allmählich in Gang kommt und normal weiterschreitet. Daneben gibt es aber andere Patienten, die schon auf Verabreichung von 5 Tropfen desselben Medikamentes in derselben Potenz jedesmal Reaktionserscheinungen zeigen, oft sogar bemerkenswerte Beschwerden oder Verschlimmerungen bekommen, Reaktionen, die erst dann nicht mehr eintreten, wenn man das Quantum ganz bedeutend herabsetzt, etwa auf 1 Tropfen oder mitunter auf noch viel weniger, bzw. indem man nach Vorschrift E 2 (vgl. „Das ABC der Gesundheit"*) vorgeht (Herstellung einer weiteren Verdünnung ohne Schütteln).

Ich habe einen Patienten, der so empfindlich ist, daß er jedes Medikament bei jeder Einnahme durch 15 Gläser Wasser hindurch weiterverdünnen muß. Andernfalls bekommt er heftige, geradezu unerträgliche Reaktionen. Ich hatte seine Klagen über diese Verschlimmerung zuerst nicht ernst genommen; als diese aber strikt nach jeder Einnahme der Potenzen eintraten, nicht aber nach Einnahme des bloßen Lösungsmittels oder von unarzneilichen Kügelchen, mußte ich mich wohl oder übel von der Richtigkeit seiner Angaben überzeugen und ihm raten, das Medikament durch Weiterverdünnung über 1 oder 2 oder noch mehr Gläser Wasser entsprechend abzuschwächen. Das probierte er dann aus und fand dabei heraus, daß er erst von der 15. Weiterverdünnung ohne Schütteln, d. h. ohne Weiterpotenzieren, therapeutischen Gebrauch machen konnte, indem zwar dann noch mitunter Reaktionen auftraten, die nun aber durchaus annehmbar waren.

Die individuelle Empfindlichkeit erstreckt sich demnach über einen außerordentlich weiten Bereich. Viele Patienten sind für fast alle Medikamente

* „ABC der Gesundheit", Dr. med. Voegeli, Haug-Verlag.

außerordentlich empfindlich, andere nur für einige, während ihre Empfindlichkeit für die meisten Medikamente ungefähr normal ist. Eine dritte Gruppe hingegen ist durch eine außerordentlich geringe Ansprechbarkeit charakterisiert, und bei einer vierten Gruppe von Patienten scheinen die homöopathischen Potenzen überhaupt keine Wirkung zu haben, indem weder Reaktionen auftreten noch deutliche Heilvorgänge ausgelöst werden, so daß also diese vierte Gruppe der Homöopathie gegenüber refraktär zu sein scheint. Glücklicherweise handelt es sich nur um einen geringen Prozentsatz, der nach meinen Erfahrungen unter 0,5 % liegt. Es steht nach meinen Erfahrungen aber außer Zweifel, daß es solche Menschen gibt.

Die Verschiedenheit in der Ansprechbarkeit bringt es selbstverständlich mit sich, daß es sehr schwierig ist, für die Dosierung feststehende Grundsätze aufzustellen, weil ja stets zwei Faktoren, welche uns von vornherein unbekannt sind, den Effekt des Medikamentes bestimmen: die Ansprechbarkeit des Patienten und der eventuell notwendige Abschwächungsfaktor, der sich aus der Verminderung der Medikamentenmenge ergibt und der der Quantitätsverminderung weder proportional, noch konstant ist. Wir müssen also dem homöopathischen Arzt den denkbar größten Spielraum in der Dosierung zugestehen. Jeder muß da seine Erfahrungen selbst machen. Mit zunehmender Erfahrung wird sein Gefühl dafür immer feiner werden, so daß er schließlich in 9 von 10 Fällen den richtigen Verabreichungsmodus gleich von vornherein errät.

Obgleich dem Ermessen hier eine breite Basis eingeräumt werden muß, gibt es dennoch gewisse Grundsätze, die allgemeine Gültigkeit haben und sorgfältig beachtet werden müssen. Diese sind jedoch je nach der Herstellungsart der Potenzen außerordentlich verschieden, was im folgenden erörtert wird.

Rationelles Vorgehen bei der Dosierung

1. Tiefpotenzen bis etwa zur 12. Dezimale

In diesem Bereich ist die therapeutische Wirkung verhältnismäßig schwach. Darauf beruht wohl die Tatsache, daß man das Medikament in diesen Potenzen fast in jeder beliebigen Menge flüssig oder auch fest geben und sozusagen nach Belieben wiederholen kann. Man kann also von diesen Potenzen sowohl dreimal pro Tag 2 Tabl. geben als auch mit 1 Tropfen der Potenz 200 Streukügelchen befeuchten und davon täglich eins verabreichen. Ferner kann man diese Tiefpotenzen auch in flüssiger Form verabreichen, das Medikament bei jedem Einnehmen erneut schütteln lassen, was zur Folge hat, daß die Potenz von einer Dosis zur andern etwas verändert wird.

Wie man auch vorgeht, man wird feststellen, daß es bei dieser Dosierung nicht so sehr darauf ankommt, welche Verabreichungsform und welche Quantität man gewählt hat. Bemerkenswerte Reaktionen werden sich nicht einstellen. Wenn der Fall für diese Potenz geeignet ist, so wird auch der Heilungsvorgang in Gang kommen, ohne daß man wesentliche Unterschiede zwischen den verschiedenen Verabreichungsmodis und Dosierungen feststellen könnte.

Hahnemann hat uns über die Dosierung dieser Tiefpotenzen keine weiteren Angaben hinterlassen, da er sie, abgesehen von seinen ersten Fällen, praktisch kaum mehr angewandt hat.

Dennoch stehe ich nicht an, sie bei akuten Krankheiten als wirksam zu bezeichnen, obwohl ich aus zahlreichen Gründen fast stets die viel höheren Potenzen bevorzuge.

2. Mittlere und Hochpotenzen

Ganz anders steht es nun mit den höheren Centesimal-Potenzen HAHNEMANNS, also etwa von der 12. bis zur 30., von denen die Hochpotenzhomöopathen eigentlich nur die 30., entsprechend der Empfehlung Hahnemanns, anwenden.

Hier muß erwähnt werden, daß ja bis vor kurzer Zeit viel höhere, nach dem Hahnemannschen Verfahren hergestellte Potenzen überhaupt nicht erhältlich waren. Erst in letzter Zeit stellen einige Firmen, besonders Nelson in London, solche Potenzen bis zur 10 000. C her.

Für noch höhere Potenzen benützt man in der Regel die Korsakoffschen, bei denen die Verdünnung etwas hinter der Potenzierung nachhinkt, allerdings sicher nicht in so erheblichem Maße, wie es einige Homöopathen, ganz willkürlich und ohne einen Beweis liefern zu können, behaupten. Da das Schwergewicht in der durch Reiben und Schütteln in stets neuem Vehikel bedingten Potenzierung liegt, während die Verdünnung als solche nur ein nebensächlicher Faktor ist, dürften zwischen den Potenzen nach Hahnemann und denen nach Korsakoff keine wesentlichen Unterschiede bestehen, was auch durch eine 150-jährige Erfahrung bewiesen zu sein scheint. Deshalb können wir diese beiden Potenzarten ohne weiteres gemeinsam besprechen.

Für diese Potenzen hat Hahnemann ganz bestimmte Vorschriften gegeben, nämlich, daß man sie nur einmal verabreichen darf, d. h., daß jede Wiederholung unstatthaft ist. Hahnemann behauptet nämlich, daß seine 30. (und seine höheren) Potenzen, ein einziges Mal angewandt, im Organismus während längerer Zeit Reaktionen herbeiführten — also Heilreaktionen bei richtiger Wahl des Medikamentes —, und daß bei einmaliger Anwendung des Mittels nach kürzerer oder längerer Zeit ohne jedes weitere Hinzutun das Maximum an Heilwirkung erreicht werde, zu der das betreffende Heilmittel in diesem bestimmten Falle fähig sei. Jede Wiederholung der Dosis während des Ablaufs dieser Reaktionen bedeute nichts anderes als ein Störung und Verminderung der Heilkraft des Mittels. Sei der einmal in Gang gesetzte Heilungsprozeß zum Stehen gekommen, dann sei auch von diesem Mittel nichts weiteres mehr zu erwarten. Deshalb sei eine Wiederholung vollkommen sinnlos, ja sogar schädlich. Hätte der Heilungsvorgang aber nicht zu einem befriedigenden Ergebnis geführt, so müsse man nicht dasselbe Mittel nochmals wiederholen, sondern einen neuen Befund aufnehmen, der dann in der Regel eine gewisse Veränderung des Bildes ergebe, worauf man nur das diesem veränderten Befinden entsprechende neue homöopathische Heilmittel geben müsse, das dann, wieder in einmaliger Dosis verabreicht, ebenfalls das Maximum seiner therapeutischen Wirkung entfalte.

Die Zeiten, während deren nun ein solches Mittel wirksam sei, seien allerdings ziemlich verschieden, was einesteils vom Mittel, andernteils von der Heftigkeit der Erkrankung abhänge. So wirke beispielsweise *Aconit* in sehr akuten Krankheiten nur einige Stunden oder höchstens 1 Tag lang. In dieser kurzen Zeit bringe es jedoch in der Regel eine so kräftige therapeutische Wirkung hervor, daß der Fall dann ohne weiteres in Heilung übergehe. Bei anderen Mitteln hingegen aus der pflanzlichen Gruppe — so erklären Hahnemann und Jahr — sei die Wirkung eine bedeutend längere. So sei beispielsweise bei *Nux vomica, Ignatia* usw. eine Wirkungsdauer von 2 bis 4 Wochen zu erwarten. Während dieses Zeitraumes müsse man die Mittel auswirken lassen, oft sogar noch bedeutend darüber hinaus. Diesen Standpunkt hat Hahnemann auch noch in seinem Werk über die chronischen Krankheiten vertreten, wobei aber zu bemerken ist, daß bei den chronischen Krankheiten, bei denen die Reaktionsabläufe viel langsamer stattfinden, die Wirkungsdauer der Mittel bedeutend länger ist, insbesondere wenn man Medikamente der antipsorischen, antisykotischen oder antisyphilitischen Gruppe anwendet, d. h. die eigentliche chronische Diathese in Angriff nimmt.

Für diese Mittel gibt HAHNEMANN eine Wirkungsdauer von mindestens 40 Tagen an. Andere sind sogar noch viel weiter gegangen, so z. B. LUTZE, der schreibt, daß Versager in chronischen Fällen fast ausschließlich darauf zurückzuführen seien, daß man die Potenzen nicht lange genug auswirken lasse, und daß er durch die unbefriedigenden Erfahrungen gelernt habe, diese mindestens 4 bis 6 Monate und noch länger ohne irgenwelche Wiederholung der Dosis wirken zu lassen. Er bringt hierfür in der Kasuistik auch mehrere schlagende Beispiele.

So nachdrücklich Hahnemann fast in allen seinen Schriften auf diesem Punkte beharrt hat, scheinen ihm aber doch Fälle vorgekommen zu sein, in denen der Heilungsprozeß bei chronischen Krankheiten nicht hinreichend lange befriedigende Fortschritte gemacht hat, sondern vielmehr schon nach 8 oder 10 Tagen zum Stillstand gekommen sein muß, ohne daß für die in diesem letzten Zeitpunkt vorliegende Symptomatologie sich ein anderes mehr homöopathisches Heilmittel abgezeichnet hätte.

Was aber tun, wenn in diesen Ausnahmefällen trotz nicht mehr weiterschreitender Besserung immer noch dasselbe Mittel angezeigt bleibt?

Hierüber spricht sich HAHNEMANN aus im ,, Repertorium von Bönninghausen '', wo er empfiehlt, in solchen Fällen durch Geben eines Zwischenmittels — meist pflanzlicher Natur — den Organismus, der niemals geneigt sei, zum zweiten Male nochmals das gleiche Mittel zu akzeptieren, wieder für die Aufnahme dieses Mittels bereitwilliger zu stimmen. Einige Tage (6 — 14) nach Verabreichung dieses Zwischenmittels, wofür er *Nux vomica, Pulsatilla, Mercurius* usw. je nach der Symptomatik des Falles empfiehlt, gab er dann zum zweiten Mal eine 30. Potenz des vorherigen chronischen Mittels und behauptet, daß bei Anwendung dieses ,,Kniffes'' der Heilungsvorgang 2, 3 und sogar mehrmals wieder angekurbelt werden

könne, was ohne Zwischengabe einer sensibilisierenden Hilfsarznei nicht möglich sei.
Meine Erfahrungen decken sich in allen Teilen mit denen Hahnemanns. Ich kann das oben Angeführte nur bestätigen mit der Erweiterung, daß wir allerdings mit den Korsakoff-Potenzen in der Lage sind, weit höhere Potenzstufen als mit den Hahnemannschen Centesimalen zu wählen, mit denen es gelingt, den ins Stocken gekommenen Heilungsvorgang durch eine erneute Gabe desselben Mittels, aber in bedeutend höherer Potenz, auch ohne Gabe eines Zwischenmittels wieder in Gang zu bringen. Die Wirksamkeit der 2., 3. oder 4. Gabe usw. kann aber oft noch dadurch erhöht werden, daß man — wie es schon Hahnemann vorschlägt — zwischen den verschiedenen Gaben des gleichen Mittels in steigender Potenz gelegentlich noch Zwischenmittel pflanzlicher Natur einschaltet, ein Verfahren, das sich mir häufig bewährt hat. Man wird in diesem Falle etwa so vorgehen, daß man zuerst die 30., beim Stillstehen des Heilvorganges die 200., beim 2. Stillstehen die 1000. und schließlich eventuell noch die 10000. Potenz des gleichen Mittels verordnet, in torpideren Fällen unter Einschaltung eines Zwischenmittels.
Die Zeit, die durschnittlich verstreicht, bis der Heilungsvorgang ins Stocken gerät, ist natürlich nach der Akuität der Krankheit, nach der Empfindlichkeit des Patienten und nach der Homöopathizität des gewählten Mittels außerordentlich verschieden. Sie kann von einigen Stunden bis zu einigen Monaten schwanken. Im allgemeinen ist sie bei den pflanzlichen Mitteln kürzer, bei den mineralischen Mitteln, Metallen, sykotischen und antisyphilitischen Heilmitteln bedeutend länger, bei welchen streng darauf geachtet werden muß, daß das neue Mittel nicht eher gegeben wird, bis die Wirkung des ersten vollständig abgeklungen ist, was sich durch das Wiederauftreten einiger bereits verschwunden gewesener Krankheitssymptome — wenn auch in schwächerer Intensität — kundgibt. Auf diesen Grundsatz legt Hahnemann das größte Gewicht, und sozuzsagen alle bedeutenden Homöopathen haben dies seit 150 Jahren bestätigt. Als Durchschnittswirkungsdauer bei chronischen Krankheiten kann man für die 30. Potenz 3—6 Wochen angeben, für die 200. 6—8 Wochen, für die 1000. 8—12 Wochen usw. Dabei muß allerdings die Einschränkung gemacht werden, daß diese Zeiten beträchtlich variieren. Sie können etwas kürzer, häufig aber auch viel länger sein, und die Fälle sind nicht selten, wo ein einziges Mittel, ein einziges Mal gegeben, während 6, 8, und 10 Monaten den Hei-

lungsvorgang aufrecht erhält, so daß zum Schluß eine vollständige und dauerhafte Heilung eintritt, ohne daß der Arzt irgend etwas weiteres hätte geben müssen. Dies habe ich selbst in zahlreichen Fällen erfahren.

Dem Schulmediziner oder dem Anfänger in der Homöopathie werden solche Behauptungen schwer eingehen. Dies deswegen, weil er von seinen substantiellen Arzneimitteln, die nur auf den Chemismus der Zellen wirken, nur ganz kurzdauernde Wirkungen gewohnt ist. Das homöopathische Mittel hingegen, das auf die dem Chemismus übergeordneten Vitalströme und Vitalpotentiale wirkt, ist mit einer Weichenstellung zu vergleichen, die, einmal ausgeführt, bewirkt, daß nun die Vitalreaktionen in der neuen, therapeutisch beabsichtigten Richtung ablaufen, u. zw. während sehr langer Zeit, vielleicht sogar in nicht wenigen Fällen dauernd oder wenigstens so lange, bis man durch eine neue Weichenstellung (neues Mittel) den Impulsen der Lebenskraft wieder eine andere Richtung gibt, woraus schon hervorgeht, daß man das eben nicht machen soll, solange der Heilungsvorgang noch vorwärtsschreitet.

Trotz mehrfacher Behauptungen von der Unstatthaftigkeit der Mittelwiederholung scheint es aber, wie gesagt, nicht selten Fälle gegeben zu haben, in denen HAHNEMANNS Vorgehen den Heilungsvorgang doch nicht zum Abschluß bringen konnte. Dies geht beispielsweise aus der Modifikation hervor, die in dem oben genannten ,,Repertorium von Bönninghausen'' erschienen ist. Aus diesem Grunde sah sich Hahnemann offenbar gezwungen, nach Mitteln und Wegen zu suchen, um den Heilvorgang auch in Fällen, in denen der Organismus hierzu nicht disponiert zu sein scheint, voranzutreiben. Nach den nur mäßigen Ergebnissen bei Versuchen mit der 30. Potenz kam er dann schließlich dazu, die Quinquagintamillesimal-Potenzen auszuarbeiten, bei denen das Mittel von einer Stufe zur anderen noch viel höher verdünnt und potenziert wird und zudem in flüssiger Form zur Verabreichung gelangt. Man muß das Mittel bei jeder Verabreichung erneut schütteln und dadurch seine Potenzhöhe etwas verändern. Hahnemann gibt an, daß auf diese Weise eine Dosenwiederholung möglich sei, so daß man auch refraktäre Fälle, die mit seiner Standardmethode nicht zu heilen seien, erfolgreich behandeln könne.

3. **LM-Potenzen** (Fünfzigtausender Potenzen)

Diese noch von Hahnemann in seinem zweitletzten Lebensjahr konzipierten Potenzen sind charakterisiert durch eine geradezu astronomische Verdünnung, welche hier in zwei Operationen durchgeführt wird und statt wie bisher 1:100 nunmehr 1:50 000 beträgt. Als Kompensation wird nun aber viel stärker dynamisiert, d. h. jeweils mit 100 Schüttelschlägen statt, wie vorher, nur mit 10.

Die Erfahrung hat Hahnemann nämlich dahin belehrt, daß die Kraftentwicklung durch die Anzahl der Schüttelschläge bestimmt wird, während die Verdünnung nur sekundäre Bedeutung hat, indem durch sie Zwischenprodukte, die während des Verfahrens entstehen, d. h. die niedrigen Potenzen, ausgeschieden werden.

Diese Potenzen werden, im Gegensatz zu den früheren, nicht in Form von Kügelchen abgegeben, sondern in flüssiger Form, was den Vorteil hat, daß man diese Potenzen vor jeder Einnahme durch einige Schüttelschläge etwas höher potenzieren kann, also nie zweimal die gleiche Potenzhöhe einnimmt.

Unter dieser Bedingung, so schreibt Hahnemann, können die Potenzen wiederholt gegeben werden, was dann ein Vorteil ist, wenn die Krankheit besonders hartnäckig ist oder wenn durch äußere Umstände wie Pollution, Nahrungseinflüsse und andere nachteilige Gewohnheiten die Wirkung der Potenzen beeinträchtigt wird.

Die über 30jährige Erfahrung mit diesen Potenzen hat mir ihre Überlegenheit über alle bisherigen Potenzen in der heutigen Zeit bestätigt, wo besonders durch die Pollution mit unzähligen Giften häufig eine Abschwächung der Potenzwirkung in Kauf genommen werden muß. Es muß aber eingeräumt werden, daß nicht alle Krankheiten besser auf die LM Potenzen reagieren, sondern daß es Ausnahmen von dieser Regel gibt, so z. B. die Sinusitiden (Nebenhöhlenerkrankungen), die besser auf die hohen Korsakoffpotenzen ansprechen und in vielen Fällen auch die psychischen Erkrankungen wie Depressionen, Charakterfehler, Süchte und sexuelle Anomalien, bei denen ebenfalls die hohen Korsakoffpotenzen bessere Resultate zeigten.

Es wurde schon viel über diese Potenzen geschrieben, beispielsweise die Namengebung und die römische Schreibweise kritisiert; doch sind dies Detailfragen, die nichts mit der Sache zu tun haben, weshalb ich das Thema in dieser Arbeit übergehe.

Die Dosierung ist folgende: Man beginnt in der Regel mit einer niedrigen LM-Potenz, meist mit der 12. LM und macht damit eine Kur von drei Wochen, wobei man in der ersten Woche die Potenz 3 Mal einnimmt und zwar jedesmal 3 Tropfen in etwas Wasser, in der zweiten Woche noch zwei Mal 4 Tropfen und in der dritten Woche nur noch einmal 5 Tropfen. Tritt wesentliche Besserung einer chronischen Krankheit ein, doch ohne vollständige Heilung, geht man zu höheren Potenzen über, beispielsweise zur 18. LM, wobei man in gleicher Weise verfährt. Geht die Besserung weiter, ohne zur völligen Heilung zu führen, verordnet man die 30. LM und allenfalls eine noch höhere Potenz, die heute auf dem Markt zur 90. LM erhältlich sind.

Dies gilt für die chronischen Krnkheiten. Bei den akuten Krankheiten gibt man die 6. oder 12. LM, anfänglich jede Stunde, dann 2 Mal täglich und hört damit auf, sobald sich eine erhebliche Besserung zeigt; die völlige Heilung tritt dann ohne weiteres ein, ohne daß man weiterhin das Mittel geben muß.

Diese Angaben betreffen natürlich nur Durchschnittsfälle und es muß betont werden, daß sowohl die Häufigkeit der Einverleibung als auch die Anzahl der Tropfen der Ansprechbarkeit des Patienten angepaßt werden muß und daher in beträchtlichen Grenzen variieren kann.

Dies alles ist in meinem „ABC" angegeben, weshalb ich es hier übergehe und auf die obige Broschüre verweise, die jeder Patient besitzen sollte, der sich einer homöopathischen Behandlung unterzieht, da sie ihn über alles aufklärt, was er wissen sollte, so das Resultat der Behandlung verbessert und die Kur bedeutend abkürzt, weil er sie dadurch korrekt durchführen kann.

Die Dosierung ist eine Ermessensfrage, die schon Hahnemann als solche erkannt hat. Das ist der Grund, warum er in der Dosierung dem Arzt einen weiten Spielraum läßt, während er in allen anderen Punkten strenge Beobachtung der von ihm für die Homöopathie auf Grund der Beobachtung erkannten Prinzipien verlangt.

Eines dieser Prinzipien ist die Forderung, nur die unbedingt notwendige Menge des Heilmittels zu geben und sofort mit der Einnahme aufzuhören, sobald eine kräftige Wirkung eintritt. Gegen diesen Grundsatz wird am meisten verstoßen, indem auch die LM Potenzen viel zu häufig gegeben werden, dies immer wieder aus dem gleichen Grunde, weil die meisten Homöopathen nicht vollständig umdenken können und glauben, daß die Potenzen in gleicher Weise gegeben werden müßten wie die allopathischen chemischen Mittel, die nur kurzzeitig wirksam sind. Das ist ein Irrtum, denn jede homöopathische Dosis wirkt tage-, wochen-, ja meist monatelang und muß daher im Prinzip nur wiederholt werden, wenn Abschwächungsfaktoren, wie die oben genannten, wirksam sind oder bei ganz besonders hartnäckigen Leiden, bei denen der menschliche Organismus infolge der Erschöpfung nur schwach reagiert.

Durch zu hohe Dosierung und zu häufige Verabreichung der LM-Potenzen wird der Heilerfolg beeinträchtigt, er kann sogar in sein Gegenteil verkehrt werden, das heißt zu einer Verschlimmerung führen. Leider wird dieser Fehler häufig begangen, so daß ich meinen Patienten immer sage: Man kann nie zu wenig geben: denn das kann mitunter die Kur etwas verlängern, aber nie schaden. Zu viel hingegen ist schädlich und kann geradezu den Erfolg in Frage stellen.

Warum gibt es in der Homöopathie Sekundenheilungen, während die Heilung in anderen Fällen Wochen, Monate, ja gar Jahre beanspruchen kann?

Vor langen Jahren fand ein Kongreß statt, der zum Teil der Behandlung akuter, lebensgefährlicher Zwischenfälle gewidmet war, bei denen bekanntlich die Wirkung sehr rasch eintreten muß; andernfalls droht Lebensgefahr. Nachher stellte mir ein Kollege, der sich vorwiegend mit Diät abgibt, doch mehr als Ergänzung auch homöopathische Mittel verordnet, die Frage, wieso bei den vorgetragenen Beispielen die Heilung in Sekunden eingetreten sei, während oft in Monaten nur geringe Fortschritte festgestellt würden bei Patienten, die er gelegentlich reinen klassischen Homöopathen zur Behandlung überweise? Eine gewisse Ungehaltenheit und Ungläubigkeit war seinen Worten anzumerken.

Da muß ich zunächst einfügen, daß meines Erachtens lebensgefährliche Zwischenfälle nicht dem eigentlichen Behandlungsgebiet der Homöopathie angehören, da es sich hier nicht um Heilungen, sondern um Überbrückung eines gefährlichen Zustandes handelt, was zwar mitunter mit Homöopathie erfolgreich geschehen kann, wo aber die Schulmedizin unzweifelhaft Meisterin ist, indem sie in den schwierigsten Situationen die lebenswichtigen Funktionen künstlich aufrechterhalten kann, bis eben die Gefahr durch das Heilstreben der Natur überwunden ist. Bei der Homöopathie hingegen hängt die Rettung des Patienten ganz und gar von der richtigen Mittelwahl ab, die kein Homöopath, er sei noch so erfahren, auf Anhieb garantieren kann. So können möglicherweise Mißerfolge eintreten mit katastrophalen Folgen. Im Grunde handelt es sich in solchen Fällen gar nicht um Krankheiten, sondern um Krankheitsfolgen, welche therapeutisch Unfällen gleichzustellen sind.

Als Beispiel diene der Herzinfarkt: Die Loslösung eines Embolus in einem Gefäß und die Verstopfung einer Lungenarterie oder eines Koronargefäßes kann plötzlichen Tod nach sich ziehen infolge der Schockwirkung. Hier müssen also nur die Atmung und die Herzaktion sichergestellt werden, bis die Schockwirkung abgeklungen und die Gefahr vorerst gebannt ist. Hingegen wird durch diese Behandlung des Schocks die eigentliche Krankheit nicht berührt, die in einer Veränderung des Blutes (Vermehrung der Gerinnungsfähigkeit) besteht, was häufig durch einen kryptogenen Infektionsherd bedingt ist, so daß sich also der Herzinfarkt jederzeit wiederholen kann. Diese Ursachen des Herzinfarktes sind die eigentlichen Krankheiten; sie sind der homöopathischen Behandlung zugänglich. Hier ist der Homöopath der Schulmedizin weit überlegen, indem er diese Krankheiten heilen kann, nicht aber im Falle des Herzinfarktes, d. h. des Zwischenfalles selbst. Deshalb habe ich auch in meinem Buch über Kreislauferkrankungen den Herzinfarkt nicht angeführt, nicht, weil ich es vergaß, sondern aus wohlüberlegter Absicht.

Hingegen kommen Sekundenheilungen bei Homöopathie unstreitig vor, ja sogar solche, die in einem Bruchteil von Sekunden erfolgen können. Einige Beispiele: 1. Fall: Patient R. V. 46 Jahre. Seit zwei Wochen scheußliche Schmerzen im Rektum, die auf alle Analgetica nicht gemildert werden und dem Patienten den Schlaf rauben. Nach erfolglosen anderen Versuchen suchte er mich auf und ich gab ihm in der Sprechstunde eine Dosis *Nux vomica* 200 (selbstverständlich als Zentesimalpotenzen, wie auch in allen folgenden Fällen). Die Indikationen waren: Reisender auf Wein und Aperitive, der den ganzen Tag mit Kunden trinken mußte und schon mehrmals wegen zwei und mehr Promille Alkohol im Blut am Steuer seines Autos ertappt worden war und einige Tage abgesessen hatte, dies obwohl er gegen Alkohol so resistent war, daß man ihm auch bei 3 % noch nichts anmerkte. Ferner von Natur aus zornmütig, obwohl auch dieses Symptom wegen der notwendigen Beherrschung nur anamnestisch festzustellen war. Des weiteren: Anfälligkeit bei Kälte (Bronchitiden) und Schlaflosigkeit zwischen vier und fünf Uhr morgens mit nachherigem Schlaf und Morgenmüdigkeit.

Noch während der Konsultation linderten sich die Beschwerden und verschwanden auf der Heimfahrt vollständig, so daß mir der Patient am folgenden Tage die Schmerzfreiheit telefonisch bestätigte. Seit zwanzig Jahren sind sie nie mehr aufgetreten.

2. Fall: Der Fall meines Zahnarztes, der seit der 6. Lebenswoche an Durchfall litt und seit mehreren Monaten zehn bis 15 Entleerungen in 24 Stunden hatte, dies obwohl er täglich neunmal Bismuth, Enteroform und Morphium einnahm. Eine einzige Dosis Arsenic alb. 200 heilte ihn innerhalb einer Viertelstunde und seit ebenfalls etwa 20 Jahren ist er geheilt geblieben. (Hier trat nach Einnahme eines anderen homöopathischen Medikaments einmal ein Rückfall auf, der aber nach einer zweiten Dosis Arsenic 200 sofort völligem Wohlbefinden Platz machte).

3. Fall: Ischiaspatient mit rasenden Schmerzen, seit 6 Monaten vergeblich und ohne jede Wirkung mit Analgeticis behandelt. Es wurde ein kleines Reagenzgläschen mit 3 Kügelchen Carb. acid. beschickt und der Patient angewiesen mit jedem Nasenloch drei Mal abwechselnd die Emanation einzuziehen. Kaum hatte er es einmal getan, als sich seine schmerzverzerrten Züge aufhellten und er ausrief: „Träume oder wache ich, ich spüre nichts mehr!" Nach drei Wochen wieder leichtes Kribbeln im befallenen Bein, das auf Carb. acid. 200 sofort verschwand. Seither, seit mehr als 15 Jahren, geheilt.

4. Fall: In Davos in den Ferien plazierte mich die Hotelbesitzerin an denselben Tisch mit einem belgischen Arzt, offenbar in der Meinung, daß sich Ärzte besonders gut miteinander vertrügen. Es kam bald zu Diskussionen über die Homöopathie, wobei mir der Kollege aufs heftigste widersprach. Als die Besitzerin zufällig beim Nachtessen an unserm Tisch vorbeiging, meinte sie: „Da wäre ich vielleicht ein guter Fall, um zu entscheiden, wer von den Herren Recht hat; ich leide nämlich seit über 40 Jahren an ständigem aufreibendem Kopfweh und bin schon von allen hiesigen Koryphäen behandelt worden, habe auch bereits drei mehrwöchige Klinikaufenthalte

in Zürich, Chur und Davos gemacht mit Untersuchungen aller meiner Säfte und Organe, alles ohne das geringste Ergebnis in diagnostischer und therapeutischer Hinsicht." Auf Befragung (sehr empfindlich, Kummer im stillen, Verschlimmerung durch Wärme und längere geistige Arbeit) gab ich *Pulsatilla* 30. Nach 15 Minuten erschien die Patientin wieder mit dem Bescheid, daß sich nichts geändert habe. Mein Kollege triumphierte!

Nun untersuchte ich genauer: Das Kopfweh wurde durch Druck erheblich gemildert und es ergab sich, daß es nicht die Zimmerwärme war, welche verschlimmerte, sondern mehr die strahlende Wärme eines Ofens oder Heizkörpers. Ferner hatte sie starkes Verlangen nach Zuckerwaren. Also gab ich ihr Arg. nitr. 30, zwei Kügelchen aus meiner Reiseapotheke. Kaum hatte sie sich umgewandt, um hinauszugehen, kam sie zurück mit der Mitteilung, daß das Kopfweh verschwunden sei, und am Ende des Essens kam sie nochmals mit derselben Mitteilung. Nun wollte sie das Röhrchen haben mit den „Zauberkügelchen", ein Verlangen, das ich aber abschlug. Sie ging wieder hinaus und kam alsbald mit einer 100 Frankennote zurück, welche sie mir für die Kügelchen offerierte. Ich belehrte sie dahin, daß sie möglicherweise geheilt sei, mich aber telefonisch aufrufen könne, wenn ein Rückfall eintreten würde, daß ich aber die Kügelchen um keinen Preis verkaufe. Nach sechs Monaten erhielt ich einen Brief, worin sie mir mitteilte, daß sie seither nie mehr Kopfweh bekommen habe.

5. Fall: Selbstbeobachtung: Ich hatte eben ein Buch vollendet und dasselbe hauptsächlich in den Nachtstunden schreiben müssen. Kurz darauf stellte sich ein lästiges Kopfweh ein, das zwar nicht sehr stark war, mich aber doch empfindlich beeinträchtigte, da wir schwachen Männer bekanntlich, im Gegensatz zu den Frauen, solche Beeinträchtigungen sehr schlecht vertragen.

Noch Anfänger in der Homöopathie und mangels wahlanzeigender Symptome und aus Zeitmangel verschob ich die Behandlung auf die Winterferien. Das Kopfweh blieb mir treu, bis wir nach zwei Monaten in die Ferien fuhren. Dort machte ich täglich mit meinen Kindern eine Skitour, ständig sowohl im Freien als auch zu Hause an Kopfweh leidend. Nach der Heimkehr gegen 16 Uhr ruhte ich mich im Liegestuhl aus, nahm meine Reiseapotheke und suchte mir das mir passendst scheinende Mittel unter dem Buchstaben A aus, also Aconit, aber ohne Erfolg. Nach einer halben Stunde nahm ich Arg. nitr., ebenso vergeblich. Am nächsten Tag kam der

Buchstabe B dran, ebenfalls mit zwei Mitteln. Umsonst. So kam ich etwa am 10. Tage zum Buchstaben P und immer war dasselbe Kopfweh noch da ohne jede Milderung. Phosphor blieb auch ohne Wirkung. Nun befanden sich unter diesem Buchstaben noch weitere drei Mittel: Pyrogenium, Platina und Pulsatilla. Welches also geben? Fieber hatte ich keines, gerade stolz bin ich auch nicht, nahm also Pulsatilla, auch dieses ohne Überzeugung, weil ich meinte, keine Pulsatillanatur zu sein.

Kaum hatte ich die zwei Kügelchen im Munde, war das Kopfweh wie weggeblasen und ist seither; es sind wohl über 35 Jahre vergangen, nie mehr aufgetreten. Warum denn Pulsatilla? Das erfuhr ich später, als ich in Hahnemanns Arzneimittellehre las, daß *PULSATILLA* bei Kopfweh angezeigt sei, das nach starker und langer geistiger Anstrengung auftrete. Hätte ich das vorher gewußt, so wären mir die zahlreichen vergeblichen Versuche mit erfolglosen Mitteln erspart worden. Schließlich entdeckte ich bei mir doch einige typische Pulsatillasymptome. Ich vertrug seit meiner Geburt das Fett schlecht, das warme Zimmer war mir ein Greuel, die frische Luft hingegen eine Notwendigkeit. Und trotz meiner extravertierten und eher heftigen Natur, war ich in gewissen Lagen viel weicheren Gemütes, als es auf den ersten Blick den Anschein hatte. So konnte man mir mit Gewalt absolut nichts beibringen; ich hätte mich lieber zerreißen lassen, als nachzugeben. Hingegen brach Liebe und Verständnis in mir den Widerstand sofort, wenn ich fühlte, daß es wohl gemeint war. Auch konnte ich meinem größten Feinde sofort und ohne jede Mühe verzeihen, wenn ich fühlte, daß er es mit der Versöhnung ernst meinte, alles typische Pulsatillasymptome, die bei mir infolge entgegengesetzter Eigenschaften in den Hintergrund traten. Aus dieser Beobachtung habe ich sehr viel gelernt.

Nebenbei bemerkt, geht aus allen Beobachtungen hervor, wie unsinnig es ist (und wie wenig viele Apotheker und Homöopathen von der Homöopathie verstehen), den Patienten ganze Fläschchen voll Kügelchen eines Mittels auszuhändigen, Quantitäten, die ausreichen würden, um bei richtiger Mittelwahl eine ganze Armee von Kranken 50 Jahre lang zu verarzten. In dieser Überdosierung immunisieren die Patienten eher gegen das betreffende Mittel, als daß sie geheilt werden. Wenn das Medikament hingegen keine Wirkung tut, ist dies der Beweis, wie schlecht verordnet wird.

Die Beispiele von Sekundenheilungen könnte ich leicht um einige Dutzende vermehren, doch gebe ich ohne weiteres zu, daß sie nicht die Regel ausmachen, sondern nur etwa 5 % aller Fälle. Dies ändert aber an der Tatsache, daß sie vorkommen, nichts. Anders gelagerte Krankheitsfälle, wie Schnupfen, Halsentzündungen benötigen zur Heilung meist ein bis drei Tage, andere einige Wochen, weitere ein bis zwei Jahre und schließlich gibt es auch solche, bei denen eine vollständige Heilung nicht zu erzielen ist.

Die Zahl meiner Patienten, die nie ganz von ihren Gesundheitsstörungen befreit wurden, ist zugegebenermaßen nicht unbedeutend; ich schätze sie auf 15 bis 20 %. Hier handelt es sich aber fast stets um Patienten, die bereits das 40. Lebensjahr überschritten haben, bei welchen ihr Leiden trotz jahre- oder jahrzehntelanger Behandlung nicht ausheilte, sondern sich stets verschlimmerte, oft mir irreversiblen Gewebsveränderungen.

Wenn ich mir die Frage stelle, ob hier die Homöopathie versagt habe oder nicht, kann ich sagen, daß auch hier eine positive Wirkung vorliegt. Viele dieser Patienten kommen bereits seit 30 bis 35 Jahren drei bis viermal pro Jahr in meine Sprechstunde und sind natürlich um vieles älter geworden, was normalerweise mit einer Verschlimmerung der Leiden oder gar mit dem Ableben einhergeht. Das ist bei den obengenannten nicht der Fall, bei ihnen merkt man nur wenig Spuren des Alters und alle befinden sich in einem wesentlich besseren Zustand als vor Beginn der homöopathischen Behandlung, obwohl einige ein beträchliches Alter erreicht haben.

Neuere, schwerere oder gar bedrohliche Krankheiten haben sich kaum eingestellt und unter 30 000 Patienten, die sich regelmäßig bei mir wegen ihrer Gesundheitsstörungen behandeln ließen, habe ich nur zwei Fälle von Krebs beobachtet. Es mögen mir vielleicht einige Fälle nicht bekannt geworden sein, aber, da diese Patienten mit der Behandlung zufrieden waren, ist doch nicht anzunehmen, daß eine größere Zahl von ihnen ohne Grund zu einem andern Arzt Zuflucht genommen hätte. Selbst, wenn man diese Möglichkeit in Betracht zieht, so scheint die Krebshäufigkeit und auch die Häufigkeit anderer tödlicher Leiden nur einen Bruchteil auszumachen, die normalerweise bei älteren Leuten in Kauf genommen werden müssen. Nicht, daß ich eine besondere Krebsprophylaxe betrieben hätte, sondern es wurden bloß alle Störungen physiologisch richtig behandelt und nicht unterdrückt, was mir der Grund des geringen Auftretens bösartiger Leiden zu sein scheint.

Nun hat der Mensch ein inneres Bedürfnis, sich den Vorgang der Heilung zu erklären. Da muß darauf hingewiesen werden, daß mit den Vorstellungen der Schulmedizin vom Krankheitsgeschehen weder die Sekundenheilungen, noch das lange Ausbleiben der Alterserscheinungen und ebensowenig das relativ seltene Auftreten deletärer Leiden erklärt werden kann. Bekannterweise sucht die Schulmedizin die Krankheitsursachen in den Körpergeweben und -flüssigkeiten, in welchen sie gewisse Veränderungen feststellt wie Konkremente, Geschwülste, Veränderungen der Ausscheidungen, kurz gesagt: in materiellen Veränderungen, die sie mit Namen belegt, die sie als Krankheitsdiagnose ausgibt. Von solchen Feststellungen ausgehend macht sie Hypothesen über die Entstehungsursache, worauf man das bekämpft, was man als Ursache angesprochen hat. Nun bestehen aber für alle Krankheiten zahlreiche Hypothesen, beispielsweise über den Krebs über 170 und über die Hypertonie ebensoviele, zu welchen jedes Jahr noch weitere hinzukommen. Das ist in mehr oder minderem Grade bei allen Krankheiten der Fall, weshalb die Behandlungsmethoden alle paar Jahre wechseln, ja sich oft ins Gegenteil verkehren. Hinzu kommt noch, daß man nach Schätzung unvoreingenommener und maßgebender Ärzte durchschnittlich bei 70 % der Patienten überhaupt keine Veränderungen findet, man mag untersuchen, röntgen, endoskopieren, bioskopieren soviel man will, sodaß bei diesem überwältigenden Kontingent eine zielstrebige Behandlung überhaupt nicht möglich ist, unter keinen Umständen eine kausale, die die Schulmedizin als einzig wissenschaftliche anerkennt.

Ich wiederhole daher absichtlich, weil das für sozusagen alle Leser etwas absolut Neues, nie Gehörtes, in keinem wissenschaftlichen oder populären Buch über Medizin irgendwie auch nur nebenbei Erwähntes, sondern das Gegenteil dessen ist, was in der ganzen wissenschaftlichen und populären Literatur sowie in allen Zeitschriften, auf allen Tagungen und in allen Vorträgen über Medizin behauptet wird und deshalb dem Leser auch schwer eingehen muß, daß die Krankheit kein Zustand, sondern ein Geschehen ist, etwas Dynamisches, nicht etwas Statisches.

Daraus folgt unwiderleglich, daß durch die Bezeichnung einer Organläsion, über das, was die Schulmedizin Diagnose nennt, nichts über den Vorgang ausgesagt wird, dessen Folge die obengenannte Organläsion ist. Ferner folgt daraus ebenfalls mit Sicherheit, daß durch die Bekämpfung oder Entfernung dieser Organläsion die Krankheit, die ihr zu Grunde liegt, nicht im entferntesten beeinflußt wird und deshalb weitere Störungen verursacht, außer wenn sie inzwischen durch die Heilkraft der Natur ausgeheilt wird.

Jeder Krankheitsvorgang besteht aber in Veränderungen der Lebensfunktionen, in anormalem Leben. Was Leben ist, kann jedoch niemand wissenschaftlich feststellen, da es für unsere Sinne, selbst wenn sie mit den kompliziertesten Apparaten ausgestattet sind, unwahrnehmbar ist. An das eigentliche Problem kommt also die Schulmedizin überhaupt nicht heran, und zwar bei allen Krankheiten nicht, selbst bei denjenigen, wo sie irrtümlicherweise glaubt, die Ursache entdeckt zu haben, beispielsweise bei Infektionskrankheiten. Wohl kennt man einen Faktor, der ursächlich an den letzteren beteiligt ist, die Bakterien und Viren. Aber auch hier ist das Problem der Heilung nicht dadurch gelöst, daß man den Erreger vernichtet. Das ist bis heute nur mit den Bakterien möglich, nicht mit den Viren. Die tägliche Erfahrung beweist ebenfalls, daß nach Vernichtung der Bakterien die Krankheit wieder auftreten kann, ja sogar in immer kürzeren Intervallen, wenn immer wieder zur Vernichtungsmethode gegriffen wird, bis sie schließlich zu einem Dauerzustand wird, d. h. ins chronische Stadium übergeht. Die Bakterien sind dann penicillinoresistent geworden und eine Heilung mit schulmedizinischen Methoden ist aussichtslos. Hätte man nie zu Antibioticis gegriffen, sondern die Heilung der Vis medicatrix naturae überlassen, wäre Immunität eingetreten und der Kranke geheilt worden, was durch die Antibiotica verhindert wurde.

Die Erfahrung beweist, daß bei den Infektionskrankheiten die Bakterien nur den auslösenden Faktor, aber nicht die Ursache der Krankheit darstellen. Die eigentliche Ursache besteht in einer vorübergehenden oder konstitutionellen Minderwertigkeit der Abwehrkräfte gegen Krankheitserreger. Diese Minderwertigkeit muß überwunden werden, was gerade durch die Krankheit in leichteren Fällen geschieht, in schwereren, konstitutionellen Fällen vermag es die Homöopathie. Einige prominente Forscher haben das auch erkannt aber nicht richtig interpretiert wie Speransky.*

Die obigen Ausführungen zeigen mit Sicherheit, daß die Schulmedizin, von ganz wenigen Ausnahmen abgesehen, die Krankheitsursachen nicht kennt. Wo bleibt da die sogenannte ursächliche Behandlung?

---

* Speransky: Bakterien sind nicht die Initiatoren, sondern nur die Indikatoren der Krankheit (siehe auch Kapitel 10).

Wir Homöopathen ahnen wenigstens die Krankheitsursache, kennen sie aber ebenfalls nicht, da sie unwahrnehmbar ist. Hingegen können wir ihr zu Leibe rücken, da unsere Methode auf ganz andern Voraussetzungen beruht, nämlich auf dem Ähnlichkeitsgesetz, das uns mit hinreichender Sicherheit die Auswahl des heilbringenden Mittels erlaubt und ferner in den Potenzen Hahnemanns den Heilfaktor besitzt, der dort eingreift, wo die Störung tatsächlich sitzt.

Darüber entscheidet nur der Erfolg und keine theoretische Spekulation kann diesen entkräften. Dieser Erfolg ist von Millionen von Heilungen in Fällen, die jahre- und jahrzehntelang mit allen erdenklichen Methoden erfolglos behandelt wurden, aber auf homöopathische Behandlung prompt mit Heilung reagierten, so klar und deutlich erwiesen, daß es keines weiteren Wortes bedarf, um dies zu bekräftigen. Der Erfolg tritt aber nur ein, wenn genau nach den Anweisungen HAHNEMANNS verfahren wird, d. h. wenn man die wahre klassische Homöopathie ausübt, wozu es allerdings nicht genügt, daß man bloß einen Leitfaden über diese Methode durchgeblättert hat, sondern man muß sie richtig beherrschen und eine hinreichende Erfahrung damit haben, wie das schließlich bei jeder Berufstätigkeit erforderlich ist.

Es ist interessant, daß lange vor Hahnemann ein anderer bedeutender Arzt, PARACELSUS, ebenfalls mit gleichartigen Mitteln, die er auf andere Weise herstellte und ,,Arcana'' nannte, ähnliche Erfolge erzielte, was beweist, daß auch dieser Arzt das Wesen der Krankheit erkannt hatte. Er wurde ähnlich wie Hahnemann nur von den wenigsten seiner Kollegen begriffen; er starb als Verfemter.

Viele seiner Thesen sind bemerkenswert, beispielsweise: ,,Das ist kein Arzt, der das Unsichtbare nicht weiß, das keinen Namen hat, keine Materie hat, aber doch seine Wirkung tut''! Oder: ,,Geteilte Ärzte sind Zerbrecher der Arzneikunst. Der eine kann dies, der andere kann das, aber in keinem ist wahres Wissen, denn der, welcher nur ein Stück davon kann, kann gar nichts und er weiß nicht einmal, daß er nichts kann''! In der ersten These weist er auf das Leben und auf die Arcana hin, die beide unsichtbar und unwägbar sind, in der zweiten auf die Ganzheit der Medizin. Das Lebewesen ist keine Maschine, die aus voneinander unabhängigen Teilen besteht, die man getrennt reparieren kann, sondern eine Ganzheit, bei der ein jedes Organ vom Zusammenspiel aller andern abhängt. In der Krankheit ist die Harmonie dieses Zusammenspiels gestört; die Heilung besteht in der Wiederherstellung dieser Harmonie.

Zurückkommend auf die enormen Unterschiede in der Heilungsdauer, liegt es uns ob, das Wesen der Krankheit näher zu erklären. Nach der im Westen herrschenden Auffassung besteht der Mensch aus dem materiellen Körper und der Seele, einer immateriellen Wesenheit, von der wir außer dem Namen nichts wissen. Mit dieser vereinfachten Auffassung des Menschen ist dem Problem nicht beizukommen, sondern wir müssen weiter ausholen und vor allem in den orientalischen Philosophien Umschau halten. Die Grundlage derselben beruht auf der Kosmogonie DZYAN's, welche dann in den Upanishaden, den Veden und schließlich im Hinduismus und Buddhismus ihren Niederschlag gefunden hat, ferner in Europa in der Theosophie und der Anthroposophie STEINERS.

Manche dieser Lehren, besonders diejenige Steiners, gehen meines Erachtens über das hinaus, was der Mensch über diese verborgenen Dinge wissen kann, aber als Grundlage der Welterkenntnis scheinen mir ihre Prinzipien von Bedeutung insofern, als sie gewisse Phänomene wie Leben, Tod und Krankheit in einer befriedigenden Weise erklären, die mit keiner bekannten Tatsache im Widerspruch steht. Sie sind also etwa mit der Atom- und Molekulartheorie zu vergleichen, die ebenfalls auf einer Hypothese beruht, immer wieder kleinen Korrekturen unterworfen ist, aber mit den Erfahrungen der Chemie übereinstimmt und uns erlaubt, uns vom chemischen Geschehen ein Bild zu machen.

Der menschliche Verstand ist so beschaffen, daß er sich nur für eine Sache einsetzen kann, von der er sich eine Vorstellung machen kann. Dieser Notwendigkeit werden die obengenannten Theorien gerecht.

Es muß aber betont werden, daß es durchaus Nebensache ist, ob diese Theorien in allen Punkten richtig sind oder nicht und ebenso, ob der Schüler in Homöopathie dieselben akzeptiert oder ablehnt. Denn das Vorgehen in der Homöopathie ist durch die Gesetze der Homöopathie bestimmt, welche auf reinen Erfahrungstatsachen beruhen und von theoretischen Erwägungen, gleich welcher Art, unabhängig sind. Das bedeutet einen diametralen Unterschied gegenüber der Schulmedizin, welche auf das Kausalgesetz gründet, deren Therapie nur dann richtig wäre, wenn die Voraussetzungen, auf denen sie sich aufbaut, richtig wären. Wir haben aber im vorigen bewiesen, daß die von der Schule angenommenen Ursachen der Krankheit sozusagen in allen Fällen nur scheinbare Ursachen der Krankheit sind, woraus mit zwingender Logik folgt, daß eben auch ihr therapeutisches Vorgehen nur eine Scheintherapie ist, ja meistens sogar nur eine Störung der Heilkraft der Natur bedeutet und keinesfalls eine Unterstützung derselben.

Das Hauptproblem ist folgendes: Ist es so, daß durch zufälliges Zusammenballen von Molekülen und Atomen sich in einem solchen Konglomerat eines Tages plötzlich der Lebensfunke entzündet oder ist es die unwahrnehmbare Lebensenergie, welche das Wunder vollbringt, diese Atome und Moleküle in richtiger Weise zusammenzubringen, sodaß sie in diesem Konglomerat wirken, d. h. es zusammenhalten und steuern, mit andern Worten: sich darin manifestieren kann?

Wenn man sich die ungeheure Kompliziertheit einer einzigen Zelle und erst gar diejenige eines Organismus mit seinen Trillionen von Zellen vorstellt, die ja ohne zusammenhaltende Kraft sofort auseinanderstreben würden, wenn es nach den chemischen Gesetzen ginge, so ist die Frage bald entschieden. Es ist schon unmöglich, daß sich ein kompliziertes Konglomerat überhaupt ohne Grund zusammenballt und zudem beweist der Tod, daß es sofort zerfällt, wenn die Lebenskraft erlischt und von diesem Moment an die chemischen Gesetze wieder wirksam werden.

Nach der Auffassung DZYAN's ist es zunächst der Ätherleib, welcher die Grundlage des menschlichen Organismus bildet. Er wird vom Elternpaar geliefert und ist zu vergleichen mit einem magnetischen Kraftfeld, von welchem bekannt ist, daß es Eisenfeilspäne nach ganz bestimmten Gesetzen anzieht und nach bestimmten Gesetzen anordnet. Nur ist der Vorgang im Ätherleib ungleich komplizierter. Daß dieses Kraftfeld existiert, beweist die Akupunktur. Auf der richtigen Funktion und Verteilung der mittels der Akupunktur beeinflußbaren Energieströme beruht das Leben. Der Ätherleib ist also die eigentliche Grundlage des lebenden Menschen, der materielle Körper ist sein Erzeugnis. Das ist aber noch lange nicht alles.

Der lebende Mensch ist nicht nur ein Fleischklumpen, sondern er ist ausgestattet mit Empfindungen, Gefühlen, Geist und Seele. Das sind alles besondere energetische Organisationen, in ihrem Wesen unbekannt und, weil unwahrnehmbar, auch nicht erforschbar. Doch erweist sich ihr Vorhandensein durch ihre Manifestationen im lebendigen Menschen. Die Organisation, welche den Körper mit Empfindungen und Gefühlen ausstattet,ist der Astralleib, wie der Ätherleib ebenfalls eine energetische, noch subtilere Organisation.

Die Pflanzen bestehen nur aus einem materiellen Körper und einem Ätherleib, die Tiere hingegen besitzen dazu noch einen Astralleib, aber beim Menschen kommen noch zwei weitere Organisationen hinzu, nämlich die Psyche und die Seele, welch letztere von den Indern Purusha genannt wird und den unsterblichen Teil des Menschen bildet.

Es ist höchst eindrucksvoll, daß, ganz unabhängig von dieser Kosmogonie Dzyan's, PARACELSUS, der offenbar auch mit einem sechsten Sinn ausgestattet war, zu einer übereinstimmenden Auffassung gekommen ist.

Dzyan, die indischen Upanishaden und die Vedanta	**Paracelsus**
1. Materieller Körper	1. Ens naturale
2. Ätherleib	2. Ens veneni
3. Astralleib	3. Ens naturale
4. Geist der Psyche	4. Ens spirituale
5. Purusha oder Seele	5. Ens Dei

Der von PARACELSUS angewandte Ausdruck „Ens" bedeutet Einheit, Ganzes, will also sagen: eine abgeschlossene Organisation. Venenum-Gift ist die Lebensorganisation. Sie verleiht dem Organismus das Leben, besorgt den Stoffwechsel, die Entgiftung und den Ersatz der verbrauchten Bestandteile. Der Purusha oder das „Ens Dei" ist der göttliche Bestandteil des Menschen und unsterblich. Er stammt nicht von den Eltern, sondern ist die Wiederverkörperung desselben Individuums, das schon ein früheres Erdenleben absolviert hat, wozu ihm die nunmehrigen Eltern den materiellen Körper liefern. Nicht jedes beliebige Elternpaar kann diesen Körper liefern, sondern nur ein solches, dessen Eigenschaften derart beschaffen sind, daß der gelieferte Körper dem entstehenden Individuum entspricht, d. h. diejenigen Eigenschaften besitzt, die der sich verkörpernden Seele die Entfaltung im Leben möglichst garantieren.

Das erklärt uns verschiedene scheinbar unverständliche Tatsachen: Erstens die notorische Ungleichheit der Schicksale sowie das Auftreten gewisser Fähigkeiten, wie besonderer Begabungen, welche bisher im Stamm der Eltern noch nie in Erscheinung traten.

Der Verlauf des Lebens des neuen Menschen ist eben nicht dem Zufall unterworfen, sondern es ist die Folge des früheren Lebens desselben Individuums, in welchem als Anlagen die Erfahrungen des früheren Lebenszyklus auskristallisiert sind und nun als Taten in Erscheinung treten. Damit sich diese möglichst ungehindert auswirken können, wird es auch in ein entsprechendes Millieu hineingeboren. In diesem neuen Leben kommt alles das zur Wirkung, was es im früheren Leben getan hat, als Fortsetzung des Kausalitätsgesetzes, welches durch den Tod nicht einfach außer Kraft gesetzt wird.

Diese Auffassung entbehrt nicht der Logik und scheint durch die Tatsachen bestätigt zu werden. Weitere Beobachtungen machen sie ebenfalls wahrscheinlich; ich verweise hier auf die Literatur, z. B. E. BERTHOLET: La Réincarnation*, wo eine ganze Reihe von Beispielen angeführt wird, die durch Zeugen und amtliche Dokumente beglaubigt sind. Diese Beispiele betreffen Lebensläufe von Menschen, die plötzlich in eine ganz andere Gegend versetzt wurden, von welcher sie nie etwas gehört hatten, und wo eine andere Sprache gesprochen wurde, die ihnen unbekannt war. Und siehe, sie sprachen diese Sprache sofort, als ob sie dort geboren worden seien, ja erkannten das Haus, indem sie gelebt hatten. Nachforschungen ergaben, daß effektiv in diesem Hause ein Mensch gelebt hatte, meist vor langer Zeit, dessen Schicksal genau mit demjenigen übereinstimmte, an welches sich der neu Hinzugekommene erinnerte. Auch ganz plötzlich aufgetretene Fähigkeiten, wie ein Musikgenie, das in einer primitiven Familie geboren wird, sprechen im gleichen Sinne.

Wir müssen aber noch folgendes bedenken: Vermitteln uns unsere Sinne, auf welche die Wissenschaft allein abstellt, überhaupt ein getreues Bild des Universums und der Ereignisse, die sich darin abspielen?

Daß dies nicht der Fall ist, beweist schon der Umstand, daß wir mit unserm Vorstellungsvermögen inbezug auf alle Endfragen vor Rätseln stehen. Wir können uns nicht vorstellen, daß das Universum aus dem Nichts eines Tages entstanden ist, können uns aber ebensowenig vorstellen, daß es seit Ewigkeit existierte. Wir können uns auch nicht vorstellen, daß es eine unendliche Ausdehnung hat, aber ebensowenig, daß es begrenzt ist.

Dies beruht darauf, daß unser Vorstellungsvermögen nur für die Absolvierung unseres Erdenlebens geschaffen, also an Raum, Zeit und Kausalität

* Bertholet: La Réincarnation, Selbstverlag (französisch)

gebunden ist. Was darüber hinausgeht, ist für uns unvorstellbar. Schon die Inder haben unsere Vorstellungen als Maja, d. h. als Täuschungen erkannt. Die Eleaten sind 400 J. vor Chr. zum selben Schluß gekommen. KANT und SCHOPENHAUER haben aus philosophischer Erkenntnis denselben Schluß gezogen. Und schließlich wird diese Tatsache heute auch durch die moderne Physik und Chemie bestätigt.

Eine Materie, die unserm Vorstellungsvermögen als etwas Festes in ganz bestimmten Dimensionen erscheint, d. h. in Raum und Zeit, und dem Kausalitätsgesetz unterworfen ist, gibt es gar nicht, es kommt uns nur so vor. In Wirklichkeit ist alles nur Vibration. Ein Gegenstand besteht aus Zwischenräumen, in welchen, wie man es sich früher vorgestellt hat. ganz winzige Partikelchen, die Atome und Moleküle, Schwingungen vollbringen, so daß wir mit der Hand nicht in diese Zwischenräume hineinfahren können, ähnlich wie bei einem Wagenrad, das sich schnell dreht, wir nicht mehr zwischen die Speichen hineinfahren können.

Aber, je weiter man die Instrumente entwickelte, die immer tiefere Einblicke in die Struktur der Materie gestatteten, umso klarer erkannte man, daß auch diese Vorstellung noch korrigiert werden mußte, indem sich diese Atome und Moleküle in Schwingungen auflösten mit immer wieder unendlich viel kleineren Teilchen, die ebenso verschwanden, wenn man noch vollkommenere Instrumente besaß.

Wenn man das alles in Betracht zieht, so ergibt sich, daß zwischen dem sichtbaren und tastbaren menschlichen Körper und der übergeordneten Organisation kein prinzipieller Unterschied besteht, sondern es handelt sich bei allen immer nur um Ätherschwingungen, von welchen nur ein kleiner Teil, nämlich der allergröbste materielle, von unsern Sinnesorganen wahrgenommen wird, während wir den größten Teil nur aus seinen Wirkungen im materiellen Körper erkennen können. Des weitern wird es selbstverständlich, daß die medizinische Wissenschaft, die bloß auf das sinnlich Sichtbare abstellt und den weitaus größeren und wichtigeren Teil dieser energetischen Schwingungen ignoriert, zu höchst fragwürdigen, ja meistenteils falschen Schlüssen kommen muß.

Es muß einem universell denkenden und philosophisch geschulten Geiste geradezu unglaublich erscheinen, daß es sogenannte Gebildete gibt, welche solch komplizierte, äußerst fein abgestimmte Phänomene wie das Leben oder die Gedanken dem bloßen Walten der Naturkräfte zuschreiben.

Die Naturkräfte, sich selbst überlassen, sind roh und ungeschlacht. Mit innewohnender Energie ausgestattet, wie etwa die flüssige Lava im Erdinnern, brechen sie mit blinder Vehemenz eines Tages los und zerstören als Vulkaneruptionen Dörfer, als Erdbeben Städte und Menschenleben und das Endresultat ist ein wirres Chaos oder eine abgestorbene Wüste wie der Mond, wo diese Kräfte erloschen sind. Ohne eine intelligente Kraft, welche die Kräfte dosiert und steuert, ist ihre Wirkung zwecklos und meist verheerend.

In einem anderen Kapitel habe ich ein Beispiel über die Wundheilung gebracht, worauf ich erneut verweise. Nunmehr noch ein zweites, welches das für den menschlichen Geist unfaßbare Walten der Natur offenbart.

Betrachten wir den Samen eines Baumes, beispielsweise einer Pappel. Was ist das für ein unscheinbares Dingerchen! Niemand würde ihm ansehen, daß darin ein so riesiger Baum verborgen sein könnte. Und doch ist dies der Fall. Der zukünftige Baum ist bereits vorhanden mit seinen Wurzeln, seinem Stamm, den Aesten, allen seinen Blättern und seinen Fortpflanzungsorganen, welche wieder Samen bilden mit dem Ergebnis, daß auch daraus wieder solche riesige Bäume entstehen. Jede Generation erzeugt wieder Samen und wieder Bäume, was nichts anderes heißt, als daß der Baum, welcher der hundertsten Generation seine Entstehung verdankt, bereits schon im allerersten Samen, der vielleicht vor 1000 Jahren erzeugt wurde, bereits vorhanden war. Denn wäre er es nicht gewesen, so könnte er später auch nicht entstehen.

In welcher Form ist nun dieser Baum und alle darauf folgenden im ersten Samen vorhanden? Selbstverständlich nicht als materieller, äußerst kleiner Baum, sondern nicht materiell, als Energie oder Wachstumstendenz. Diese Wachstumstendenz, etwas Unvorstellbares und Unwahrnehmbares, eine energetische Potenz, die dahin wirkt, daß in genau bestimmter Reihenfolge ein Element nach dem andern aufgebaut wird bis zum vollständigen Baum! Jedes kleinste Element, die Struktur der Wurzeln, des Stammes, der Blätter und der spätere Samen ist virtuell genau bestimmt. So vollzieht sich die Entwicklung dank dieser Energie und alsdann vollzieht sich wieder die Involution (Rückbildung) bis zu einem ganz unbedeutenden Dingerchen, dem neuen Samen, der wieder alles in sich hat, aber unwahrnehmbar, um einen neuen Baum hervorzubringen. Niemals wird ein menschliches Auge in dieses Wunder hineinsehen, und niemals wird ein menschlicher Verstand dieses Wunder begreifen können. Aber es vollzieht sich mit absoluter Sicherheit immer und immer wieder und garantiert den Fortbestand dieser Art auf Jahrtausende hinaus.

Wer dies mit unvoreingenommenen Sinnen betrachtet, muß sich sagen, daß die Wissenschaft hier nichts zu suchen hat, nichts ergründen kann und, wie bei allen andern Phänomenen des Lebens, vor Rätseln steht, die sie einfach als Tatsachen hinnehmen muß, ohne die geringste Ahnung zu haben, wie und warum sich alle diese Vorgänge abspielen.

Schlußfolgerungen

Dem heutigen Menschen, der in den materialistischen Vorstellungen der Schulmedizin erzogen wurde, fällt es meist schwer, sich davon loszulösen, weshalb er die Homöopathie schwer in ihrem ganzen Umfange begreift, obwohl sie rein wissenschaftlich ist, weil sie nur auf Tatsachen abstellt und auf Gesetze, die sich millionenfach bewährt haben. Die hier genannten Vorstellungen orientalischer Philosophen, Weiser und Religionsstifter ermöglichen uns, uns eine gewisse Vorstellung vom Geschehen im lebenden Organismus zu machen und damit das Wesen der Homöopathie zu verstehen. Gleich, ob diese Vorstellung in jeder Beziehung mit der Wirklichkeit übereinstimmt oder nicht, so erleichtert sie uns die Loslösung vom materialistischen Denken und erlaubt uns, die Homöopathie nach den Regeln der Kunst auszuüben, ohne ständig durch Vorstellungen, welche nur für die Materie, nicht aber für die Abläufe des Lebens gelten, behindert zu sein.

Es wird einem auch klar, warum in gewissen Fällen Heilungen möglich sind, die sich in Fraktionen von Sekunden vollziehen, während andere Wochen, Monate oder gar Jahre beanspruchen oder aber vollkommene Gesundheit überhaupt nicht erreicht wird.

Wenn die krankhaften Veränderungen nur in den oberen, subtilen Organisationen sitzen, d. h. im Äther- und Astralleib oder gar in der Geistessphäre oder dem Purusha, so kann die Heilung gleichzeitig mit der Verabfolgung der Potenz eintreten, da im Bereich der höheren Vibrationen der Faktor Zeit keine Rolle spielt. Diese Ausschaltung der Zeit beobachten wir auch in der Elektronik. Wie selbstverständlich muß uns dies in noch viel höheren Schwingungsbereichen erscheinen, als welche hier sind: die Lebensenergie, die Empfindungen, Gefühle und der Geist. Erst, wenn die Veränderungen im Bereiche des materiellen Körpers ausgebildet sind, tritt der Faktor Zeit in Erscheinung, denn die Materie ist träge und jede Umwandlung beansprucht eine mehr oder weniger lange Zeitspanne.

Daß dem so ist, beweist dem Homöopathen, der genau nach HAHNEMANN mit substanzlosen Hochpotenzen therapiert, die tägliche Erfahrung, weshalb eben die genaue Befolgung der Hahnemannschen Vorschriften unerläßlich ist, wenn einer ein wirklich überzeugter und erfolgreicher Vollhomöopath werden will. Denn predigen allein tuts nicht, die feste Überzeugung gewinnt ein jeder nur durch die Bestätigung im selbstgemachten Experiment. Die Zahl der heute praktizierenden klassischen Homöopathen ist immer noch viel zu klein, trotz der erheblichen Fortschritte in den letzten Jahren, um der Homöopathie zum Durchbruch zu verhelfen, wozu noch kommt, daß infolgedessen alle ihre Vertreter dermaßen überlastet sind, daß die Wartezeiten für Patienten Monate, ja bei einigen meiner Schüler bis zu einem Jahr betragen. Unter solchen Umständen ist ein wirklicher Dienst am Kranken kaum mehr möglich.

Große Ärzte sind immer bescheiden.

Wie wohltuend nimmt sich das Vermächtnis eines ganz großen Arztes* aus dem 12. Jahrhundert aus,, der dem Sultan Saladin, genannt der Große, auf sein Verlangen in einer Abhandlung Anleitung zu einem gesunden, langen Leben und Richtlinien für die Behandlung einschlägiger Krankheiten gegeben hat. Er schließt diese mit den Worten: „Gott der Erhabene ist Zeuge und seine Zeugenschaft genüge, daß es Absicht des geringen Dieners ist, mit seiner ganzen Person und in Wort und Schrift Eurer Hoheit dienlich zu sein. Leider ist seine eigene Gesundheit nicht in Ordnung und seine Körperkonstitution eine schwache. Sie war schon in jungen Jahren nicht auf der Höhe, geschweige denn im Alter und sie ist ihm ein Hindernis zu vielen Vergnügungen. Wenn ich von „Vergnügen" spreche, so meine ich nicht deren Bedeutung im vulgären Sinne, sondern edle Taten, zu denen als vornehmste die Widmung für den Dienst an Eurer Hoheit gehört. Aber Gott sei Lob und Dank für alle Zustände, für das, was im großen Universum geschieht, wie für das Spezielle bei jedem einzelnen Individuum, das kraft Seines Willens besteht, dank Seiner Weisheit, die ein sterblicher Mensch nie ergründet, sei er gelobt für jegliche Begebenheit, wie immer sie ausfallen mag!"

* Maimonides: Rabbenu Mosche Ben Maimon, 1135 — 1202, ein ägyptischer Arzt, ausgebildet nach den Prinzipien der damaligen medizinischen Universitäten der Sarazenen. (Verlag S. Karger, Basel)

Ein Arzt, in welchem Menschenliebe und Dienst am Nächsten die Triebfeder seines Handelns sind, ein Zufriedener, der im Einklang mit den Gesetzen des Universums lebt, auch wenn sie zum Nutzen des großen Ganzen ihm nachteilig sind, sich bewußt, daß er nur ein Diener der Natur ist, aber keineswegs ihr Herr, deshalb ein wahrhaft Glücklicher! Welche Bescheidenheit im Vergleich zu unseren oft so großsprecherischen Kollegen, die sich einbilden, die Herren der Natur zu sein und sich anmaßen, die Naturgesetze zu mißachten, ja oft geradezu auf den Kopf stellen zu können.

Gehört die Homöopathie ins Gebiet der Strahlenbehandlung?

Noch immer sind die homöopathischen Ärzte unter sich uneinig hinsichtlich des Wirkungsfaktors, der unseren Potenzen die Heilkraft verleiht. Die seit den Wolfschen Thesen in Deutschland aufgekommene Richtung der kritisch-wissenschaftlichen Homöopathie, die bis Mitte des Jahrhunderts fast alleinherrschend geworden war, adoptierte sozusagen vollständig die Grundlagen der Schulmedizin, die auf den wissenschaftlichen Materialismus gründete, nur das Wahrnehmbare, experimentell Reproduzierbare, Meßbare und Wägbare als existierend betrachtend mit der Folge, den Potenzen eine medikamentöse Wirkung zuzuschreiben. Diese Wirkung konnten theoretisch nur die molekülhaltigen Tiefpotenzen besitzen, d. h. bis maximal zur 9. Centesimalpotenz, welche die letzte ist, die wenigstens noch ein Molekül pro Fläschchen enthält. Die höheren Potenzen wurden demnach als wirkungslos betrachtet und von der Therapieliste gestrichen.

Um ihrem Prinzip treu nachzuleben, wurden dann die Dezimalpotenzen eingeführt, weil dieselben noch etwa die doppelte Zahl von Molekülen enthalten, also die Homöopathie scheinbar eher rechtfertigten. Hahnemann hat sie aber nie verwendet!

Man ließ sich durch die Tatsache nicht stören, daß diese Tiefpotenzen ja schon von der D 6 an weit unter dem Schwellenwert liegen, bei dem experimentell noch eine medikamentöse Wirkung festgestellt werden kann, was zu einem ewigen Konflikt mit der Schulmedizin führte. Deren Anhänger betrachteten auch diese Tiefpotenzen aufgrund der obigen Feststellung als wirkungslos und bezeichneten in folgerichtiger Weise unsere Methode als

Scheintherapie beziehungsweise als Scharlatanerie. Gegen diese Meinung war bis heute nicht aufzukommen, zumal alle Experimente, die nach den schulmedizinischen Regeln durchgeführt wurden, kläglich mißlangen mit Ausnahme des Experimentes am Kranken. Unsere Erfolge wurden also anderen Faktoren zugeschrieben, vor allem der Suggestion. Eine Heilwirkung unserer Potenzen anerkannte aber die Schulmedizin nicht; sie verlangte und verlangt auch heute noch den Wirkungsbeweis in ähnlicher Versuchsanordnung, wie sie es selbst macht, vor allem an Tieren oder Pflanzen oder in der chemischen Retorte, und das kann eben nie und nimmer gelingen.

Es handelt sich hier nicht darum, die Tiefpotenzen abzulehnen, im Gegenteil, die Wirkung derselben ist unzweifelhaft; die Frage ist nur, ob diese auf den Molekülen beruht, die in ihnen noch vorhanden sind, oder auf einem anderen Faktor unbekannter Art.

Ganz andere Schlüsse hat hingegen HAHNEMANN aus seinen Experimenten am Menschen gezogen. Zwar wußte er nicht, daß Potenzen über C 9 keine Moleküle mehr enthalten, doch sagte ihm seine Intuition sehr bald, daß es sich nicht um eine substantielle Medikamentenwirkung handeln könne.

So spricht er in Paragraph 270 des Organons von „Kraftentwicklung" der Potenzen durch Trituration und Schütteln, was die Vorstellung einer energetischen Wirkung in sich schließt, nicht aber einer substanziellen, medikamentösen. Auf Seite 249, 6. Auflage, sagt er im selben Paragraphen klar und deutlich: „Durch diese mechanische Bearbeitung, wenn sie nach obiger Lehre gehörig vollführt worden ist, wird bewirkt, daß die im rohen Zustande sich uns nur als Materie, zuweilen selbst als unarzneiliche Materie darstellende Arznei-Substanz, mittels solcher höheren und höchsten Dynamisationen, sich endlich ganz zu geistartiger Arznei-Kraft subtilisiert und umwandelt, welche an sich zwar nun nicht mehr in unsere Sinne fällt, für welche aber das arzneilich gewordene Streukügelchen, schon trocken, weit mehr jedoch in Wasser aufgelöst, der Träger wird und in dieser Verfassung die Heilsamkeit jener unsichtbaren Kraft im kranken Körper beurkundet."*

Nun, deutlicher kann man es nicht sagen: Das homöopathische Mittel ist keine substanzielle Arznei, sondern die Substanz wird umgewandelt in

---

* Genaueres über die Zahl der Moleküle Seite 105.

eine Kraft durch das Triturieren und Schütteln, wobei die Substanz ausgemerzt wird. Streukügelchen oder Flüssigkeit sind nicht mehr medikamentös, sondern geistartig und nur die Träger dieser mysteriösen, uns an sich unbekannten Kraft.

Die nicht medikamentösen Mittel hat HAHNEMANN nach den ersten Versuchen zeitlebens angewandt und keine anderen. Die Wirksamkeit dieser Mittel kann man natürlich, wie alles, bestreiten, aber eines kann man nicht sagen, ohne den Tatsachen Gewalt anzutun und die Wahrheit ins Gegenteil zu verkehren. Nämlich das, was die Anhänger der kritischwissenschaftlichen Richtung unentwegt behaupten, daß Hahnemann mit medikamentösen Mitteln therapiert habe. Er tat es nur in den allerersten Jahren, nachher aber nie mehr, mindestens 35 Jahre lang nicht.

Was ist nun dieser mysteriöse Wirkungsfaktor? Wir wissen es bis heute noch nicht und werden es wahrscheinlich nie experimentell beweisen können, weil es sich um etwas Unwahrnehmbares handelt, das man nur an seinen Wirkungen (Manifestationen) erkennen kann, nicht aber seine Wesenheit an sich.

Das ist bei allen Energien der Fall. Zwar macht man Hypothesen über das Licht, die Elektrizität und ähnliche experimentell reproduzierbare Energien. Aber ganz ist ihre Wesenheit nicht abzuklären und Einigkeit herrscht auch heute noch bei den Physikern keineswegs. Es gibt aber auch gröbere Energien, wie die Gravitation oder den Erdmagnetismus, die nicht reproduzierbar, sondern einfach in der Natur vorhanden sind. Über diese gibt es keine Hypothesen, ihre Natur ist völlig unbekannt.

Zu dieser Kategorie ist die homöopathische Energie zu rechnen. Und wenn wir diese selbstverständliche Folgerung ziehen, stehen unsere Ansichten mit den Vorstellungen der modernen Physik in völligem Einklang (siehe auch die Arbeiten von C. F. WEIZSÄCKER, einem Nichthomöopathen). Denn die moderne Physik bejaht ausdrücklich die Möglichkeit von Umwandlungen der Materie in Energie, betrachtet überhaupt alles als Energien, selbst die Materie. Nur handelt es sich bei dieser um eine besonders grobe Energie, die alleinige (!) aber, welche für die Sinnesorgane des Menschen wahrnehmbar ist.

Die Behauptung der Schulmedizin, daß nur das Wahrnehmbare, Wägbare überhaupt vorhanden sei und eine Wirkung entfalten könne, erweist sich also vom Standpunkt der modernen Physik aus als eine Rückständigkeit um mindestens 70 Jahre und kann heute nicht mehr ernst genommen werden.

Infolgedessen ist auch der Einwand, der mir schon oft auf Tagungen entgegengehalten wurde, nämlich daß es gefährlich sei, auf die Substanzlosigkeit unserer Potenzen hinzuweisen, weil man dieselben dann verbieten könnte mit der Begründung, daß in diesem Falle die Homöopathie ein bloßer Scharlatanismus sei, völlig gegenstandslos. Er beweist nur die Rückständigkeit unserer materialistischen Schulmedizin gegenüber den viel fortgeschritteneren reinen Naturwissenschaften, wie Chemie und Physik.

Diese Rückständigkeit müssen wir betonen, nicht aber, wie es häufig gemacht wird, selbst in diese Rückständigkeit verfallen, indem wir die Tatsachen umbiegen und behaupten, unsere Potenzen enthielten Arzneisubstanz, obwohl der Beweis klar zu Tage liegt, daß dies nicht der Fall ist. Oder aber indem wir glauben machen wollen, das Kochsalz sei ein Medikament, obwohl wir täglich konstatieren können, daß es keines ist, da wir ja täglich sechs bis acht Gramm dieser Substanz mit unserer Nahrung aufnehmen, aber keine medikamentöse Wirkung feststellen können. Noch lächerlicher ist die Versicherung, daß einige Moleküle, die in den Tiefpotenzen von Kochsalz noch vorhanden sind, eine medikamentöse Wirkung entfalten könnten, wenn wir an die Billionen von Molekülen denken, die notwendig sind, um auch nur die geringste, kaum merkbare pharmazeutische Wirkung hervorzubringen.

Ich verzichte hier auf weitere Beweise, die ich schon in anderen Arbeiten hinreichend dargelegt habe, erlaube mir aber noch auf die Wirkungen unserer Hochpotenzen durch bloßes Riechen hinzuweisen, wozu ich einige Dutzend Beispiele als Belege bringen könnte. Doch eines möchte ich hier erwähnen: die Sekundenheilung eines Patienten mit einer furchtbaren Ischias, der, krumm wie ein Fragezeichen und wimmernd vor mir stand, obwohl er vorher allerdings, ohne den geringsten Erfolg, sechs Monate lang allopathisch behandelt worden war. Kaum hatte er zwei Atemzüge an einem kleinen Reagenzröhrchen gemacht, das drei Kügelchen von *Carbolic. acid.* C 30 enthielt, als sich seine schmerzgequälten Züge aufhellten und er ausrief „Träume ich oder wache ich? Ich spüre keine Schmerzen mehr!" Das blieb auch so drei Wochen lang, worauf sich wieder ein leichtes Kribbeln im ehemals kranken Bein bemerkbar machte, das aber auf eine C 200 desselben Mittels verschwand, worauf der Patient völlig geheilt blieb.

Ein Kollege schrieb mir: „Wie kann man sich das erklären, da doch selbst bei einer intravenösen Injektion eine Wirkung nicht so rasch eintritt?" Darauf kann man nur antworten, daß Tatsachen eben Tatsachen sind, gleich ob man sie erklären kann oder nicht und daß der Umstand, daß wir sie nicht erklären können, nichts weiteres beweist, als daß es an unseren Kenntnissen fehlt, weil wir eben noch lange nicht alles, ja überhaupt nur das wenigste wissen, was im Universum und vor allem in der lebenden Kreatur vor sich geht.

Wir können uns nicht einmal selbst ganz grobe Phänomene erklären, z. B. warum sich die Erde um die Sonne dreht, denn die Gravitation als Ursache anzugeben ist eine bloße Feststellung, aber keine Erklärung. Und um wieviel schlechter ist es erst um unser Erklärungsvermögen bestellt, wenn es sich um Phänomene des Lebens handelt, beispielsweise um die Entstehung einer Blume aus dem Samen, der Entstehung eines Baumes in der 2000sten Generation aus einem ebenso kleinen Dingerchen, dem man mit keinem Elektronenmikroskop ansehen könnte, daß es ein so ungeheures Entwicklungsphänomen in sich birgt, so daß man mit Sicherheit aus der Erfahrung heraus behaupten kann, daß selbst in Tausenden von Jahren nach ungezählten Involutionen und Evolutionen wieder dasselbe lebendige Wesen erzeugt wird. Wo sitzt jetzt der spätere Baum im heutigen Samenkorn? Er ist nicht vorhanden. Vorhanden sind nur die gestaltenden Kräfte, also etwas Unsichtbares und Unbegreifliches, genau wie die unsichtbaren und unwahrnehmbaren Kräfte unserer Potenzen, welche wir, wenn nach den Prinzipien angewandt, die uns HAHNEMANN gelehrt hat, zum Segen der Menschheit ausspenden können.

Anfügen möchte ich noch, daß Menschen mit hochentwickeltem Geistesvermögen schon früher auf die richtige Fährte gekommen sind, also vor allem HAHNEMANN, der sich als einer der wenigen von den materialistischen Ansichten der Schulmedizin freigemacht hat. Aber schon bei HIPPOKRATES und bei PARACELSUS finden wir solche Vorstellungen. In neuerer Zeit war es der französische Homöopath GALLAVARDIN, der ebenfalls betont hat, daß unsere Potenzen keine substanzielle Wirkung entfalteten, sondern daß es sich um eine Umwandlung der Substanz in eine Art Strahlung handele, also um die Erzeugung einer Energie. Womit er zweifellos richtig gesehen hat.

Diese Rückständigkeit der Schulmedizin hat ihre Gründe. Sie liegen in dem Umstand, daß die frühere Physik mechanisch, also materiell orientiert war, heute aber energetisch, d. h. funktionell geworden ist. Die Schulmedizin aber ist materiell geblieben, wenn wir von der Psychiatrie absehen, die jedoch rein hypothetisch ist, also als wissenschaftliches Verfahren nicht in Betracht fällt.

Man kann, wo es möglich ist, die Krankheitsfolgen bekämpfen, ihr Resultat herausschneiden, ja man kann auch die Atmung, die Herzaktion und andere lebenswichtige Mechanismen ingang halten, d. h. den kranken Organismus am Leben erhalten. Aber deren Ursache, d. h. das anormale Leben, das für ihr Versagen verantwortlich ist, bleibt nach wie vor unbeeinflußbar. Ebenso ist es möglich, akzidentelle Krankheitsfaktoren auszumerzen, beispielsweise pathogene Bakterien. Aber es ist der Medizin unmöglich, die eigentliche Ursache, nämlich das Versagen der Abwehrkräfte, welches erst das Eindringen der Bakterien ermöglicht, wieder herzustellen. Im Gegenteil, durch die Behandlung der Infektionen mit Antibioticis werden die Immunreaktionen eher gelähmt, weshalb also wohl eine ein- oder zweimalige Infektion vorläufig beseitigt werden kann, die Anfälligkeit aber eher erhöht, statt beseitigt wird.

Ein Beispiel: Vor Jahren konsultierte mich ein Patient, der schon früher von mir behandelt worden war, aber infolge meiner Ferienabwesenheit einen Furunkel bei einem allopathischen Arzt behandeln lassen mußte. Natürlich wurde Penizillin verordnet mit dem Erfolg sofortiger Ausheilung. Allein schon nach 14 Tagen traten, statt einem, zwei weitere Furunkel am linken Arm auf, die ebenfalls auf Penizillinbehandlung rasch verschwanden. Scheinbare Heilung, jedoch Rezidiv nach drei Wochen mir drei neuen Furunkeln! Heilung erfolgte auch noch, aber langsam. Dann änderte sich das Bild, denn fünf neue Furunkel, die nach wiederum drei Wochen erschienen, wurden durch Penizillin nicht mehr beeinflußt.

Nun hatte der Patient genug von der Wundertherapie und suchte mich auf. Die Furunkel waren zündrot und äußerst schmerzhaft auf Betasten, zwei wahlanzeigende Symptome für Hepar sulfur. Dieses in einmaliger Dosis von Hep. sulf. M gegeben, heilte nun wirklich, nicht bloß die Furunkel, sondern die ihnen zugrunde liegende dynamische Störung der Lebenskraft. Zwei waren schon weit gediehen und entleerten sich, die drei anderen wurden resorbiert. In weniger als einer Woche war alles vorbei und weitere Furunkel ließen sich nicht mehr blicken.

Das Beispiel zeigt klar und deutlich, daß durch das schulmedizinische Vorgehen, das zwar die Bakterien abtötet, aber die eigentliche Ursache der

Krankheit, nämlich die dynamische Störung der Lebenskraft, nicht beeinflußt, eine wirkliche Heilung nicht erzielt wird, außer in Fällen, wo diese im Programm des Naturgeschehens liegt, oder aber wo die dynamische Störung nur vorübergehender Natur war.

Durch diese Scheinerfolge sollte man sich also nicht täuschen lassen.

Wenn wir das Problem vom Standpunkt der Physik aus anpacken — eine chemische Wirkung kommt nach Vorgängigem nicht in Frage —, so sind heute vier Möglichkeiten einer Einwirkung von einem Gegenstand oder Kraftzentrum auf einen anderen bekannt. Erstens die mechanische durch Kontakt (Schlag oder Stoß); zweitens durch Vereinigung (Legierung, Auflösung und Emulsion), wobei chemische und physikalische Prozesse ineinander greifen; drittens durch Induktion (bei der Elektrizität), und viertens durch Strahlung (Wärme, Licht, Röntgenstrahlung etc.). Letztere zwei Einwirkungsarten kommen allein in Frage; sie sind rein physikalischer Natur. Gleich ob wir nun das eine oder andere annehmen, so erweist sich die Wirkung der homöopathischen Potenzen als eine physikalische, nicht aber als eine chemische.

Infolgedessen gehört die Homöopathie zur physikalischen Therapie und nicht in die Pharmakopoe. Bei ihrer absoluten Ungefährlichkeit erübrigen sich Schutzmaßnahmen, wie etwa bei der Röntgen- oder Radiumtherapie. Ferner kann auf die Homöopathie das Arzneimittelgesetz keine Anwendung finden.

Wie sollen wir repertorisieren?

Mit dem Repertorisieren bezwecken wir diejenigen Mittel zu eruieren, deren Homöopathizität in Bezug auf den betreffenden Krankheitsfall am größten ist. HAHNEMANN hat im ,,Organon'' dargelegt, wie beim Aufnehmen der Symptome zu verfahren ist und welche Symptome besonders zu berücksichtigen sind. In den ,,Chronischen Krankheiten'' hat er dann die Methode etwas modifiziert für die chronischen Fälle. Von den späteren Homöopathen wurden allerdings oft andere Prinzipien angegeben. Viele behaupteten, daß man heute, wo die Schulmedizin bedeutende diagnostische Fortschritte gemacht habe, die klinische Diagnose besonders berücksichtigen müsse, andere wieder versteiften sich auf die Affinitäten, während wir mit KENT, CLARKE, ALLEN usw. der Ansicht sind, daß auch jetzt noch das von HAHNEMANN angegebene Prinzip befolgt werden muß, indem dieses allein zur Auffindung der passendsten Mittel führt.

Die Erfahrung hat mir gezeigt, daß einige Besucher meiner Kurse so vorgehen, daß sie einfach alle Symptome niederschreiben, für alle festgestellten Symptome sämtliche in den Repertorien angegebenen Mittel eintragen und dann dasjenige auswählen, welches zahlenmäßig am meisten vorkommt. Dieses Vorgehen ist erstens außerordentlich zeitraubend, zweitens wird dabei nicht berücksichtigt, daß unsere Arzneimittelprüfungen qualitativ sehr ungleich sind. Es gibt Mittel, welche außerordentlich eingehend und von einer großen Zahl von Prüfern untersucht worden sind, wie beispielsweise *Nux vomica* oder *Sulfur.* Infolgedessen figuriert in den betreffenden Arzneimittelbildern eine außerordentlich große Zahl von Symptomen, oftmals bis zu 2000. Andere Mittel, wie Gold, Nickel, Magn. mur. sind nur von wenigen Prüfern experimentiert worden, weshalb ihre Symptomatologie noch unvollständig und die Gesamtzahl der Symptome wesentlich geringer ist. Dies wohl nicht deshalb, weil diese letzteren Mittel nicht auch noch andere Symptome erzeugen könnten, sondern weil diese letzteren Symptome infolge der geringeren Zahl der Prüfungen nicht aufgefunden wurden. Dazu wurden ja bekanntlich die Arzneimittelbilder auch durch klinische Erfahrungen ergänzt. Man sah, daß beispielsweise *Nux vomica* bei Rückenschmerzen ganz besonders dann hilfreich ist, wenn der Patient sich in liegender Stellung nicht rühren kann, sondern sich aufsetzen muß, um sich umzudrehen. Diese klinisch aufgefundenen Symptome machen oft die Hälfte aller Symptome eines Mittels aus. Sie sind naturgemäß umso zahlreicher, je häufiger ein Mittel angewendet wird. Da nun *Nux vom., Sulfur, Ignatia, Belladonna* usw. sehr häufig verordnet werden, ist natürlich auch die Zahl der klinisch aufgefundenen Symptome bei den obigen Mitteln viel größer als bei den seltener verordneten. Das wirkt sich logischerweise so aus, daß beim schematischen Repertorisieren aller Symptome die gut geprüften und häufig angewandten Mittel mit besonders zahlreichen Symptomen vertreten sind, während die anderen, auch wenn sie an und für sich dem Falle besser entsprechen würden, ins Hintertreffen geraten.

Um diese Fehlerquelle auszugleichen, müssen wir daher eine Auswahl der Symptome treffen, was gleichzeitig den Vorteil großer Zeitersparnis mit sich bringt. Die Zahl der übereinstimmenden Symptome hat also keine große Bedeutung. Wichtig ist, daß wir beim Repertorisieren die wahlanzeigenden Symptome besonders berücksichtigen.

Welches sind nun diese wahlanzeigenden Symptome? Erstens alle Symptome, welche nur wenigen Mitteln eigentümlich sind. So besitzen beispielsweise ca. 280 Mittel das Symptom Schnupfen. Wir können mit diesem Symptom zunächst nichts anfangen. Hingegen ist das Symptom „Übelkeit durch Speisegeruch" nur 10 Mitteln eigen. Beim Vorhandensein dieses Symptoms kommen nur noch die betreffenden 10 Mittel in Betracht. Dieses letztere Symptom hat also viel zu bedeuten, das erstere sozusagen nichts.

Zweitens sind besonders wichtig die psychischen Symptome. Nun ist es aber gerade bei diesen Symptomen gar nicht leicht, sie wirklich richtig herauszubekommen. Da ist z. B. der Geiz. Nun, die Menschen sind sich darüber nicht immer einig, ob sie einen bestimmten Mann geizig nennen sollen oder nicht. Die einen nennen schon einen sparsamen Menschen einen Geizkragen, während andere einen noch viel sparsameren als normal betrachten. Wer infolge geringer Mittel sparsam sein muß, kann noch als normal gelten. Ein Reicher, obwohl er das Geld leichter ausgibt als der Vorerwähnte, muß eventuell bereits als geizig bezeichnet werden. Auch das Motiv der Sparsamkeit ist zu berücksichtigen. Wenn einer krank ist und nur über bescheidene Mittel verfügt, ist es ganz natürlich, daß er sich jede Ausgabe genau überlegt, während dieselbe Knauserigkeit bei einem Gesunden in guter Stellung oder bei einem Pensionsberechtigten schon als Geiz ausgelegt werden darf. Man darf sich also nicht darauf verlassen, was der Patient oder dessen Familienmitglieder aussagen, sondern muß versuchen, die tiefere Bedeutung dieser Aussagen durch geschickte Fragestellung oder noch besser durch Beobachtung des Patienten festzulegen, was gar nicht immer so einfach ist. Das Gesagte gilt für alle psychischen Symptome. Ihre Festlegung macht oft Schwierigkeiten, und der gewissenhafte Arzt ist bestrebt, in Laufe der Behandlung die psychischen Symptome gemäß seinen Beobachtungen zu ergänzen und zu korrigieren. Es ergibt sich dann oft nach einiger Zeit ein wesentlich anderes Bild als zu Anfang der Behandlung. Es können später Mittel in Betracht kommen, die anfänglich außer Reichweite zu stehen schienen. Für die korrekte Eruierung und Bezeichnung der psychischen Symptome ist eine längere Erfahrung und auch eine gewisse Begabung nötig.

Drittens sind ebenfalls besonders wichtig die Modalitäten.

Der ,,Kent'', unser bestes und vollständigstes Repertorium, ist so aufgebaut, daß die psychischen Symptome (Mind) sich am Anfang des Buches finden, die Modalitäten (Generalities) am Ende. Diese beiden Kapitel sind die wichtigsten. Wenn man nicht genau feststellt, wie sich der Patient in Bezug auf diese zwei Punkte verhält, hat man wenig Aussichten, das richtige Mittel herauszufinden. Für die Modalitäten muß auch festgestellt werden, worauf sie sich beziehen. Denn bekanntlich gibt es Mittel, deren Modalitäten je nach dem Organsystem verschieden sein können. So wird beispielsweise Arsenicum alb. durch Kälte verschlimmert mit Ausnahme seines Kopfwehs, das hierdurch gebessert wird. In diesem Falle sucht man unter ,,Generalities'', Rubrik ,,cold'', und trägt die dort angeführten Mittel ins Schema ein, hierauf unter ,,head'', Rubrik ,,pain'', wo man unter ,,warm'', die dieses verschlimmernde Mittel findet und ebenfalls einträgt. Eine solche widerspruchsvolle Modalität ist äußerst bezeichnend.

Viertens berücksichtigt man nun auch noch die merkwürdigeren und charakteristischen Symptome, welche wir an den verschiedenen Organen haben feststellen können. Hierbei berücksichtigt man vor allem diejenigen Symptome, unter welchen nur wenige Mittel figurieren. Grundsätzlich gilt: je weniger Mittel, umso wichtiger ist die Rubrik. Besitzt ein Mittel neben den psychischen Eigenschaften und den wichtigeren Modalitäten auch noch einige hervortretende Organsymptome des Patienten, so kann man sicher sein, daß es wirksam ist. Fehlen hingegen wesentliche Organsymptome, so muß man es trotzdem geben. Es bringt den Patienten um eine Etappe auf dem Wege zur Gesundheit weiter. Man ist oftmals erstaunt, wie nach einem solchen Mittel, das gar keine Organsymptome des Patienten aufweist, sich der Allgemeinzustand hebt, oder einige Zeit nach seiner Einnahme andere, früher unwirksame Mittel plötzlich eine mächtige Heilkraft entfalten oder auch wie Organsymptome des Patienten verschwinden können, die unter dem betreffenden Mittel in keiner Materia medica noch in einem Repertorium figurieren.

Das alles gilt in vollem Umfange nur für die chronischen Krankheiten. Bei den akuten ist dies viel einfacher, indem da das psychische Verhalten nicht so genau berücksichtigt zu werden braucht. Es genügt im letzteren Falle, wenn das Mittel inbezug auf seine wichtigen psychischen Symptome nicht geradezu im Widerspruch mit der Psyche des Patienten steht. Hingegen sollten die Modalitäten vorhanden sein.

Bei den chronischen Krankheiten ist auch noch wichtig zu wissen, daß nicht nur die Symptome, die gerade im Moment des Behandlungsbeginns vorhanden sind, berücksichtigt werden müssen, sondern auch solche, die in früheren Lebensabschnitten regelmäßig auftraten, ja sogar solche aus der Kindheit, wie z. B. Nachtschweiße, bs. am behaarten Kopf, Art der Menstruationen bei Frauen vor dem Klimakterium, Verschlimmerungen durch gewisse Speisen wie Eier, Milch, Fette, Butter usw., die nur in der Jugend vorhanden waren und dann verschwunden sind, Milchschorf, Ekzeme, Ängstlichkeit als Kind, leichtes Ausbrechen in Tränen als Kind oder Übergewissenhaftigkeit in der Schule, ebenso Schüchternheit usw. Unter den abhärtenden Einflüssen des Lebens können derartige — besonders die psychischen — Symptome verschwinden. Sie sind aber auch im späteren Leben noch charakteristisch für das betreffende Individuum und müssen berücksichtigt werden. Je länger eine chronische Krankheit gedauert hat, um so mehr schwächt sich im allgemeinen die dynamische Komponente — d. h. die Vitalreaktionen — ab, während die statische Komponente — d. h. die Organläsionen — in den Vordergrund tritt. Nur die dynamischen Symptome bringen aber das biologische Geschehen zum Ausdruck. In späteren Stadien gelingt es oft nicht mehr, das kausal wirksame Mittel ausfindig zu machen,es sei denn, wir seien in der Lage, derartige dynamische Symptome aus früheren Zeiten, wo sie sozusagen nie fehlten, nachträglich noch zu eruieren. Wir befinden uns auch in diesem Punkte in vollkommenem Gegensatz zur Schulmedizin, welche ja sozusagen allein auf die Organläsionen abstellt, dann Mutmaßungen über die vermeintliche Ursache dieser Läsionen anstellt und darauf ihre Therapie aufbaut. Unsere Erfahrungen lassen keinen Zweifel übrig, daß biologische Störungen gleicher Art bei verschiedenen Individuen zu verschiedenen Organläsionen führen, während umgekehrt biologische Störungen verschiedener Art wiederum identische Organläsionen herbeiführen können. So kann beispielsweise bei zwei verschiedenen Individuen die Abwehrkraft dadurch geschädigt sein, daß der Silicium-Stoffwechsel gestört ist. Aber im ersten Fall kommt es zu einer Infektion mit Tuberkelbazillen, im zweiten Falle zu einer chronischen Staphylokokkeninfektion. Die weitere Folge kann im ersten Falle eine

Lungen- oder aber eine Knochentuberkulose sein, also verschiedene Organläsionen selbst bei gleichem Krankheitserreger; im zweiten Falle aber eine Akne, Furunkulose oder ein chronischer Gelenkrheumatismus. Dennoch ist bei allen diesen Fällen die Grundstörung dieselbe, d. h. eine Assimilationsstörung des Siliciums. Diese kann nur an den für sie typischen dynamischen Symptomen erkannt werden, nicht aber an einem der zahlreichen Folgezustände.

Auf der andern Seite kann ein Mensch an einer Störung des Kal.-carb.-Stoffwechsels leiden, ein zweiter an einer solchen des Calc.phos. Infolge der dadurch bedingten Verminderung der Abwehrkraft können beide eine Lungentuberkulose bekommen. Da die Grundstörungen aber durchaus verschieden sind, muß diese Tuberkulose auch mit verschiedenen Mitteln behandelt werden, d. h. im ersten Falle mit Kal. carb., im zweiten mit Calc. phos. Wiederum geben uns hierüber die dynamischen Symptome Auskunft, nicht aber die Organläsion, noch der dafür verantwortliche Bacillus.

Das ist der Gund für die Tatsache, daß das Mittel immer nur auf Grund der dynamischen Symptome eruiert werden kann.

Stellen wir nun die Technik der Repertorisation an einem Beispiel dar:

1. Fall: Frau W. L., geb. 1913, leidet an Kopfweh, das mit der Verdauung im Zusammenhang steht und sich nach Genuß von Fett verschlimmert. Es beginnt im Hinterkopf und strahlt nach der Stirne aus. Sie schwitzt leicht am behaarten Kopf. Ferner hat sie ein schmerzhaftes Druckgefühl auf der Blase mit häufigem Harndrang. Der Urin hat einen starken Geruch. Ständig müde, aber trotzdem Schlaflosigkeit. Beim Lesen schmerzen die Augen. Es bestehen Krämpfe in den Waden. Die Menstruationen sind stark, alle 22 Tage, 6 Tage dauernd. Es besteht starker Weißfluß, milchartig, aber manchmal auch eiweißhaltig und klebrig; gar fröstelig. Verschlimmerung: vor der Menstruation, durch Kälte, bes. feuchte; schwere Speisen, Verdruß, Widerspruch und Kleiderdruck. Besserung: durch Wärme, beim Eintreten des Regelflusses, durch starke physische Anstrengen, Hautreize (Bürsten etc.).

Ich gab zunächst *Calc. carb.* 6 LM, ohne zu repertorisieren, da fünf für dieses Mittel absolut charakteristische Symptome vorhanden waren, die seine Verschreibung auf jeden Fall rechtfertigen (Regeln zu früh und zu stark, milchartiger Weißfluß, fröstelig, leichtes Schwitzen, bes. am behaarten Kopf). Darauf verschwand das Kopfweh, obwohl dies durchaus keine typischen Merkmale des Calc.-carb.-Kopfwehs hatte. Ferner verschwand der milchige Weißfluß und das Schwitzen am behaarten Kopf. Auch der Allgemeinzustand wurde besser.

Es stimmte aber, abgesehen vom Zurückbleiben der übrigen Symptome, immer noch etwas nicht, und zwar hatte ich den Eindruck, daß sich die Pat. nicht recht verständlich machen konnte. Zwei weitere Sitzungen brachten dann — allerdings mit einiger Mühe — die Aufklärung. Die Patientin hatte Minderwertigkeitsgefühle und zwar ganz merkwürdiger Art. Sie machte den Eindruck einer forschen Person, die weiß, was sie will. Aber dies entpuppte sich als bloße Fassade. Im Grunde ist sie unentschlossen ihrem Manne gegenüber, der ein etwas herrischer Industrieller ist. Zwar ist er höflich, aber der Umstand der eigenen Unsicherheit bringt es mit sich, daß die Frau bei jeder Meinungsverschiedenheit den Kürzeren zieht und dabei deutlich das Gefühl hat, die Ursache davon liege weniger an der tyrannischen Art ihres Mannes (wie sie mir zuerst gesagte hatte), sondern an ihrer eigenen Unsicherheit. Diese Umstände hatten sie allmählich sehr heruntergebracht, so daß ihr das Leben geradezu verleidet war und sie oft Selbstmordgedanken hatte. Als weitere psychische Symptome brachte ich dann noch heraus: Reizbarkeit besonders vor der Menstruation, ferner ein starker Drang, aus dem Familienmilieu zu entfliehen. Auf Grund all dieser Symptome repertorisierte ich nun diesen Fall gemäß der nachstehenden Tabelle, in die ich die von mir als besonders wichtig betrachteten Symptome eintrug.

Aus der Repertorisation gehen *Calc. carb.*, *Lycopodium*, *Phosphor*, *Natrium mur.* und *Sep.* mit einem Maximum von Symptomen hervor.

Diese Eintragung geht folgendermaßen vor sich. Man schreibt oben in die senkrechten Linien die Symptome ein, nachdem man die wichtigsten ausgewählt hat. Im allgemeinen genügen sechs bis acht Symptome, auf alle Fälle soll die Zahl derselben zwölf nicht übersteigen. In der ersten Kolonne haben wir orientierungshalber einige Medikamente, welche besonders häufig gebraucht werden, drucken lassen, lediglich um die Eintragung der im betreffenden Repertorisationsfall in Frage kommenden Mittel in alphabetischer Reihenfolge zu erleichtern*). Man trägt dann die weiteren Mittel un-

*) Das Schema kann vom Karl F. Haug Verlag, Ulm/Donau bezogen werden.

gefähr dort ein, wo sich schon ein Mittel mit dem gleichen Anfangsbuchstaben befindet. Ferner sind im Kentschen „Repertorium" die Mittel in drei verschiedenen Druckschriften eingetragen. Fettschrift entspricht den Symptomen, welche für das Mittel besonders charakteristisch sind. Wir bezeichnen diese Mittel auf unserem Repertorisationsbogen mit drei, die kursivgedruckten mit zwei und diejenigen in gewöhnlicher Schrift mit eins. Normalerweise tragen wir nur die fett- und kursivgedruckten Mittel ein, um nicht mit weniger wichtigen Mitteln Zeit zu versäumen. Mittel, die in gewöhnlicher Schrift im „Kent" figurieren, berücksichtigen wir nur dann, wenn unter einem Symptom nur ganz wenige Mittel genannt sind.

W. L.	Intolerant of contradiction (duldet keinen Widerspruch)	Irresolution (Unentschlossenheit)	Desire to escape of family (Verlangen, der Familie zu entfliehen)	< Before menses (vor den Menses)	Loathing of life (Lebensüberdruß)	Irritability before menses (vor den Menses reizbar)	< Change of weather (Wetterwechsel)	> Warm room (warmes Zimmer)	Total
Antim. crud.					2		1		
Argent. nitr.		2		1				2	
Arsenicum		2			2				
Aurum	3				3				
Barium carb.		3							
Belladonna							2		
Bryonia	2								
Calc. carb.		2		3	2		2	1	10/5
Calc. phos.				3			2	1	
Carboneum sulf.		2					1	3	
Causticum						2			
Cocculus	2	2							
Cuprum				3					
Dulcamara							3		
Ferrum	2								
Helleborus		3							
Hyoscyamus									
Ignatia	3			1					
Kalium carb.				2	2	1	2	1	8/5
Kalium phos.									
Kreosotum				2		1			
Lachesis		3		3	2		1		
Lycopodium	3	2	1	3	3	2		3	17/7
Mercurius					3				

W. L.	Intolerant of contradiction (duldet keinen Widerspruch)	Irresolution (Unentschlossenheit)	Desire to escape of family (Verlangen, der Familie zu entfliehen)	< Before menses (vor den Menses)	Loathing of life (Lebensüberdruß)	Irritability before menses (vor den Menses reizbar)	< Change of weather (Wetterwechsel)	> Warm room (warmes Zimmer)	Total
Natr. carb.							2	2	
Natr. mur.		2		3	3	2		1	11/5
Natr. sulf.					2			2	
Nux moschata		2					3		
Nux vomica	2	2							
Nitr. acid.		2			2	2			
Opium		3							
Petroleum		2					2		
Phosphorus		2		2	3		3		10/4
Platina				2					
Pulsatilla		2		3	2			3	
Rhus tox.							3		
Sepia	3	2		3	2	2	1		13/6
Silicea	2	2		1	2		3		10/5
Sulfur		2		3	2		2	3	
Thuja	1				3			2	
Tuberculinum							3	2	
Zincum				3					

< = schlimmer > = besser

Finden wir im „Kent" unter einem Symptom ganz besonders zahlreiche Mittel (40 und mehr), so lassen wir zunächst diese Rubrik offen (wie im Beispiel die Rubrik „warm room"). Wenn wir dann den Bogen ausgefüllt haben, schauen wir noch schnell nach, welches oder welche der besonders passenden Mittel auch noch dieses Symptom besitzen. Wir tragen dies dann unter den betreffenden Mitteln nach, womit wir eine Menge Zeit ersparen, indem wir auf alle Eintragungen bei denjenigen Mitteln, welche ins Hintertreffen geraten sind, verzichten. So gelingt es meist, in 20 bis 30 Minuten den Repertorisierbogen auszufüllen, der dann während der ganzen Behandlung zur Orientierung dient. Ist dieser ausgefüllt, vergleichen wir diejenigen Mittel, welche an erster Stelle figurieren, mit dem Gesamtbild des Patienten. Denn wir dürfen nicht etwa schematisch einfach nach der Zahl der Symptome auswählen. Jene Mittel, welche auch nach den konstitutionellen Merkmalen und etwa nach andern, nicht repertorisierten Symptomen besonders gut zu passen scheinen, verdienen den Vorzug. Sind einmal die drei bis vier hauptsächlichsten Mittel festgestellt, so bringen wir dieselben in die richtige Reihenfolge. Im obigen Falle ist die richtige Folge *Calc. carb., Lycopodium, Sepia, Natrium mur.* und *Phosphor.*

Als zweites Mittel wurde *Lycopodium* 1000 gegeben. Es trat darauf während 48 Stunden eine bedeutende Verschlimmerung auf. Besonders die Depression verstärkte sich und Hitzewallungen im ganzen Körper traten auf. Dann folgte die Entspannung und mit ihr verschwanden sozusagen alle Krankheitserscheinungen. Das Mittel wurde am 21. September 1957 gegeben und nach wenig mehr als zwei Monaten machte die Patientin ständig noch leichte Fortschritte. Sie fühlte sich wohl wie noch nie in ihrem Leben. Sie nahm daher weiter Placebo und zwar solange die Besserung anhielt, was noch einige Monate dauerte. Später brauchte sie überhaupt kein Mittel mehr.

Wichtig erscheint mir, darauf hinzuweisen, daß die Symptome, mit welchen sich *Lycopodium* so mächtig in den Vordergrund gedrängt hat, größtenteils als Lycopodium-Symptome kaum bekannt sind, obwohl sie z. T. sogar im ,,Kent'' als besonders charakteristisch aufgeführt sind. Wer weiß, daß *Lycopodium* besonders intolerant gegen Widerspruch ist, daß es unentschlossen ist und ferner als einziges Mittel das Verlangen hat, sich aus der Familie zu flüchten. Auch die Verschlimmerung vor den Menstruationen, der Lebensüberdruß und die Reizbarkeit vor den Menstruationen sind Lycopodium-Symptome, die den wenigsten bekannt sind, weil die heute meist übliche, vereinfachte Methode der Homöopathie Lycopodium fast ausschließlich als Magen- und Lebermittel betrachtet und aus diesen Organaffinitäten seine Indikation stellen will. Daß dem nicht so ist, beweist der obige Fall, der nur auf Grund des Kentschen Repertoriums korrekt geheilt werden konnte.

2. Fall: Frl. K. I. aus Hamburg-Finkenwerder, 22 Jahre alt, schrieb mir vor längerer Zeit, daß sie seit drei Jahren an einer Iridocyclitis leide, die fast ständig vorhanden sei und periodisch aufflackere. Ich riet ihr ab, nach Pully zu kommen, da solche Fälle in der Regel langwierig sind und dann Patienten, welche weit entfernt wohnen, meist bald erlahmen, so daß doch nichts Ersprießliches herauskommt. Diese Zurückhaltung, die ich mir als weit entfernter homöopathischer Arzt auferlege, ist umso angebrachter, als es Kollegen gibt, die hemmungslos derartig schwierige, ja auch völlig un-

heilbare Fälle an mich weisen und dabei den Pat. die Hoffnung machen, daß alles mit einer einzigen Konsultation erledigt sei. Leider ist dies meist nicht der Fall, indem solche Fälle regelmäßige Konsultationen erfordern und zwar meist monate-, oft jahrelang (siehe auch Hahnemann). Es ist auch in der Regel nicht möglich, die Weiterbeobachtung und Weiterbehandlung einem in der Nähe des Pat. wohnenden Kollegen anzuvertrauen, weil ein positives Resultat nur dann zu erwarten ist, wenn der behandelnde Arzt mit dem Repertorisieren, der Mittelwahl und der Dosierung vollständig vertraut ist und weil sich alle diese Dinge erst im Verlaufe der Behandlung ergeben, aber keinesfalls schon in der ersten Konsultation bestimmt werden können.

K. I. geb. 1935	Mildness (Sanftmut)	Silent griet (stiller Kummer)	< Fat food (fette Nahrung)	Cold: Lumbar reg. (kalt: Lumbalreg.)	→ Sadness (Betrübtheit)	Menses scanty (spärliche Menses)	Heaviness legs (Schwere in den Beinen)	Total
Arnica	3							
Arsenicum	3		2		3		3	11/4
Borax	3							
Calcium carb.	2				3			
Carbo veg.			3		2	2		7/3
Causticum			2		3	2		7/3
Cocculus	3							
Cuprum	2				2			
Cyclamen			3					
Drosera			2					
Ferrum			3		3			
Graphites					3	3		
Ignatia	2	3	3		3	2		13/5
Kalium carb.						3		
Kalium chlor.			2					
Lachesis				3	3	3		9/3
Magnesium mur.			2		1			
Natr. mur.	3	3			3	3	3	
Natr. phos.			2		2			
Nitr. acid.	2		2		3	2		9/4
Pulsatilla	3	2	3	2	3	3	3	19/7
Phosphorus	2				2	3	3	10/4
Rhus tox.	3							
Sepia	2		2		3	3	3	12/5

K. I. geb. 1935	Mildness (Sanftmut)	Silent grief (stiller Kummer)	< Fat food (fette Nahrung)	Cold: Lumbar reg. (kalt: Lumbalreg.)	Sadness (Betrübtheit)	Menses scanty (spärliche Menses)	Heaviness legs (Schwere in den Beinen)	Total
Silicea	3				2	2		
Spongia	2		2		2			
Stramonium	2				2			
Sulfur	2			2	3	3	3	13/5
Taraxacum			3					
Thuja	2		2		3			

Die Betreffende begab sich dann in Hamburg wiederum in Behandlung, aber ebenso ohne jeden Erfolg. Schließlich wünschte sie doch dringend, mich einmal zu konsultieren, was ich ihr nicht abschlagen konnte. Die Iridocyclitis war in der letzten Zeit immer stärker geworden, und als ich die Pat. am 12. September 1957 sah, bestand eine äußerst unangenehme Exacerbation mit starker Rötung der Augen bes. re., unerträglichem Spannungsgefühl. starker Lichtscheu und leichter Blepharitis. Das Mädchen hielt es nicht aus ohne tägliches mehrfaches Einträufeln der üblichen allopathischen Medikamente.

Symptome: Schlankes Mädchen. Als Kind häufig Mandelentzündungen, sowie Fieberanfälle, ferner ständig grün-gelber Nasenausfluß. Kniegelenksentzündung mit 12 Jahren mit starkem Ödem (geheilt), Arthritis der Kiefergelenke, mitunter auch Schmerzen im Ellenbogen und rechten Kniegelenk. Zunge weißgelb belegt, aber Mitte sauber. Appetit gut. Verlangen nach Süßem, früher eher nach gesalzenem Fisch. Menstruationen schwach, 28 Tage, Leibschmerzen im Beginn. Unterkieferdrüsen vergrößert, schwellen ab und zu an. Nur ein devitalisierter Zahn. Fröstelig, bes. Füße und Knie, oft auch Rücken.

Psyche: sanft, empfindlich, empfindsam; Weinen, Traurigkeit, sehr von der Umgebung abhängig, liebebedürftig und liebevoll. Schlechte Blutzirkulation, schwere Beine, bes. beim Stehen. Gesicht oft bläulich-rot. Trockene Hände. Etwas Achselschweiß = durch Erregung.

V e r s c h l i m m e r u n g : durch fettes Gebäck, im Frühjahr und Herbst, durch Kummer, den sie eher im stillen erträgt, durch Stehen, Licht (Photophobie).

B e s s e r u n g : durch Wärme, leichte Bewegung.

Die Repertorisation ergibt eindeutig *Pulsatilla* als ähnlichstes Mittel. Man hätte dies in diesem Falle wohl ohne Repertorisation ermitteln können, aber die Erfahrung zeigt eben, daß man häufig mit Überraschungen rechnen muß, eine Tatsache, die besonders der Fall eins deutlich macht. Es wurde also *Pulsatilla 6 LM* gegeben, gleichzeitig machte ich noch zwei Akupunkturen mit fünf Tagen Zwischenraum und zwar punktierte ich den Tchre-mo (3 Heizer 18) und den Trong-tse-tsao (Gallenblase 3) als Dispersion. Die Entzündung ging noch am selben Tag zurück. Ich erhielt in der Folge sowohl von der Pat. als auch von ihrem Augenarzt den Bericht, daß die Iridocyclitis praktisch verschwunden sei. In der Folge hat die Patientin noch *Pulsatilla 9 LM* erhalten, ferner überwies ich sie noch zur Vervollständigung der Akupunktur an einen Kollegen in Hamburg. Dieser berichtete mir jedoch, daß nicht mehr viel zu tun sei, da die Obgenannte keine krankhaften Erscheinungen mehr aufweise.

Damit sind natürlich die Akten über einen solchen Fall nicht notwendigerweise geschlossen. Heilung durch *Pulsatilla* allein ist möglich. Wenn aber, was nicht ausgeschlossen ist, später die Iridocyclitis wieder aktiver würde, so müßte man dann mit den konstitutionellen Mitteln eingreifen, welche einesteils sich bereits im Repertorisationsblatt abzeichnen, aber evtl. auch noch durch eine Ergänzungsrepertorisation näher bestimmt werden müßten. Immerhin ist der Verlauf schon jetzt bemerkenswert, insofern bei der Patientin die vorherige allopathische Behandlung vollkommen versagt hat und auch nach Ansicht der homöopathischen Autoritäten die chronische Iridocyclitis eine äußerst schwierig zu behandelnde Affektion darstellt.

Die Rolle des ,,Similimum''

Ich erhielt im Laufe der Jahre meiner homöopathischen Praxis dann und wann Briefe, in welchen nach eingehender Mitteilung der Krankengeschichte und Aufzählung der Symptome folgendes zu lesen war: „Ich habe bereits zahlreiche homöopathische Ärzte aufgesucht oder mich selbst behandelt (wenn der Gesuchsteller ein homöopathischer Arzt war), leider ohne wirkliche Erleichterung zu finden, da offenbar das ‚Similimum' nicht gefunden wurde. Nunmehr wende ich mich an Sie in der Hoffnung, daß es ihrer großen Erfahrung gelingen wird, dasselbe ausfindig zu machen, so daß ich endlich Heilung von meinem Leiden finden kann." Patienten dieser Art zählen meist eine Unmenge von Symptomen auf oder bringen umfangreiche Aufzeichnungen in die Sprechstunde mit, in der Meinung, daß durch genaue Repertorisation dieser 30 bis 50 Symptome das „Similimum" eruiert werden könne, wodurch dann eine Heilung garantiert sei.

So ist es aber nicht. Da der noch weniger erfahrene homöopathische Arzt meist obiger Ansicht zuneigt, halte ich es für zweckmäßig, dieses Problem zu erörtern, um vielen lange Umwege und Enttäuschungen zu ersparen.

Die Symptome sind die Sprache des lebendigen Organismus und alles, was man an ihm feststellen kann, sind nur Symptome, die Gewebsveränderungen, denen die Schulmedizin das Prädikat „Diagnose" verleiht, inbegriffen. Und in gleicher Weise, wie auch die Sprache eine ganz verschiedene Bedeutung hat, je nachdem sie aus dem Herzen kommt und daher das Innere des Patienten ans Tageslicht bringt, oder ob sie sich nur in Gemeinplätzen, momentanen Streiflichtern, durch äußere Umstände bedingte Ausrufe oder durch Erziehung und Milieu bestimmte konventionelle Redensarten ergeht, so kommt auch den Symptomen, der Sprache des Organismus, je nach den Umständen eine ganz verschiedene Bedeutung zu.

Die Krankheitssymptome ermöglichen dem Arzt, das stets individuelle dynamische Krankheitsgeschehen zu erkennen*), weshalb es notwendig ist,

*) Anmerkung: Dieses innere, unsichtbare Geschehen, d. h. das Walten der Lebenskraft, welches die Ursache des Aufbaus und aller Funktionen des lebendigen Organismus ist, ignoriert die Schulmedizin vollkommen. Es paßt ihr nicht in den Kram, weil ihre materialistischen Methoden es ihr unmöglich machen, in das eigentliche Wesen des Krankheitsgeschehens einzudringen. Infolgedessen hält sie krampfhaft an dem in die Augen springenden Irrtum fest, daß in den chemischen Vorgängen des lebenden Organismus die geheimnisvolle Ursache seines Entstehens, seines Unterhaltes, seiner Funktionen, seiner Vermehrung und seines Reparations- und Regenerationsvermögens zu suchen sei, dies, obwohl jedermann a priori einsehen müßte, daß doch zuerst einmal ein solcher Organismus entstanden sein muß, bevor sich überhaupt solche chemischen Prozesse abspielen können, chemische Prozesse, die doch jeder Intelligenz entbehren und von sich aus niemals das ungeheuer komplizierte Spiel genau dosierter und ständig veränderter Funktionen garantieren könnten, wenn nicht ein zwar unsichtbarer, aber aus seinen Manifestationen nicht weniger deutlich erkennbarer Steuerungsmechanismus dahinter stecken würde.

diejenigen Symptome festzustellen, welche aus der typischen individuellen Eigenschaft des Patienten hervorgehen, während andere, die mehr durch Erziehung, Milieu oder den Beruf bedingt sind, weniger Bedeutung haben, also ausgeschieden werden müssen.

So gibt es Kranke, welche zunächst angeben, ihren Ärger im stillen hinunterzuwürgen; fragt man sie aber genauer aus, ob das immer so gewesen sei, so geben sie zu, daß sie als junge Leute zwar zornmütig gewesen seien, sich dies aber abgewöhnt hätten, weil ihre berufliche Stellung, beispielsweise als Fabrikdirektor oder Personalchef, sie zu dieser Selbstbeherrschung gezwungen hätte. In diesem Falle handelt es sich daher um zornmütige Patienten, und nicht, wie man ohne genaues Befragen hätte annehmen müssen, um solche mit Neigung zum stillen Kummer. Die in Betracht kommenden Mittel sind also *Nux vom.*, *Stramonium, Lachesis, Veratrum album, Sulfur,* aber nicht *Ignatia, Natr. mr.* oder *Phosphoric acid.* Ja, die Erfahrung spricht sogar dafür, daß in diesem Falle die erste Gruppe der Mittel ganz besonders angezeigt ist, weil die ständige Unterdrückung der diesen Menschen angeborenen Reaktionsweise gleichsam als psychisches Trauma oder Verdrängung wirkt und dieselbe ganz besonders in ihnen verankert.

Ähnlich verhält es sich mit allen Symptomen. So geben beispielsweise Frauen in den Wechseljahren häufig an, unter übertriebener Körperwärme zu leiden, weshalb man geneigt sein könnte, ihnen *Sulfur,* oder wenn diese unbehagliche Wärme nur im warmen Zimmer auftritt, *Apis, Pulsatilla, Carbo veg.*, *Carboneum sulfurat.* oder *Aurum* zu verordnen, je nach der übrigen Symptomatologie. Meistens erhält man aber auf die Frage, ob das immer so gewesen sei, die Antwort: „Nein, vor der Menopause war ich eher fröstelig, ganz besonders als Kind". Hätte man also die erste Angabe der Patientin als bare Münze genommen, so wäre man auf eine ganz falsche Piste geraten, und es wäre ein unhomöopathisches Mittel herausgekommen. Denn nach erfolgreicher Korrektur der ersten Aussage kommt nun wahrscheinlich kein einziges der vorgenannten Mittel in Betracht, sondern die Piste führt nun eher in der Richtung nach *Silicea, Arsenicum album, Graphites* etc., also geradezu in eine antagonistische Gruppe.

Noch komplizierter gestaltet sich die Symptomenbewertung, wenn sich die Konstitution im Verlaufe des Lebens ändert, was häufig der Fall ist. So kann ein Patient bis zum 35. Jahre *Sulfur* sein; alsdann ändert sich die Konstitution langsam unter dem Einfluß äußerer Umstände oder hereditärer, früher rezessiv und daher unwahrnehmbar gewesener Einflüsse, und er bewegt sich gegen *Silicea* oder *Graphites* hin. Da Sulfur ein warmes, die letzgenannten Mittel aber frösteliger Natur sind, werden die wichtigsten Sulfursymptome allmählich ausgelöscht, während die letzteren zunächst noch nicht hervortreten, da sie durch die Sulfurkomponente daran gehindert werden, in Erscheinung zu treten. In solchen Fällen weist die Symptomatologie weder auf das 1. noch auf das 2. Mittel hin und doch verlangt der Krankheitszustand des Patienten beide Mittel, zunächst Sulfur, mindestens während 3 Monaten Wirkungszeit gegeben, worauf die Siliziumsymptome hervortreten, weshalb nachher noch Silizium gegeben werden muß, mit ebensolanger Wirkungszeit. Verfährt man nicht, wie oben angegeben, so kann der Patient unter keinen Umständen geheilt werden. Selbstverständlich wird man aufgrund anderer Anhaltspunkte auf das Vorliegen eines larvierten Sulfurzustandes aufmerksam gemacht; solche können gefunden werden, wenn man nach den Symptomen aus der frühesten Jugend forscht, als der Sulfurzustand noch im Vordergrunde stand. Man wird dann vernehmen, daß der Pat. im Bett häufig zu heiße Füße hatte, die Beine aus dem Bett streckte, um sie abzukühlen, ständig mit seinen Eltern im Streit lag, weil sie ihm eine viel zu warme Kleidung aufdrängen wollten, großes Verlangen nach Süßigkeiten hatte, welche er rein und unvermischt genießen wollte, also stets aufbegehrte, wenn ihm die Mutter neben einer guten Bratenschnitte noch Apfelmus in den gleichen Teller schöpfte, wozu noch die bekannte Unordentlichkeit in Kleidung und Reinlichkeit kam. Mag der Patient in späteren Jahren auch das eine oder andere Symptom vergessen haben, einige werden ihm noch erinnerlich sein, so daß man die Diagnose auf Sulfur zu stellen vermag, trotz des Siliceaeinschlags.

HAHNEMANN mit seiner genialen Beobachtungsgabe hat dies schon gewußt, obwohl man das nur erkennen kann, wenn man ihn genau studiert. So sagt er beispielsweise, daß selten eine Frau völlig geheilt werden könne, die an zu frühen und zu starken Regelblutungen gelitten habe, wenn man ihr nicht mindestens einmal *Calc. carb.* verabreiche*. Er hat also die Erfahrung gemacht, daß, gleich um welches spätere Leiden es sich handelt, das obige Symptom der zu frühen und zu starken Regeln für *Calc. carb.* derart charakteristisch ist, daß es eine Störung anzeigt, welche nur mit diesem Mittel geheilt werden kann. Ebenso sagt er von *Kal. carb.***, daß kein Tu-

* Anm: S. Hahnemann, Chron. Krankheiten Bd. II S. 312.
** S. Hahnemann, Chron. Krankheiten Bd. IV S.3.

berkulosekranker völlig geheilt werde, wenn er nicht im Laufe der Behandlung dieses Mittel erhielte. (Das Wort Tuberkulose gebraucht er natürlich nicht, aber es besteht kein Zweifel, daß es sich um diese Krankheit handelt.)

Aus dem bisher Gesagten ergibt sich also, daß die Gesamtsymptomatologie ein Sammelsurium darstellt, in welchem ganz verschiedene vitale Störungen kunterbunt zusammengemischt sein können, so daß es die wichtigste Aufgabe des Arztes ist, die Symptome richtig zu gruppieren, d. h. festzustellen, welche für dieses, welche anderen für ein anderes Mittel sprechen, mit anderen Worten, den gordischen Knoten aufzulösen. Das verlangt natürlich Erfahrung, und vor allem ist es nötig, den Patienten persönlich zu beobachten und befragen zu können. Denn durch eine einzige im richtigen Moment angebrachte Frage ergeben sich oft Winke, welche für die Erkenntnis der verschiedenen Vitalstörungen, die im betreffenden Patienten vermischt sind, einscheidende Bedeutung haben. Des weiteren geht aus den bisherigen Ausführungen auch hervor, daß die Repertorisierung von Fragebogen, welche der Patient dem Arzte zuschickt, meist zwecklos ist, dies nicht nur, weil dem Patienten ohne Befragung oft gerade die wichtigsten Symptome, besonders solche aus der Kindheit, gar nicht in den Sinn kommen, und zweitens, weil in den Symptomen gewisse Nuancen vorhanden sind, die nur der geübte homöopathische Arzt zu erfassen und richtig zu bewerten im Stande ist.

So ist beispielsweise die Zornmütigkeit des Nux-vomica-Patienten nicht dieselbe, wie diejenige des Stramoniumkranken und die ersten beiden gleichen in keiner Weise derjenigen des Aurumpatienten oder dem Veratrum album. Der Patient aber wird diesen Unterschied von sich aus nicht machen können, ja vielfach wird er die Zornmütigkeit überhaupt verschweigen, so daß man erst nach Befragung der Frau Gemahlin den Bescheid bekommt, daß ihr Mann schon wegen einer leicht versalzenen Suppe oder einer schlechten Note im Zeugnis eines Kindes einen Wutanfall bekommt, also zornmütig ist.

Wie wenig oft die Eltern ihre Kinder psychologisch beurteilen können, mag der folgende Fall illustrieren: Ein Arbeiter, damals noch bei bescheidenem Lohn, aber von der Homöopathie vollkommen überzeugt, ließ sowohl sich als auch seine Familie stets homöopathisch behandeln, was ihm natürlich ziemliche Kosten machte, da man ja keine wirkliche Homöopathie auf Rechnung der Krankenkassen treiben kann, es sei denn, man sei ein reicher, wohltätiger Mann und brauche keine Mittel für den Lebensunterhalt. Er tat mir manchmal leid, wenn er zu dritt in meine Sprechstunde kam, denn der Betrag für die Krankenkasse wurde ihm doch vom Lohn abgezogen, und dieser ist heute ja sehr erheblich, da damit sowohl alle die Faulen, die Drückeberger, die heute grassierende kostspielige diagnostische und therapeutische Polypragmasie und dazu noch die nicht weniger kostspielige Verwaltung zu bezahlen sind. Jedoch er tat dies immer willig infolge seiner Überzeugung. Nun litt eines seiner Mädchen an Bettnässen. Das 1. Mittel half nicht, das 2. ebenfalls nicht und so ging es weiter 2 Jahre lang, etwa alle 2 Monate eine Konsultation ohne jeden Erfolg, weil er mir keine Angaben machen konnte über das Verhalten des Töchterchens. In solchen Fällen mache ich kein Hehl aus der Unsicherheit der Mittelbestimmung, anerbiete mich aber, durchzuhalten, wenn es der Patient dringend wünscht. Das war in diesem Falle so. Eine dieser Konsultationen nach etwa 2 Jahren, nachdem alle Versuche bisher fehlgeschlagen waren, fiel auf die letzten Tage vor Weihnachten, und ich hatte den Vater gebeten, das Schulzeugnis des Kindes mitzubringen, welches ausgesprochen schlecht war. Wie es darauf reagiert habe, war meine Frage. „Oh, es war furchtbar niedergeschlagen und untröstlich". „Ob das Kind denn immer so stark reagiere auf Beurteilung durch Drittpersonen"? „Ja, wenn man es lobe oder wenn es in der Schule an der Spitze sei, dann sei es überglücklich, aber schon bei nur mittelmäßigen Leistungen aufs tiefste verstimmt"! *Palladium* 200 C weist als einziges Mittel dieses Symptom auf. Aus Mitgefühl für den guten Mann, der wiederum zu dritt gekommen war, verlangte ich nichts für diese Konsultation des Töchterchens, als Weihnachtsgeschenk, wie ich sagte. Das ist ja psychologisch meist nicht gut. Aber dieses Mal spielte letzteres keine Rolle, denn das Mittel war so durchschlagend, daß die Patientin schlagartig und für immer von ihrem Bettnässen geheilt war. Hätte mir der Vater dies doch in der ersten Konsultation gesagt, oder wäre mir ein Verdacht auf diese Möglichkeit gekommen, sie wäre selbstverständlich sofort geheilt gewesen.

Ich halte es im allgemeinen nicht für zweckmäßig, den Fragebogen dem Patienten zum Ausfüllen zu übergeben, denn ich habe ihn nicht für den Patienten, sondern für den Arzt verfaßt, damit er lernt, wie die Befragung vor sich gehen muß, und nichts vergißt.

Den Patienten hingegen weise ich an im ABC, das jeder Patient bei der ersten Konsultation erhält, die Fragen zu durchgehen und diejenigen, welche nach seinem Dafürhalten auf ihn Bezug haben, anzukreuzen. Bei der zweiten Konsultation bespreche ich dann diese angekreuzten Fragen, sofern es nötig ist.

Das ABC kauft der Patient gerne, wenn man ihn darüber aufklärt — wenige Worte genügen —, daß die Behandlung abgekürzt werde und die Heilung sicherer sei, wenn er durch richtiges Verhalten, wie es im ABC angegeben sei, dazu beitrage.

Übergibt man hingegen dem Patienten den Fragebogen zum Ausfüllen, so erhält man meist eine so große Zahl von vorwiegend bedeutungslosen Symptomen, daß man vor lauter Bäumen den Wald nicht mehr sieht, also damit nichts anfangen kann. Sodann spielt auch die Zeitfrage eine Rolle: man kommt nicht vorwärts, wenn man sich mit Dutzenden, ja Aberdutzenden von Symptomen herumschlagen muß.

Es gibt ja auch merkwürdige Patienten, wie derjenige, der mir einmal eine 37 kleingeschriebene Seiten umfassende Symptomenaufzählung überreichte. Obwohl ich mich sonst selten aufrege, so wurde ich ob der Zumutung, ein solch umfangreiches Elaborat zu lesen, fuchsteufelswild, sehr zu unrecht, wie ich mir später sagte, aber ich hatte offenbar einen schlechten Tag. Ich schnauzte ihn an: ,,Was ihm denn einfalle, ob er glaube, daß ich pro Tag nur einen einzigen Patienten behandeln könne? Er sei ein Egoist in Reinkultur, der nur an sich denke und weder auf den Arzt noch die anderen Kranken die geringste Rücksicht nehme. So einen könne ich nicht behandeln, punktum!''

Er entschuldigte sich und bat, ihm doch wenigstens ein Mittel zu geben, da er nun extra 100 km weit gefahren sei, um meinen Rat einzuholen. Ohne sein Elaborat auch nur anzusehen, gab ich ihm *Arsenic. alb.* 200 (egozentrisch, peinlich exakt in Kleinigkeiten, peinlich sauber in Kleidung) worauf ich nach 4 Wochen einen Brief erhielt, daß er mir herzlich danke, denn das Mittel hätte Wunder gewirkt, es sei das erste Mal, daß ein homöopathisches Mittel bei ihm einen derartigen Umschlag zum Besseren herbeigeführt habe. Er bäte mich inständig, ihn noch einmal als Patient anzunehmen.

VANNIER gibt an: ,,Patient mit einem Zettelchen: *Calc. fluoric.* Ich führe dies an, vielleicht ist es einem Leser einmal dienlich; ich selbst habe diesbezüglich keine Erfahrungen sammeln können.

Bereits ergibt sich aus dem Gesagten, daß die Idee vom ,,Similimum'', von welchem man die Heilung erhofft, wenn es sozusagen mit allen Symptomen übereinstimmt, erstens eine Forderung darstellt, welche kaum je zu erfüllen ist und zweitens insofern ein Irrtum ist, weil man aus einer Vielheit eine Einheit herauslesen will. Denn komplizierte Symptomenbilder entsprechen kaum je einem einzigen Mittel, sondern sind die Resultante mehrerer Vitalstörungen, und die Kunst des Homöopathen muß darin bestehen, aus der Resultante die einzelnen Elemente zu erkennen, welche sie zusammensetzen. Dies ist ganz ähnlich wie bei einem Akkord, aus welchem das geübte Ohr die einzelnen Töne erkennt, das ungeübte aber nicht.

Zum Schluß muß auch noch betont werden, was eigentlich selbstverständlich ist, aber häufig außer acht gelassen wird, nämlich, daß alle Symptome, welche auf Gewebsveränderungen zurückzuführen sind, von vornherein für die Mittelwahl gestrichen werden müssen. So sind bleistiftdünner Stuhl bei einem Rektumkarzinom, Harnverhaltung, Harnträufeln und Empfindung von Restharn bei einer Prostatahypertrophie, Durchfall nach Genuß von verdorbenem Fleisch usw. völlig belanglose Symptome, weil unter den genannten Umständen selbstverständlich. Ebenso spricht Unmöglichkeit, vor Drittpersonen Harn zu lassen, bei einem Soldaten fast mit Sicherheit für *Natr. nur.*, selbst wenn es einziges Symptom ist, hingegen hat dasselbe Symptom nur wenig Bedeutung bei einem Töchterchen, das im Kloster zur Prüderie erzogen wurde, weil die Umstände des Milieus im letzteren Falle dasselbe herbeigeführt haben, nicht die psychische Anomalie des Patienten.

Symptome, die nur einmal vorhanden waren, sind in der Regel belanglos für die Wahl konstitutioneller Mittel, hingegen sind solche, welche sich regelmäßig wiederholen oder früher ständig vorhanden waren, von Bedeutung, selbst dann, wenn sie in der Zeitperiode, wo die chronische Krankheit aufgetreten ist, verschwunden sind.

Grundsätzlich kann gesagt werden, daß nur dynamische Symptome, d. h. solche, die von den gestörten Lebenspotentialen erzeugt werden, für uns Homöopathen Bedeutung haben, während alles Statische, Gewebliche und daraus Hervorgehende für die Mittelwahl fast bedeutungslos ist. Dasselbe gilt auch für die Indikationsstellung für homöopathische oder schulmedizinische Behandlung. Nur dynamisches Geschehen oder gewebliche Zustände, welche noch mit einem dynamischen Geschehen verknüpft sind, eignen sich für homöopathische Behandlung, also die eigentlichen Krankheiten; hingegen sind Zustände, welche während oder nach Krankheiten auftreten, in der Regel für homöopathische Behandlung nicht indiziert. Sie können gelegentlich beeinflußt werden, aber ihre Behandlung kann nicht mehr zielbewußt vor sich gehen, weil keine wahlanzeigenden Symptome vorhanden sind. Sind Symptome vorhanden, so handelt es sich hier meist um sekundäre Erscheinungen, welche von den Gewebsveränderungen herrühren, also belanglos sind.

Das sind Grundsätze, welche vielfach von homöopathischen Ärzten zu wenig beachtet werden, oder ihnen nie zum Bewußtsein gekommen sind, meist, weil sie nicht nach den Hahnemannschen Prinzipien handelten und vor allem die Hochpotenzen nicht gebrauchten. Denn diese Letzteren geben infolge ihrer Substanzlosigkeit viel tiefere Einblicke als die Tiefpotenzen, bei denen der Arzt immer noch irgendwie der materialistischen Auffassung verhaftet ist. So rügte ein Kritiker an meinem Buch über die Kreislauferkrankungen, daß ich die Behandlung des Lungen- und Herzinfarktes nicht in das Buch aufgenommen hätte. Das habe ich keineswegs übersehen, aber der eigentliche Herzinfarkt ist keine Krankheit, sondern ein materielles Ereignis, also mit einem Unfall zu vergleichen. Infolge Ausfalls eines größeren Gewebsteiles eines lebenswichtigen Organs entsteht ein lebensgefährlicher Zustand, der nur dadurch überwunden werden kann, daß man während der gefährlichen Periode das Leben aufrecht erhält, gleich mit welchem Verfahren, wenn nur dieser letztere Zweck erreicht wird. Nur für die dem Infarkt zu Grunde liegende Grundkrankheit, also die Thrombenbildung, die Stase in gewissen Gefäßgebieten, die Veränderungen der Blutflüssigkeit, die Toxicose, welche zu diesen Veränderungen Anlaß geben kann, usw.; also, das was vor und nach dem Herzinfarkt geschieht, kann in den Bereich der homöopathischen Behandlung fallen, weil dieses Geschehen allein dynamisches Geschehen ist, d. h. auf der Tätigkeit der Lebenskraft beruht. Hingegen ist es eine vollkommene Verkennung der Homöopathie, dieselbe bei einem Blutgerinnsel anwenden zu wollen, das eine Lungen- oder Herzarterie verstopft, weil die damit verbundene Gefahr auf einem rein mechanischen Hindernis beruht, also mit der Tätigkeit der Lebenskraft nichts zu tun hat, infolgedessen keine Krankheit ist. Daß der Schulmediziner nicht soweit ist, diese Unterscheidung machen zu können, ist ja bei seiner materialistischen Auffassung des Krankheitsgeschehens nicht zu verwundern; für einen Homöopathen sollte dies aber selbstverständlich sein.

Eine primitive Homöopathie

Die Behandlung von Verbrennungen nach homöopathischen Grundsätzen

Die Angabe HAHNEMANNS, Verbrennungen keinesfalls durch Kälte irgendwelcher Art zu behandeln, sondern durch Hitze oder Umschläge von sehr warmem Wasser, d. h. durch Ähnliches, dürfte allgemein bekannt sein, ebenso die Fehde mit Professor Dzondi, welche sich dadurch entspann, daß der Professor das Gegenteil empfahl. Hahnemann hat seine Ansicht in einer kleinen Broschüre eingehend begründet, aber ob sie stimmt oder nicht, wissen wahrscheinlich die wenigsten oder niemand, weil es kaum jemand erprobt haben dürfte.

Um so interessanter dürfte daher die Angabe des Vaters meiner ersten Frau sein, der ein außerordentlich geschickter Beobachter und Tierarzt war, nämlich, daß Kälte schlecht sei bei Brandverletzungen und daß man eher Medikamente, die auf der Haut Brennen erzeugen, verwenden müsse, vor allem 80—90%igen Alkohol. Diese Empfehlung gab er mir 1925 als ich Gebirgsarzt in Graubünden war und von Homöopathie noch nichts verstand.

In der Folge habe ich dann auch die Verbrennungen durch Umschläge mit starkem Alkohol behandelt (man kann auch gewöhnlichen Brennspiritus oder im Notfalle irgend ein starkes gebranntes Wasser nehmen, nur enthalten letztere bloß um die 50 Prozent Alkohol und sind daher weniger wirksam). Die Resultate waren außerordentlich gut und auf Grund von Hunderten von Erfahrungen kann ich sagen, daß jede Verbrennung um mindestens einen Verbrennungsgrad, oft noch stärker, sinkt, wenn man diese Methode anwendet. Also eine Verbrennung 3. Grades wandelt sich in eine 2. Grades um, eine 2. Grades in eine 1. Grades und eine 1. Grades ist in einigen Minuten erledigt ohne jede Spur zu hinterlassen. Verbrennungen 3. Grades in bezug auf den klinischen Verlauf habe ich überhaupt nie mehr gesehen in den 50 Jahren, da ich diese Methode anwandte, selbst bei Schmieden, deren Lehrlinge, die sich am Anfang nicht selten dadurch schwere Verbrennungen zuziehen, indem sie Eisenstücke, die aus der Esse kommen und zum Erkalten auf dem Boden herumliegen, in die Finger nehmen, wähnend, sie seien kalt, während ihre Temperatur noch 200—300 Grad beträgt. Das gäbe dann eine Verbrennung 3. Grades mit einer Heilungsdauer von zwei bis vier Monaten, während sie mit Alkoholumschlägen, gleich zu Anfang appliziert, in ein bis zwei Wochen narbenlos ausheilen. Diese Verbrennungen sind heute nicht mehr häufig, weil es nur noch wenige Schmiede gibt, aber früher habe ich viele beobachtet. Die Sache wird so gemacht, daß man einen Wattebausch mit 80 — 90%igem Alkohol oder Brennspiritus tränkt, ihn auf die Verbrennung auflegt, darüber kommt ein undurchlässiges Gewebe (Mosettigbattist oder Plastik) und schließlich eine Befestigung mit Gaze oder Heftpflaster. Man läßt diesen Verband bei kleineren und geringeren Verbrennungen etwa eine Stunde liegen, bei schweren bis zu 12 Stunden, man nimmt ihn dann ab und die Sache ist fertig. Bei kleineren Verbrennungen an den Fingern, wie sie häufig bei Hausfrauen durch siedendes Öl, heiße Bratpfannen und dergleichen entstehen, genügt es meistens, einen alkoholgetränkten Wattebausch um den Finger zu wickeln, ihn während 5 — 10 Minuten, eventuell unter nochmaligem Eintunken in Alkohol, gut feucht zu halten, womit die Sache fertig ist. Bei größeren Verbrennungen mit richtigem Verband tut man gut, nach einiger Zeit wieder Alkohol nachzuspritzen, indem man dazu eine Injektionsspritze benützt, die Nadel unter den undurchlässigen Stoff behutsam einführt, um die Haut nicht zu verletzten, und dann injiziert. Da der Alkohol schnell verdunstet, sollte dies etwa jede Stunde gemacht werden, mindestens während der ersten zwei bis drei Stunden. Es ist selten nötig, den Verband länger zu belassen.

Nach der Abnahme des Verbandes ist meist nichts mehr nötig, befürchtet man aber einen Substanzverlust infolge größerer Blasen, so bedeckt man das Ganze mit einem sterilen Schutzverband. Platzen die Blasen später auf, so wartet man noch 24 Stunden, trägt sie dann ab und macht einen Verband mit Calendulasalbe, die man auf einen Leinwandlappen aufstreicht (nicht Gaze). Ist der Substanzverlust erheblich, was aber nur vorkommt, wenn der Alkoholverband verspätet angelegt wurde, so kann man vorteilhafterweise zuerst einen Verband mit Perubalsam machen, der in gleicher Weise wie der vorherige gemacht und nach 24 Stunden durch Calendula ersetzt wird. Sind bereits entzündete Geschwüre da, weil der Alkoholverband verspätet angewandt wurde, so behandelt man diese in gleicher Weise. Aber solche habe ich auch bei den schwersten Verbrennungen nie gesehen bei sofortiger Anwendung des Alkohols.

Wäre man im Kriege bei Verbrennungen mit Flammenwerfern usw. so verfahren, statt alles mögliche draufzuschmieren, so wären Zehntausenden von armen Opfern ungeheuere Qualen und schwere bleibende Nachteile erspart geblieben. Von allen Verfahren, welche die chemische Industrie seither empfohlen hat, halte ich gar nichts; ich habe nur Mißerfolge gesehen, wenn ein solcher Patient nachträglich bei mir Hilfe suchte. Diese entstammen theoretischen Überlegungen und sind, wie der Franzose höflich sagt „rien que des vues d'esprit" (Hirngespinste).

Einige Beobachtungen:

1. Vor 25 Jahren umklammerte mein damals 4jähriger jüngster Sohn den kleinen, aber schätzungsweise 200—300 Grad heißen Auspufftopf meines Rasenmähers, während der Motor noch lief, wobei es infolge der großen Hitze zischte, wie wenn man ein glühendes Eisen ins Wasser wirft. Ich war wie zu Tode erschrocken und befürchtete eine schwere Verletzung mit großem Substanzverlust und Narbenstrikturen an den Fingern und der Handfläche. Sofort machte ich den erwähnten Verband, ließ ihn unter mehrmaliger Anfeuchtung bis zum Abend liegen, bedeckte dann die verbrannte Stelle mit einem sterilen Verband, und als ich denselben nach 24 Stunden abnahm, sah man nur noch eine kleine Verfärbung der Haut. In der Folge wurde alles normal, nicht der geringste Nachteil trat auf.

2. Bei einer Autofahrt schien mein Kühlsystem nicht richtig zu funktionieren; der Motor wurde heiß. Ich hielt an, öffnete die Motorhaube und, von den früheren Wagen her nicht gewohnt, daß das Kühlwasser unter Druck ist, schraubte ich arglos den Kühlerdeckel ab. Kaum rechts aus der Fassung gedreht, flog dieser mit Gewalt in die Luft, während mir ein paar Liter siedendes Wasser, das infolge des Druckes wohl etwas mehr als 100 Grad hatte, ins Gesicht und an den Hals spritzte. Zum Glück schließt man reflektorisch bei solchen Gelegenheiten die Augen, sonst wäre es mir wohl recht schlecht ergangen.

Ich sprang in den Wagen, fuhr einige hundert Meter bis zu einem Spezereihändler — ein Glück im Unglück, daß dieser so nahe war —, verlangte dort Brennspiritus und einen großen Wattebausch oder ein Handtuch, schwenkte letzteres in einem mit Spiritus gefüllten Suppenteller und applizierte es auf Gesicht und Hals, wo ich es etwa eine Viertelstunde liegen ließ unter mehrmaliger Befeuchtung. Die Sache lief gut ab, nur einige kaum sichtbare kleine Bläschen traten auf, aber die Augendeckel blieben einige Zeit rot und schmerzten etwas, weil ich diese ja nur ganz vorsichtig einige

Male mit dem Alkohol betupfen konnte, da dieser in den Augen sehr heftig brennt. Nach wenigen Tagen war alles vorbei, keine Wunde, keine Narbe.

3. Im Gegensatz dazu leerte sich lange vorher, als ich noch ein Knabe war, einmal ein Flaschner bei einer Reparatur der Herdzuleitung ein Becken von nur nahezu siedendem Wasser über die Füße, die dazu noch mit Strümpfen und Sandalen bekleidet waren. Meine Mutter behandelte ihn zunächst mit Olivenöl als erste Hilfe, nachher holte man den Arzt. Was gemacht wurde, weiß ich nicht, nur soviel ist mir in Erinnerung, daß er an den Füßen nachher große Geschwüre hatte und längere Zeit nicht arbeiten konnte. (Er hatte die Werkstatt ganz nahe bei unserem Hause.) Also, ja kein Fett auf frische Verbrennungen!

4. Bei einer Patientin, die ich zu einer Rektoskopie geschickt hatte, passierte dem Professor das Mißgeschick, daß ein unter das Gesäß gelegter Wattebausch Feuer fing und eine hufeisenförmige Verbrennung am Gesäß entstand. Es wurde ein Fixiermittel daraufgespritzt, wie dies heute üblich ist, aber nach Abstoßung der verbrannten Haut bestand ein ziemliches Infiltrat, das sehr schmerzhaft war und der Patientin, die nicht mehr sitzen konnte, erhebliche Beschwerden machte. Erst nach 14 Tagen erfuhr ich davon, die Verbrennung hatte bisher keine Heilungstendenz gezeigt. Ich gab der Patientin telefonisch Anweisung, sofort einen Verband mit Perubalsam zu machen und denselben nach 24 Stunden durch einen solchen mit Calendula zu ersetzen. Gleichzeitig verordnete ich 3 Kügelchen von Belladonna 30. Schon nach 2 Tagen teilte mir die Patientin freudig mit, daß die Schmerzen sofort unglaublich zurückgegangen seien, ebenso das Infiltrat; sie hätte sozusagen keine Beschwerden mehr und die Wunde sehe nunmehr gut aus. Die vollständige Heilung erfolgte rasch.

Ich publizierte diese Sache, die im Grunde auf den Hahnemannschen Beobachtungen beruht, und als eine allerdings primitive Homöopathie bezeichnet werden kann, weil dieses Verfahren sozusagen unbekannt ist, offenbar wegen seiner Einfachheit und Billigkeit. Wenn man nicht mit komplizierten Formeln und teuren Medizinflaschen aufwarten kann, so hat heute eine Sache bei der Schulmedizin keinen Kredit, sie mag noch so glänzende Resultate zeitigen und noch so viel Schaden verhüten. Aber hervorheben muß ich noch, daß der Alkoholverband unverzüglich, wenn möglich in den ersten Minuten nach der Verbrennnung angelegt werden muß. Man tut daher gut, seine Patienten dahin zu instruieren.

Dieselbe Behandlung ist auch bei Sonnenbrand zu empfehlen, nur genügt es hier, die oft großen Flächen mehrmals mit Alkohol abzuwaschen. Bei den Lippen die hintere (bukale) Partie nicht berühren (Brennen)! Bei Allgemeinerscheinungen infolge von Verbrennungen und Sonnenstich hilft *Belladonna* 30C, 3 — 4 Kügelchen in 1/2 Glas Wasser aufgelöst und 2 Tage lang gegeben, je 3mal 1 Schluck pro Tag, rasch und erstaunlich gut. Dieselbe Behandlung mit Belladonna wirkt bei Sonnenstich Wunder!

Warum bedienen wir uns in der Homöopathie auch der Akupunktur?

Auf dem XXIV. „Internationalen Kongreß für homöopathische Medizin" in Montreux 1960 stellte ein junger Kollege, der, wie es schien, sich vorwiegend mit Diätbehandlung abgab, die Frage, wieso es komme, daß zahlreiche, sogar führende Homöopathen sich genötigt sähen, auch zur Akupunktur als therapeutischem Hilfsmittel zu greifen. Wenn nämlich, wie es auf diesem Kongreß behauptet worden sei, mit der Homöopathie allein allerschwerste Krankheitszustände innerhalb weniger Minuten geheilt werden könnten, dann stünden seines Erachtens diese optimistischen Darstellungen im Widerspruch zur Tatsache, daß neben dieser „unfehlbaren" Homöopathie auch noch andere Hilfsmittel notwendig seien.

An dieses Votum schloß sich eine kurze Diskussion an, aber wie so häufig auf den Kongressen, hatte man nicht die Zeit, diese doch immerhin nicht unwichtige und einigermaßen verfängliche Frage abzuklären, weshalb es mir geboten scheint, dies noch nachzuholen.

Ein Tag des Kongresses in Montreux war den akuten Zufällen gewidmet. Die Veranstalter hatten dies für geboten gehalten, weil der Homöopathie stets nachgeredet wird, daß ihre Mittel — wenn überhaupt — so jedenfalls doch nur äußerst langsam wirken könnten, weshalb selbstverständlich die Homöopathie in akuten und bedrohlichen Zuständen nicht in Frage käme, da in solchen Fällen bei homöopathischer Behandlung zu viel Zeit verlorengehe. Wegen dieser langsamen Wirkung sei der Patient daher beträchtlichen Gefahren ausgesetzt.

Es ist gewiß richtig, daß sich nicht alle bedrohlichen Zwischenfälle für eine homöopathische Behandlung eignen. Diese ist vielmehr nur dann am Platze, wenn der herbeigerufene homöopathische Arzt imstande ist, sofort ein wirklich homöopathisches Mittel zu eruieren. Ist das nicht der Fall, sei es, weil er die Materia medica nicht hinreichend beherrscht oder weil er mit der Repertorisation zu viel Zeit verlieren würde oder aber auch, weil ein wirklich homöopathisches Mittel für den betreffenden Krankheitsfall in unserem Arzneischatz überhaupt nicht zu finden ist, dann muß der Arzt selbstverständlich danach trachten, den Patienten aus der drohenden Gefahr zu retten, gleich mit welchen Mitteln, da in einem akuten lebensbedrohlichen Zustand es schließlich doch die Hauptsache ist, daß der Patient am Leben bleibt. Obwohl es mir kaum je vorgekommen ist, daß ich zu allopathischen Hilfsmitteln hätte greifen müssen, so halte ich aus dem obigen Grunde diese akuten Zwischenfälle doch nicht für das eigentliche Gebiet der Homöopathie, da es sich hier meist um vorübergehende Zustände handelt, die allerdings erhebliche Gefahren für das Leben des Patienten bergen können, in denen man aber weder auf lange Sicht disponieren noch chronisch-konstitutionelle Minderwerigkeiten in Ordnung bringen muß. Kann man einen solchen akuten Zustand homöopathisch behandeln, so ist dies zweifellos ein großer Vorteil für den Patienten, da er dadurch vor medikamentösen Schädigungen bewahrt wird und außerdem eine kausale und angemessene Behandlung erhält und nicht nur eine palliative. Kann man es aber nicht, so wird im allgemeinen der Nachteil nicht allzu groß sein, da es sich in solchen Fällen meist nur um eine einmalige oder doch kurzfristige Verabreichung von palliativen Medikamenten handelt, die in der Absicht gegeben werden, lediglich einen momentanen gefahrdrohenden Zustand zu überwinden, d. h. es handelt sich um einen oberflächlichen therapeutischen Eingriff, der — sei er nach homöopathischen oder allopathischen Prinzipien durchgeführt — nicht den Anspruch erheben kann, ernstlich in das Lebensgefüge des Patienten einzugreifen.

Wenn die Veranstalter des Kongresses dieses Thema trotzdem in das Programm aufnahmen, so hatten sie dafür ihre guten Gründe. Die schlagartigen Wirkungen, die man mit unseren Potenzen oft bei solchen akuten Zufällen erzielen kann, widerlegen nämlich durchschlagend die obengenannte häufige Herabwürdigung der Homöopathie, d. h. das Märchen von der Langsamkeit unserer Mittelwirkungen. Das gelegentliche Erwähnen von solchen Beobachtungen kann also unserer Disziplin nur förderlich sein und insbesondere auch eine aufmunternde Wirkung auf den Anfänger in der Homöopathie ausüben.

Das Schwergewicht der Homöopathie hingegen liegt ganz anderswo. Sie ist die einzige Methode, die wirklich physiologisch ist und die Krankheit dort anpackt, wo sie angepackt werden muß, nämlich an ihrer Wurzel. Da bedeutet es nun durchaus zweierlei, ob man z. B. eine Infektionskrankheit homöopathisch zur Heilung bringt, d. h. durch Stärkung der momentan darniederliegenden Widerstandskraft des Patienten, oder in unphysiologischer Weise beispielsweise mit Antibioticis, indem im letzteren Falle nur der eingedrungene Bazillus vernichtet wird, die verminderte Widerstandskraft aber, die eigentliche Ursache der Bazilleninvasion, bestehen bleibt, ja, wie aus den Beobachtungen hervorgeht, unbestrittenermaßen noch weiter herabgesetzt wird.

Ein noch bedeutenderes Feld für die homöopathische Behandlung — und dies betrachte ich als ihr Hauptgebiet — sind die chronischen, auf der Basis konstitutioneller Minderwertigkeiten sich entwickelnden Krankheitszustände, die keine Heilungstendenz zeigen, sondern die sich im Verlaufe der Jahre immer mehr verschlimmern und gegen die die Schulmedizin praktisch machtlos ist. Hier können wir Homöopathen — u. zw. nur wir allein — durch Ausmerzung der Psora, der Sykosis, des Tuberkulinismus und der Parasyphilis die konstitutionellen Minderwerigkeiten überwinden und dem Patienten wieder zur Gesundheit verhelfen, was ohne unsere Kunst unter keinen Umständen möglich ist.

Daß dies aber in 5 Minuten möglich sei, wie der Votant sagte, hat meines Wissens kein ernst zu nehmender Homöopath je behauptet. In meinem Buch ,,Heilkunst in neuer Sicht'', auf das der Interpellant hingewiesen hat, sagte ich: ,,Dennoch braucht es in solchen Situationen viel Geduld von Seiten des Arztes und des Patienten, um zum Ziele zu kommen, aber diese Geduld und Ausdauer werden reichlich belohnt...''

Auf Seite 253 bzw. Seite 262 in der zweiten Auflage heißt es klar und deutlich ,,die Erfahrung zeigt, daß der Organismus im allgemeinen mindestens 8 Wochen braucht, um die Schäden, die durch die Störung eines einzigen Grundstoffwechsels entstanden sind, zu beheben. Aber es gibt Fälle, wo er viel länger, 3 bis 6 Monate, ja sogar 1 bis 2 Jahre hierzu benötigt''.

HAHNEMANN gibt in seinen ,,Chronischen Krankheiten'' ungefähr die gleiche Zeitspanne an.

Woher kommt es nun, daß der Diskussionsredner in Montreux uns die Behauptung in den Mund legte, wir machten uns anheischig, die allerschwersten Krankheiten in wenigen Minuten zu heilen, während doch der Autor oben sagt, daß chronische Krankheiten ausnahmslos mehrere Wochen, ja meist sogar mehrere Monate zur Heilung benötigten, dies, vorausgestetzt, daß nur ein einziger Metabolismus in Unordnung geraten ist, während eine Heilung beim Vorliegen mehrerer metabolischer Störungen logischerweise eine entsprechend längere Kurdauer erfordert.

Diese fatale Unterschiebung zeigt an, daß der Interpellant den grundlegenden Unterschied nicht hinreichend kennt, der zwischen einem Symptom und einer Krankheit oder gar einer Diathese besteht, eine Verwechslung, die allerdings bei dem heutigen Stand der schulmedizinischen Wissenschaft an der Tagsordnung ist, da ja nur die homöopathische Betrachtungsweise den Arzt in den Stand setzt, diesen Unterschied zu erkennen.

Ein einzelnes Symptom, wie etwa rasende Schmerzen, eine Schluckstörung, Darmspasmen oder inkarzerierte Winde, kann, selbst wenn es schon seit Wochen bestanden hat, tatsächlich in wenigen Minuten, ja gelegentlich sogar in Sekunden nach Verabreichung des wirklich homöopathischen Mittels verschwinden. Alle Homöopathen, die ihre Kunst verstehen, könnten dies sicherlich durch Beispiele belegen.

Um hingegen eine Krankheit zu heilen, insbesondere eine chronische, d. h. um auf physiologische Weise deren innere, dynamische Krankheitsursache zur Norm zu überführen, von der die Gesamtheit der Krankheitssymptome einschließlich der allfälligen anatomisch-pathologischen Organveränderungen nur das äußere, durch unsere Sinne erfaßbare Abbild sind, ist naturgemäß eine längere Zeitspanne erforderlich, die je nach der Akuität der Krankheit einige Stunden oder Tage, bei chronischen Erkrankungen aber — wie gesagt — mehrere Wochen, Monate oder unter Umständen sogar Jahre betragen kann.

Dies gilt natürlich nur für den Fall, daß es sich um eine noch heilbare Krankheit handelt. Nie hat aber ein ernsthafter Homöopath jemals behauptet, daß alle Krankheiten der Heilung zugänglich seien. Es findet sich in meinem oben erwähnten Buch ein Kapitel „Wo ist die Grenze der homöopathischen Heilkunst?", das ich dem Herrn Interpellanten aufs angelegentlichste zur Lektüre empfehle, obwohl es sehr kurz ist und deshalb diese Frage nicht ausführlich behandeln kann. Schon allein die Tatsache, daß uns viele Patienten erst in einem Zustand aufsuchen, wo die Heilungsgrenze bereits längst überschritten ist, würde die Anwendung zusätzlicher Heilungsverfahren rechtfertigen, falls diese geeignet sind, das therapeutische Resultat zu verbessern. Es muß also jedem denkenden Arzt selbstverständlich erscheinen, daß ein ernsthafter Homöopath auch zur Akupunktur als zusätzliche Heilmethode greift, wenn, wie dies bei schweren chronischen Krankheiten nicht selten der Fall ist, die alleinige homöopathische Behandlung nur zu einem Teilerfolg führen würde, so etwa wie ich es für besonders hartnäckige Fälle in meinem 1961 erschienenen Büchlein ,, Die rheumatischen Krankheiten '' empfohlen habe.

Letzteres ist aber nicht einmal der Hauptgrund, der uns zur Anwendung der Akupunktur veranlaßt. Jeder, der an meinen Kursen teilgenommen hat, weiß, daß ein einmal gegebenes chronisches Mittel möglichst bis zum Abklingen seiner Wirkung, meist mindestens 3 Wochen, häufig aber 2 bis 3 Monate lang, ohne irgendwelche Zwischentherapie zur Auswirkung kommen muß. Es dürfte allgemein bekannt sein, wie streng ich in diesem Punkt denke, auf welchen schon unser Meister das allergrößte Gewicht legte.

Nun ist es aber so, daß bei dieser wochen-oder monatelangen Auswirkung des Mittels allerlei Zwischenfälle und Überraschungen eintreten können. Es kann ein Patient eine Angina, einen Schnupfen oder dgl. bekommen, es können sich Kopfschmerzen einstellen oder sonst eine andere schmerzhafte Erkrankung, alles unangenehme Zwischenfälle, die den Patienten von neuem veranlassen, den Arzt aufzusuchen. Da aber jeder Zwischeneingriff mit einem neuen homöopathischen Mittel den Heilungsablauf der vorliegenden chronischen Krankheit mehr oder weniger nachteilig beeinflußt, liegt es auf der Hand, wenn möglich nach einem anderen Verfahren Umschau zu halten, das ohne den Nachteil der allopathischen Mittel dem Patienten hilft, diesen akuten Krankheitszustand zu überwinden. Als ein wertvolles Hilfsmittel zu diesem Zweck bewährt sich die Akupunktur. Deshalb nehmen wir zu ihr in solchen Fällen Zuflucht.

Was ist überhaupt die Akupunktur? Auch sie wirkt genau wie die Homöopathie nicht mit materiellen Mitteln auf unseren materiellen Körper ein, sondern auf die Lebenspotentiale und Fluidströme, welche in unserem Organismus zirkulieren, in ihm das Leben gewährleisten und erhalten. Während wir aber in der Homöopathie diese Potentiale und Fluidströme mit Hilfe unserer immateriellen Potenzen beeinflussen, tun wir dies bei der Akupunktur mit Nadeln, die wir an den geeigneten Punkten einstechen in der Absicht, diese Potentiale in gewissen Meridianen zu erhöhen oder in anderen herabzumindern. Im Grunde ist also die Akupunktur nur eine Homöopathie mit anderen Mitteln, weshalb die beiden Methoden in keinerlei Gegensatz zueinander stehen, sondern im Gegenteil einander infolge ihrer gleichsinnigen Wirkung und ihres gleichen Angriffspunkts unterstützen. Die Akupunktur stellt daher eine Bereicherung der Homöopathie dar. Sie erlaubt in vielen Fällen die Beseitigung eines lästigen Zwischenfalles ohne Störung einer im Gang befindlichen Kur, während sie in anderen Fällen die Wirksamkeit des homöopathischen Heilmittels erhöht. Ein homöopathischer Arzt, der die Akupunktur beherrscht, ohne sich ihre Vorteile zunutze zu machen, müßte daher als ein merkwürdiger Kauz betrachtet werden.

Zusammenfassung:

1. Die Homöopathie und Akupunktur wirken gleichsinnig.

2. Ihre Angriffspunkte sind die Lebenspotentiale und die Fluidströme, nicht aber, wie diejenigen der allopathischen Mittel, nur das materielle Zellgefüge.

3. Während die Allopathie nur kurzfristig wirkt und — wenn man dies von einem umfassenderen Blickpunkt aus betrachtet — sozusagen immer nur symptomatisch, wirken im Gegensatz hierzu sowohl Homöopathie als auch Akupunktur kausal, d. h. sie greifen dort an, wo die treibenden Kräfte sind, von denen Gesundheit und Krankheit abhängen.

4. Da es Fälle gibt, die an der Grenze dessen stehen, wo überhaupt menschliche Macht noch erfolgreich eingreifen kann, sogar solche, bei denen diese Grenze bereits überschritten ist, wird jeder vernünftige und unvoreingenommene Arzt in solchen Fällen alle Hilfsmittel anwenden, welche die Wirksamkeit seiner Therapie zu erhöhen imstande sind, sofern sie nur gleichsinnig wirken und mit seiner Auffassung der ärztlichen Kunst im Einklang stehen.

5. Dies ist nun bei Akupunktur und Homöopathie der Fall, indem die erstere nur eine Homöopathie mit anderen Mitteln darstellt.

6. Die Kombination beider Methoden ermöglicht in komplizierten Fällen eine Durchführung der Homöopathie nach den Regeln der Kunst, was

ohne die Akupunktur nicht immer möglich ist. Ferner erspart sie dem Patienten Schmerzen und kürzt die Kur ab.

7. Bei den auf dem Kongreß in Montreux vorgetragenen Fällen handelte es sich um akute, z. T. lebensbedrohliche Zwischenfälle, bei denen erfahrungsgemäß das richtig ausgewählte homöopathische Mittel innerhalb weniger Minuten, manchmal sogar Sekunden, einen Umschwung herbeiführen kann. Ein solcher therapeutischer Eingriff ist aber nicht mit der Heilung einer chronischen Krankheit zu verwechseln, für die stets eine viel längere Zeit erforderlich ist, die einige Wochen, meist aber mehrere Monate und manchmal sogar mehrere Jahre betragen kann.

8. Demjenigen Arzt, der richtig homöopathisch geschult ist und gelernt hat, unvoreingenommen zu beoabachten, wird es leichtfallen, diese Dinge auseinanderzuhalten.

Die epidemischen Kinderkrankheiten

Die Röteln, Masern, Scharlach, Keuchhusten, Mumps (Ziegenpeter) Poliomyelitis, Varizellen (Windpocken) und Diphterie sind Infektionskrankheiten, die hauptsächlich Kinder befallen. Obwohl fast alle Kinder bei den stets sich wiederholenden Epidemien der Ansteckung ausgesetzt sind, treten dieselben nur bei einem Teil auf, die einen bei der Mehrzahl, andere bei der Hälfte, wieder andere nur bei einem geringen Prozentsatz. Die Kinder, welche nicht befallen werden, obwohl sie der Ansteckung ausgesetzt waren, sind also von Geburt an gegen diese Krankheiten resistent. Dies gilt besonders für die Diphterie, die Parotitis (Mumps), die Varizellen und etwas weniger für den Scharlach und die Röteln. Hingegen befallen Masern und Keuchhusten fast alle.

Alle diese epidemischen Krankheiten hinterlassen eine zeitlebens anhaltende Immunität, sodaß also ein Kind, das sie durchgemacht hat, für alle Zukunft dagegen geschützt ist. Es ist wünschenswert, daß Kinder, die für gewisse dieser Infektionen nicht von Geburt an immun sind, diese im Kindesalter durchmachen, andernfalls riskieren sie, erst als Erwachsene davon befallen zu werden; dann ist aber die Gefahr von Komplikationen, ja von Todesfällen viel größer.

Was haben nun diese Krankheiten zu bedeuten? Sie beruhen auf konstitutionellen Lücken im Verteidigungssystem, also auf einer spezifischen Schwäche der Widerstandsfähigkeit, welche durch die betreffende Infektion behoben wird. Diese Krankheiten sind also, wie die meisten andern, Heilreaktionen, die der Organismus mit Hilfe der betreffenden spezifischen Bakterien oder Viren auslöst, um ihn voll widerstandsfähig zu machen.

Es ist heute die Mode eingerissen, sich gegen diese Krankheiten impfen zu lassen. Aber wie bereits gesagt, sind Impfungen oft Ursachen für mehr oder weniger schwere Nachteile, die sich erst später bemerkbar machen, und außerdem hinterläßt die Impfung in der Regel nur einen kurzdauernden Schutz gegen die betreffende Krankheit, vermag also die Lücke im Verteidigungssystem nicht vollständig und vor allem nicht für die ganze Lebensdauer zu schließen. Da die betreffenden Krankheiten außer zweien ungefährlich sind, wenn sie Jugendliche befallen, und man gegen eine der gefährlichen, die Diphterie, praktisch zuverlässige Heilmittel hat, muß diese Mode als überflüssig und schädlich beurteilt werden, zumal die Diphterie ja schon lange vor der Schutzimpfung, das heißt, seit über 50 Jahren fast erloschen ist. Es ist nicht zu verantworten Hunderttausende von Kindern zu impfen, von denen nicht einmal eines der Wahrscheinlichkeit nach eine dazu noch heilbare Krankheit bekommen wird. Eine Ausnahme bildet die Kinderlähmung, wogegen sich die Impfung empfiehlt.

Daß auch direkte Schädigungen beobachtet werden, ist ebenfalls keine Frage. Man kann das besonders häufig nach der Keuchhustenimpfung feststellen. Es gibt Kinder, deren Husten jeder schulmedizinischen Behandlung trotzt. Durch korrekte homöopathische Behandlung können allerdings etwa 95 % von ihnen in kurzer Zeit geheilt werden, bei den übrigen 5 % wird lediglich eine Besserung erzielt. Wenn diese Kinder den Keuchhusten durchgemacht haben, verschwindet hingegen der chronische Husten praktisch in allen Fällen.

Werden die Kinder nun gegen den Keuchhusten geimpft, so bleibt der Husten bestehen, offenbar deswegen, weil die Impfung, wie bereits erwähnt, weit weniger wirksam ist als die Krankheit selbst. Kommen die kleinen Patienten später in Behandlung, so erweist sich diese als viel schwieriger, langwieriger und häufig ist das Resultat nicht befriedigend.

Mein jüngster Sohn war ein solch chronischer Huster, bei dem ich auch mit der Homöopathie nur wenig Erfolg hatte. Die Akupunktur wirkte besser, aber auch nur für kurze Zeit, so daß sie ständig wiederholt werden mußte. Auf Grund dieser Erfahrung sagte ich meiner Frau: „Lassen wir diese Behandlung bei Seite. Wenn er den Keuchhusten bekommen wird, ist zu erwarten, daß der chronische Husten verschwindet. Und so war es auch, nach dem Keuchhusten hörten die Anfälle auf. Auch das ist ein Beweis, daß die Krankheiten, die den Menschen befallen, eben notwendig sind.

Wenn man solche Erfahrungen während seines ganzen Lebens zu Tausenden macht, kommt man unweigerlich zu dem Schluß daß das ständige Eingreifen in den Ablauf des Naturgeschehens, wie es heute Mode ist, einen krankmachenden Einfluß hat. Die Natur kennt eben den ganzen Menschen, d. h. seine ganzen 5 Organisationen, die Schulmedizin, bloß den materiellen Körper. Die Natur weiß besser, was notwendig ist, um ihn widerstandsfähig und gesund zu machen, als der Arzt, der immer bestrebt ist, Symptome zu unterdrücken, Symptome, die der Ausdruck des Heilbestrebens der Natur sind, aber keineswegs die Krankheit selbst.

Ja, Krankheiten sind Heilungsprozesse; sie sind es, die die Störungen der Lebenspotentiale beseitigen; sie sind den Putztagen in einem Hause zu vergleichen, wo es auch nicht sehr gemütlich, ja manchmal höchst unangenehm sein kann; aber danach ist das Leben umso angenehmer und freundlicher. Fast alles Gute im Leben fällt uns nur nach Anstrengungen und Prüfungen zu, so auch die Gesundheit. Das ist ein ehernes Gesetz. Wer es immer angenehm und bequem haben will und jeder Prüfung und Gefahr aus dem Weg geht, wird nie etwas Großes leisten und nie das Hochgefühl kennen lernen, welches damit verbunden ist.

Viele Kranke, welche nach schweren Krankheiten, wie Typhus, Lungenentzündung, schwerer Dysenterie etc., genesen sind, wobei sie während der Krankheit dem Tode nahe waren, erkannten nachher und betonten es, daß sie sich nie so wohl gefühlt und nie so arbeitsfreudig gewesen seien, wie monatelang nach der überstandenen Krankheit. Die Krankheit bedeutet eben das Reinemachen im Körperhaushalt. Dieses Wohlbefinden stellt sich aber nur ein, wenn man naturgemäß behandelt, die Symptome nicht unterdrückt, sondern mitarbeitet den Gesetzen der Natur gemäß. Dieses gute Ergebnis zeigte sich sogar während meiner ersten Jahre als Landarzt, als ich noch Schulmedizin trieb, wenn ich, diesem Grundsatz treu, nur in gefährlichen Zwischenfällen eingriff, um die Kranken am Leben zu erhalten, sonst aber der Krankheit freien Lauf ließ. Hingegen war ich nie befriedigt in den wenigen Fällen, die ich mit Antibioticis versuchsweise behandelte, denn ich beobachtete dann immer einen schleppenden, toxischen Verlauf mit der Folge einer langen, ebenso schleppenden Rekonvaleszenz, nicht selten gefolgt von Rückfällen oder schweren Nachkrankheiten, wie Brustfelleiterung nach Lungenentzündung und dergleichen, was sich nach korrekter Behandlung nie ereignete. Bei der Behandlung solcher Krankheiten mit Homöopathie, die ihrer Natur nach immer nur unterstützend sein kann, war die Erholungszeit nach der Krankheit äußerst kurz und machte nach wenigen Tagen oder sofort einem bisher unbekannten Wohlbefinden Platz.

Aus der Behandlung der Kinderkrankheiten nach den Gesetzen der Homöopathie lernt man aber noch viel anderes. Es zeigt sich nämlich, daß bei Patienten, die Masern oder Keuchhusten durchgemacht haben, im späteren Leben im Falle anderer Krankheiten, besonders chronischer oder chronisch rezidivierender, in den meisten Fällen Tuberkulin als Konstitutionsmittel angezeigt ist. Dabei handelt es sich dann in der Regel um Krankheiten der Nase, der Nebenhöhlen oder der Bronchien. Der Erfolg beweist, daß Masern und Keuchhusten, sowie die obengenannten Anfälligkeiten zur tuberkulinischen Gruppe gehören, also bei Menschen auftreten, deren Vorfahren eine Tuberkulose durchgemacht haben mit der entsprechenden auf die Kinder vererbten konstitutionellen Schädigung. Weil diese tuberkulinische Schädigung so außerordentlich häufig ist, sind die obengenannten Krankheiten der Atmungsorgane ebenfalls so überaus häufig.

Auch Halsentzündungen können als Folge dieser Keimschädigung auftreten, sind aber nicht die Regel. Wenn sie bei Patienten, die Scharlach durchgemacht haben, erscheinen, ist das konstitutionelle Mittel in den meisten Fällen *Syphilinum,* was anzeigt, daß Scharlach und die Mehrzahl der chronisch rezidivierenden Halsentzündungen auf einem syphilitischen Einschlag seitens eines Vorfahren beruht, der diesen Schaden vererbt hat. Ohne eine Behandlung mit einer Hochpotenz von *Syphilinum* ist dieser Schaden dann nicht zu beheben, man mag verordnen, was man will, Scharlach und die meisten Halsentzündungen gehören also zur syphilitischen Gruppe.

Hat der Patient hingegen Varizellen durchgemacht, so sind die auftretenden Erkrankungen verschiedenster Art, besonders aber Herpes und Herpes zoster. Dann sind *Variolin, Petroleum, Rhus toxicodendron, Ranunculus bulbosus* oder *Graphit* indiziert, wobei beim ersten Auftreten eines der pflanzlichen Mittel gegeben werden muß, nachher eines oder die beiden andern. Die Auswahl muß sich immer nach den begleitenden Symptomen richten. Mit dieser Behandlung heilt jeder Herpes oder Herpes zoster in wenigen Tagen ab, und wenn die konstitutionelle Behandlung folgt, tritt er nicht wieder auf. Auch gegen diese beiden Krankheiten ist die Schulmedizin ohnmächtig, die Homöopathie sozusagen ohne Ausnahme erfolgreich und dauerhaft.

Parotitis epidemica (Mumps) gehört zur sykotischen Gruppe. Diese beruht auf einer gonorrhoischen Keimschädigung, deren Hauptmittel *Thuja, Silicea, Medorrhinum* und *Natr. sulf.* sind. Auch hier muß aber der akute Anfall zunächst mit dem homöopathischen, pflanzlichen Mittel behandelt werden, worauf nach dessen Abklingen eines der beiden konstitutionellen folgt. Die Wahl richtet sich wie immer nach den Symptomen.

Diese Angaben sollen nur das Verständnis der obigen Darlegungen erleichtern, hingegen sind sie zu summarisch, als daß sie eine Behandlung solcher Zustände erlauben würden. Letztere kann nur ein erfahrener Homöopath sachgemäß durchführen. Homöopathische Mittel, ohne richtige Indikation genommen, sind zwar nicht schädlich, stumpfen aber die Empfindlichkeit des Organismus gegen die eingenommenen Mittel ab, so daß sie später nur unvollkommen wirken, wenn man sie braucht. Durch unrichtige Indikation und Dosierung kann man einen Fall ebenso verpfuschen wie mit allopathischen Mitteln.

Zurückkommend auf das Thema möchte ich noch besonders betonen, daß es erstaunlich ist, wie die Ausübung der wahren, klassischen Homöopathie dem Arzt tiefe Einblicke in die Zusammenhänge und das Walten der Natur ermöglicht, Zusammenhänge, welche durch die Beobachtung der Potenzwirkungen täglich bestätigt werden und daher Beweiskraft haben. Der Schulmediziner ahnt von diesen Zusammenhängen nichts, da er seine Therapie auf Hypothesen gründet und ihn seine chemischen Mittel, die nur den Körper beeinflussen, das Geschehen in den energetischen Organisationen der lebenden Kreatur nicht einmal ahnen lassen, geschweige denn ihm hierüber Lichter aufstecken. Infolgedessen kann er sich nicht vorstellen, wie der Homöopath vorgeht, noch wie seine Mittel wirken. Dieser Graben zwischen den zwei Schulen hat bis heute jedes Verständnis der Schulmediziner für unsere Methode verunmöglicht.

Homöopathie und Isopathie

Von einem Leser der Klassischen Homöopathie wurde ich um Stellungnahme zur Isopathie gebeten, wobei der Obgenannte zu Recht auf die Desensibilisierungstherapie hinwies, die von der Schulmedizin bei allergischen Krankheiten, besonders den Ekzemen, dem Heuschnupfen und dem Asthma geübt wird. Es wird dort nach dem Reizmittel geforscht, welches die betreffende Krankheit hervorruft. Dies sucht man durch Teste, meistens Hautteste, zu ermitteln. Ist diese Ermittlung gelungen, so verabreicht man es zuerst in ganz schwachen Dosen, welche progressiv immer mehr verstärkt werden, bis schließlich der Patient gegen das betreffende Agens immun geworden ist. Als Grundsatz gilt: das Agens muß an einem anderen Ort appliziert werden als am Sitz der Krankheit, das heißt bei Hauterkrankungen subkutan oder oral, bei rheumatischen Erkrankungen subkutan oder noch besser intrakutan, bei allergischen Erkrankungen des Darmes (Spasmen etc.) auf keinen Fall oral, sondern subkutan.

Tatsächlich handelt es sich hier um Isopathie, das heißt man versucht Gleiches mit Gleichem und nicht, wie in der Homöopathie, Gleiches mit Ähnlichem zu heilen.

Die schulmedizinische Isopathie ist in der Regel langwierig, da es eine Unmenge von Allergenen gibt, welche man der Reihe nach durchprobieren muß, und zwar jedes für sich.Das erfordert oft Monate, bis man nur zu einer ätiologischen* Diagnose gekommen ist. In vielen Fällen hat man Anhaltspunkte, wie beispielsweise beim Heuschnupfen, welcher bekanntlich durch Blütenstaub hervorgerufen wird, wobei aber die Erfahrung zeigt, daß meist nur eine bestimmte Art von Blütenstaub diese Reizwirkung hat, bei den einen gewisse Gräser, bei den anderen Sporen der Gymnospermen und bei dritten der Pollen der Phanärogamen. In Anbetracht der unendlich zahlreichen Arten, Familien und Spezies der Pflanzenwelt kann es dann auch beim Vorhandensein von Anhaltspunkten eine höchst mühsame Arbeit sein, das wirkliche Allergen zu finden, was meistens eine Vorbedingung für den Erfolg ist. Nicht selten gelingt es trotz aller Bemühungen

* Ätiologisch ist ja eigentlich nicht das Allergen verantwortlich zu machen für die Reaktion, die es auslöst, denn sonst müßte jeder Mensch auf dasselbe mit Ekzem, Heuschnupfen oder Asthma reagieren. Die Ätiologie liegt in der gestörten Vitalenergie des Kranken, weshalb man mit der Desensibilisierung den Kranken niemals wirklich heilt, sondern lediglich die Reizwirkung eines äußeren Agens unwirksam macht, etwa so, wie man bei einem, der Fett nicht verträgt, durch fettarme Kost nur das durch Fett hervorgerufene Krankheitssymptom zum Verschwinden bringt, aber keineswegs die Störung im Fettstoffwechsel beseitigt.

nicht, das Allergen zu finden, weshalb dann die ganze Mühe vergeblich war.

Erfolge sind zweifellos bis zu einem gewissen Grade vorhanden, in einem erheblichen Prozentsatz vermindert sich die allergische Krankheit und in anderen verschwindet sie sogar ganz. Häufig ist dies aber nicht von Dauer und der größte Teil meiner allergischen Patienten gehört der letzteren Gruppe an, das heißt sie haben bereits eine solche Desensibilitätskur hinter sich, manche mit vorübergehendem Erfolg, der aber nur einige Monate anhielt, andere ohne jede Besserung. Ich habe den Eindruck, daß man mit Kanonen nach Spatzen schießt.

Das Prinzip der Isopathie ist schon sehr alt. Es wurde wahrscheinlich schon in der Antike und auch von den sarazenischen Ärzten, also den Schulen von Cordova und Salerno angewandt. Als Begründer gilt allerdings der Leipziger Tierarzt M. LUX, der durch HAHNEMANNS Entdeckung des *Similia similibus* auf das Prinzip des „ Gleiches durch Gleiches " geführt wurde. Dieser Grundsatz leuchtete auch einigen homöopathischen Ärzten der Zeit Hahnemanns ein, und einer der bedeutendsten Vertreter dieser Therapieart unter den. Schülern Hahnemanns war Gustav Wilhelm GROSS. Hahnemann hingegen war und blieb zeitlebens ein unversöhnlicher Gegner der Isopathie und schrieb unter anderem 1833 an VON BOENINGHAUSEN, der ebenfalls ein Gegner war: „ Mit Ihrer Ansicht des blinden Gebrauchs sogenannter isopathischer und anderer ungeprüfter Mittel bin ich völlig einverstanden, und es kann nicht genug dagegen protestiert werden ".

Später wurde dann die Isopathie besonders durch KOCH wieder aufgenommen, der durch seine Tuberkulintherapie in verhältnismäßig großen Dosen großen Schaden anrichtete. Schüler Kochs verringerten dann die Dosen fast bis zu homöopathischen Tiefpotenzen, wobei mitunter Erfolge bei der Tuberkulose erzielt wurden. Sie waren aber offenbar bescheiden, denn diese Therapie konnte sich nicht halten. Als neuere Vertreter der Isotherapie wären noch PONNDORF und PAUL zu nennen, die das Tuberkulin als Kutanimpfung empfahlen, doch beschränkten sie sich nicht auf die Tuberkulose allein, sondern ganz besonders Ponndorf empfahl es sozusagen bei allen chronischen Krankheiten, ganz besonders beim Rheumatismus, bei welchem auch Erfolge erzielt werden. Doch ist dies einfach eine Reiztherapie und keine Isopathie mehr.

Der geneigte Leser fragt mich, ob man nicht mit Vorteil zwecks Isotherapie homöopathische Potenzen verwenden könne, anstatt substanzielle Dosen zu verabreichen?

Nun, wir haben ja in den Nosoden eine ganze Anzahl von Mitteln, welche zweifellos isopathischen Überlegungen ihre Aufnahme in unseren Arzneischatz verdanken, wobei sich aber die Frage stellt, ob wir Isopathie treiben oder Homöopathie, wenn wir sie anwenden.

Wenn wir Tuberkulose mit *Tuberkulin,* Syphilis mit *Syphilin,* Colibazillose mit *Colibazillin* oder Karzinome mit *Carcinosin* behandeln, so treiben wir Isopathie, gleich ob wir das Mittel in Substanz, in Tief- oder Hochpotenzen verabfolgen. Dasselbe gilt auch für die Behandlung des Heuschnupfens mit potenziertem Blütenstaub. Ich habe dies auch in größerem Maßstabe versucht und aufgrund der Erfahungen kann ich folgendes sagen:

Erstens sind die Resultate höchst unsicher, meistens auch nicht dauerhaft. Man muß aber unterscheiden zwischen lebensgefährlichen Erkrankungen, wie Tuberkulose und nicht bedrohlichen Krankheiten, wie zum Beispiel Colibazillose einerseits und den funktionellen Leiden andererseits, also beispielsweise den allergischen Störungen.

Bei den lebensgefährlichen Erkrankungen ist von der Anwendung der Isotherapie absolut abzuraten, denn selbst bei homöopathischen Dosen können ganz bedeutende Verschlimmerungen auftreten. Immerhin gibt es Ausnahmen, wie folgenden Fall:

Vor über 20 Jahren behandelte ich einen Patienten mit klinisch sichergestellter doppelseitiger Nierentuberkulose, also einen inoperablen Fall. Bekanntlich war damals ein solcher Fall durch keinerlei Therapie zu bessern. Auf dringenden Wunsch machte ich einen Versuch mit *Tuberkulin* in 6 LM und 12 LM, dabei dem Patienten mit Nachdruck ans Herz legend, bei der geringsten Reaktion das Mittel für mindestens 10 Tage abzusetzen und dann mit viel geringerer Menge wieder zu beginnen, bei Eintreten einer zweiten Reaktion mich zu benachrichtigen und das Mittel sofort abzusetzen.

Diese Vorschriften befolgte aber der Patient nicht, sondern er nahm das Mittel ungesäumt 2mal pro Woche, wobei er jedesmal in der Folge einen Fieberanfall mit Nachtschweiß bekam, begleitet von schlechtem Allgemeinbefinden. Meistens dauerte die Reaktion jedoch nur 24 Stunden, dauerte sie hingegen länger, so wartete er mit der Wiederaufnahme der Kur etwas länger. Als er nach 6 Wochen wieder zu mir kam, war er bleich und mitgenommen, erklärte mir aber auf mein Befragen, daß er keine merklichen Reaktionen gehabt hätte und sein momentaner Zustand sei auf eine leichte Grippe zurückzuführen weshalb ich keinen Anstand nahm, ihm nun Tuberkulin in 12 LM zu geben. Mit dieser höheren Potenz traten stets wieder die gleichen Reaktionen auf und der Patient kam immer mehr herunter. Als ich ihn wieder sah, nahm ich ihn gehörig ins Gebet und brachte schließlich die Wahrheit aus ihm heraus, worauf ich ihn rüffelte und ihm erklärte, daß er mit dieser Art des Vorgehens, das ganz gegen meine Vorschriften gewesen sei, den Tod hätte herbeiführen können.

Ich drainierte ihn dann mit *Pulsatilla;* er kam wieder auf und nach einigen Monaten war die Tuberkulose ausgeheilt, was durch mehrere klinische Untersuchungen einwandfrei festgestellt wurde.

Auch in einem andern Fall, einem Militärpatienten, der an einseitiger Nierentuberkulose litt, aber die Operation strikte verweigerte, was nach Schweizer Gesetzen möglich ist, erzielte ich mit Tuberkulin einen bedeutenden Erfolg, so daß der begutachtende Militärarzt mich zur Weiterbehandlung ermunterte. Was dann allerdings weiter geschehen ist, weiß ich nicht, denn, als der Kranke erfuhr, daß er bazilllenfrei sei und der Militärarzt davon sprach, ihm seine Rente zunächst herabzusetzen und bei Freibleiben von Bazillen dieselbe gänzlich zu streichen, brach er die Behandlung ab.

Die Rente war ihm lieber als die Gesundheit. Ein typisches Opfer unserer Sozialgesetzgebung, denn, wenn sich einer infolge längeren Rentenbezuges ans Faulenzen gewöhnt hat, so ist ihm, je nach Charakter, mit der Wiederherstellung nicht mehr gedient.

Das sind aber die einzigen Fälle von Heilungserfolg bei Tuberkulose mit *Tuberkulin,* die ich beobachten konnte, wobei zu sagen ist, daß eben die Nierentuberkulose ihre Besonderheiten hat und mit der Tuberkulose der anderen Organe nicht auf die gleiche Linie gestellt werden kann, denn sie verläuft viel torpider. Bei Lungentuberkulose ist jedenfalls von der Tuberkulintherapie abzuraten.

Hingegen ist das *Tuberkulin* von ganz hervorragender Wirkung bei paratuberkulösen Erkrankungen, wenn es einigermaßen homöopathisch zu den

Begleitsymptomen ist. Als solche wären zu nennen: Anfälligkeit für Erkältungskrankheiten, Durchfälle, nach grippösen Erkrankungen bei unvollständiger oder langwieriger Erholung (hier eventuell auch Sulfur), sodann bei Lupus und der Boeckschen Krankheit. In den letzten Fällen darf es aber erst gegeben werden, wenn der Organismus drainiert ist und gut ausscheidet, ferner sollte das Simile vorausgehen. Als Drainagemittel kommen vor allem *Pulsatilla, Bryonia, Ferrum phos.*, *Solidago* und *Nux vom.* in Betracht. Man kann sie, außer *Solidago,* in der 30 C geben, 3 Kügelchen in 1/2 Glas Wasser aufgelöst, 2 — 3 Tage lang schluckweise gegeben, dann 3 Wochen warten mit dem Tuberkulin. Solidago in D 2 oder D 3, auch etwa 3 Wochen lang. Das Mittel ist von Fall zu Fall nach den Symptomen zu bestimmen.

Mit potenziertem Blütenstaub bei Heuschnupfen habe ich auch einige Erfahrung. Eine Wirkung ist vorhanden, doch muß man sich mit einer Abschwächung der Symptome begnügen. Ich gebe es stets bei frischen Heuschnupfenfällen, besitze es aber nur in C3, weshalb ich es 1mal wöchentlich gebe und dazu in 6 LM das am meisten homöopathische Mittel, welches meist *Euphrasia, Allium cepa, Arundo, Sabadilla* oder *Sinapis nigra* ist. Hat man gar keine Anhaltspunkte, so hat mir auch *Alum. chromicum* gute Dienste geleistet. Das gilt für die akute Periode. In der Latenzzeit muß man dann suchen, die Grundallergie zu heilen, was wegen der Symptomlosigkeit viel schwieriger ist als beim Asthma. Vollkommene Heilungen sind deswegen selten, aber bei richtiger Behandlung während der akuten Periode befinden sich die Patienten meist recht wohl und kommen regelmäßig bei deren Beginn, um das Mittel zu erhalten. Für die Behandlung der Grundkrankheit kommen in Frage: *Psorinum, Brom, Kal. jod. Calc. carb.*, *Calc. phosph.*, *Natr. mur.*, *Sil.*, *Sulf. und Tub.*, je nach den konstitutionellen Symptomen.

Mit *Coli* und *Carcinosin* habe ich bei isopathischer Anwendung keine nennenswerten Erfolge gesehen.

Hingegen hat mir eine Nosode aus *Staphylococcus aureus* gute Dienste bei dieser Infektion geleistet, weniger im Sinne einer Heilung als der Desintoxikation. Dadurch wird das Allgemeinbefinden gehoben und die homöopathisch indizierten Mittel wirken dann nachhaltiger. Auch die Beschwerden werden erheblich gebessert. Ich gebe es stets in hohen Korsakoffpotenzen 1000 oder 10.000.

Mittel, welche aus isopathischer Einstellung in unseren Arzneischatz aufgenommen wurden, also meistens Nosoden, können aus zweifacher Indikation verordnet werden, einesteils nach dem Prinzip der Gleichheit (Isopathie), andernteils nach dem Prinzip der Ähnlichkeit (Homöopathie). Im letzteren Fall müssen sie hinreichend geprüft sein und ihre Verordnung geschieht nach den Grundsätzen der Homöopathie und zum Teil auch aufgrund der klinischen Erfahrung (Erkältungskrankheiten, Nachkrankheiten der Grippe etc.). Die Erfolge sind, wie stets bei homöopathisch sachgemäßer Verordnung in diesem Falle ausgezeichnet, oft für die Heilung entscheidend.

Werden hingegen dieselben Mittel nach dem Prinzip der Gleichheit verordnet, so ist ihnen eine Wirkung zwar nicht abzustreiten, doch ist sie unsicher, schwer vorauszusehen und Verschlimmerungen können als Folge auftreten. Bei schwereren Erkrankungen bazillärer Natur ist daher vor der Anwendung der Isopathie durchaus abzuraten, hingegen kann sie bei weniger gefährlichen Infektionen, wie solche mit Staphylokokken, besonders Staphylococcus aureus, bei Coliinfektionen der Harnwege, bei paratuberkulösen Leiden und insbesondere beim Tuberkulinismus und bei luetischer Heredität mit Erfolg und bei richtiger Dosierung gefahrlos verordnet werden. Ihre Wirkung richtet sich aber weniger gegen die Grundkrankheit selbst, als gegen die toxische Wirkung der Bakterien, ferner bis zu einem gewissen Grade gegen die später auftretenden Allergien, welche meist die Folge von chronischen, relativ gutartigen Infektionen sind, sowie auf das Allgemeinbefinden.

Die Isopathie kann also in gewissen Fällen von einem gewissen Nutzen sein, dieser ist aber beschränkt und mit der wahren Homöopathie hält die Isopathie keinen Vergleich aus.

Warum findet die Homöopathie keine Gnade bei der Schulmedizin?

Die Schulmedizin rühmt sich strenger Wissenschaftlichkeit, was insbesondere Herr Prof. KANZOW anläßlich seines Angriffs auf die Homöopathie wieder einmal betont hat, und das Prinzip dieser Wissenschaftlichkeit besteht darin, die Krankheitsfälle, Heilmittel und alles, was hier von Interesse ist, nach allen Seiten wissenschaftlich zu analysieren, um die Krankheitsursache herauszufinden und hernach dieselbe mit dem hierfür geeigneten Medikament auszutilgen. Im Vorgehen des Homöopathen kann hingegen der Schulmediziner kein kausales Prinzip entdecken, auch wenn er sich die Mühe nimmt, unsere Disziplin etwas zu studieren — was nicht immer der Fall ist. Deshalb bezeichnet er sie als unwissenschaftlich mit der Folge der Ablehnung. Das ist der erste Stein des Anstoßes.

Zwar gehen nicht alle Schulmediziner in der Ablehnung so weit wie Prof. KANZOW. Die Pharmakologen G. KUSCHINSKY und H. LÜLLMANN zum Beispiel erklären in ihrem Lehrbuch die homöopathischen Potenzen zwar kurzerhand für durchaus erlaubt, ja empfehlenswert, weil damit eine psychische Beeinfussung verbunden sein müsse, deren günstige Wirkung in vielen Krankheitsfällen nicht abzuleugnen sei. Nach ihrer Auffassung liegen also in den Krankheitsfällen neben den wissenschaftlich erfaßbaren noch andere Faktoren vor, welche die Anwendung von gewissermaßen ,,mysteriösen'' Methoden rechtfertigen. Unseren Potenzen hingegen sprechen auch diese Autoren jede direkte Heilwirkung ab. Sie weisen die unbestreitbaren Wirkungen derselben, an welchen sie nicht zweifeln, ins Gebiet der Psychotherapie. Das rechtfertige ihre Anwendung, aber diese Art der Rechtfertigung umgeht das eigentliche Problem und genügt uns keineswegs.

Was heißt nun ,, wissenschaftliche Medizin ''? Nichts anderes als die Bejahung der Möglichkeit, die Krankheitsfälle in ähnlicher Weise wie die Physik und Chemie es tut, im Experiment zu analysieren, das heißt mit allen ihren Wurzeln dem Beobachter sichtbar zu machen, dabei die Ursache herauszufinden und diese mit geeigneten Medikamenten auszutilgen, worauf logischerweise als Folge der Kranke volle Gesundheit wiedererlangen muß. Wir müssen auch einräumen, daß die Wissenschaft bis zu einem gewissen Punkte in die Geheimnisse des Krankseins einzudringen vermag, aber wie weit?

Da ist es nun sonnenklar, daß dieses Eindringen nur soweit möglich ist, als es sich um materielle Erscheinugnen handelt, also um Gewebs- und Flüssigkeitsveränderungen, die beim Kranken auftreten. Hingegen ist es bis heute gänzlich ausgeschlossen und wird wahrscheinlich in alle Zukunft unmöglich sein, dorthin vorzudringen, wo die Ursache liegen muß, nämlich in den abnormal verlaufenden Lebensprozessen, welche diese Gewebs- und

Säfteveränderungen hervorrufen. Denn das Leben als Ding an sich kann durch keine heutige Forschungsmethode wahrnehmbar gemacht werden. Was wir feststellen können, sind lediglich die das Leben begleitenden chemischen und physikalischen Veränderungen, aber nicht das Leben selbst.

Dieser Irrtum der Schulmedizin, nämlich die vom Leben hervorgerufenen Begleiterscheinungen in der Materie für das Leben selbst zu halten, findet seinen Niederschlag schon in der Nomenklatur, indem man zum Beispiel ein Forschungsgebiet mit Biologie, das heißt Lehre des Lebens, bezeichnet, während es sich in Tat und Wahrheit, keineswegs um die Erforschung dieses mysteriösen Lebens selbst handelt, sondern nur um die Erforschung der es begleitenden oder von ihm hervorgerufenen chemischen und physikalischen Reaktionen in der Materie, also um eine reine Chemie und Physik des lebenden Organismus. Dabei gesellt sich noch der wahrhaftig in die Augen springende Umstand hinzu, daß diese Reaktionen denen genau entgegengesetzt verlaufen, die dem gleichen materiellen, aber toten Zellverband eigen sind. Dieser wird doch aufgebaut und unterhalten solange das Leben in ihm tätig ist, hingegen verfault er und löst sich auf, sobald es aus ihm entflohen ist. Aber das stört den wissenschaftsgläubigen Apostel keineswegs. Er ignoriert es kurzerhand, weil es nicht seiner Glaubenslehre entspricht.

Zu Anfang der naturwissenschaftlichen Bewegung war dieser Irrtum allerdings verzeihlich, weil man damals erst wenig tief in den Aufbau der lebendigen Organismen eingedrungen war. Deshalb erschienen sie dem Wissenschaftler verhältnismäßig einfach, und die Idee war nicht völlig von der Hand zu weisen, daß durch zufällige Kombinationen von Molekülen und Atomen ein solcher Organismus entstanden sein könnte, in welchem sich dann aus rein chemisch-physikalischen Gründen der Funke des Lebens entzündet hätte. Heute aber, wo man durch die Forschungen mit dem Ultra- und Elektronenmikroskop die geradezu unvorstellbare Kompliziertheit einer einzigen Zelle mit ihren Millionen von Molekülen und Atomen, von denen jedes genau an seinem bestimmten Platz sitzen muß, ad occulos vordemonstriert bekommt, wird wohl kein ernster Forscher mehr einen Moment lang daran zweifeln, daß eine zufällige Zusammensetzung dieser Struktur, welche Billionen von Elementen enthält, absolut ausgeschlossen ist. Denn die Zahl der Kombinationen ist derart astronomisch groß, daß deren Stellen kaum gezählt werden könnten.

Aber obwohl jeder Physiologe im stillen Kämmerlein diese Unmöglichkeit einräumen muß, so wird doch nie davon geredet. Der Grund hierfür ist, daß diese Einsicht der Physiologie, Biologie und Medizin eben nicht ins Konzept paßt. Es ist aber klar, daß hinter diesem ungeheuer komplizierten Organismus noch irgend etwas anderes stecken muß, das diesen materiellen Komplex aufgebaut hat, daß diese Kraft von allem Anfang an da war, noch bevor das erste Molekül als Grundstein dafür an seinen vorbestimmten Platz verwiesen wurde. Diese Kraft, die wir Lebensenergie nennen wollen, baut den Organismus zunächst auf, wacht dann über seine Erhaltung, besorgt alle die komplizierten Reparaturen beispielsweise nach Verletzungen, Operationen oder Krankheiten, Vorgänge von deren Kompliziertheit wir uns nur eine ganz vage Vorstellung machen können. Aber schließlich wird diese Energie schwächer und schwächer und erlischt am Ende ganz. Von diesem Moment an geschieht im materiellen Organismus das genaue Gegenteil dessen, das es vorher unter dem Zepter dieser Lebensenergie machte: statt Aufbau und Unterhalt tritt Abbau und schließlich völlige Auflösung dieses Wunderwerkes ein, das allmählich in seine Ausgangsbestandteile zerfällt.
Dieses Problem müßte ja unbedingt jeden, der mit Physiologie, Biologie oder Medizin zu tun hat, irgendwie beschäftigen, wenn er nicht berufsblind ist, und eine Ahnung muß in jedem denkenden Menschen aufdämmern angesichts der Tatsache, daß mit der Erforschung der physikalischen und chemischen Phänomene, die sich im lebenden Körper abspielen, noch gar nichts erklärt ist, weil man noch bei weitem nicht zur Grundursache dieses Geschehens vorgedrungen ist und auch nicht über Mittel verfügt, die irgendwelche Aussicht bieten, in diesen verborgenen Bereich der Schöpfung einzudringen. Aber gelesen oder gehört habe ich noch nie etwas über dieses Thema von seiten der hier tätigen Fachleute.

Das hat seinen Grund in der Organisation des Menschen, in welchem die Bildung der Meinung nicht nur durch die auf den Intellekt wirkenden Tatsachen erfolgt, sondern auch durch aus dem Gefühlsleben stammende Motive bestimmt wird und zwar in viel stärkerem Maße, als man glaubt. Der oben genannte Schluß, der aufgrund dieser Tatsachen gezogen werden müßte, wäre die Einsicht, daß wir mit unseren komplizierten Instrumenten, die ja eigentlich nur Verlängerungen unserer Sinnesorgane darstellen, also nur materielle Objekte wahrnehmbar machen können, bis an die äußerste Grenze der Forschungsmöglichkeiten vorgedrungen seien, daß man hier schon vor lauter Bäumen den Wald nicht mehr sehe, daß aber dahinter noch ein riesiges Gebiet von unvorstellbarer Kompliziertheit liegen müsse, nämlich die Energien, welche die materiellen Organismen erst aufbauen, unterhalten und steuern. In dieses Gebiet könne man deswegen niemals eindringen, weil der Mensch keinerlei Sinnesorgane besitzt, welche über die materielle Welt hinausreichen und in die Sphäre der Energien einzudringen vermöchten.

Diese Energien, wie Wärme, Elektrizität, Magnetismus, Gravitation, Licht, Röntgenstrahlen usw. sind samt und sonders für unsere Sinnesorgane unwahrnehmbar und können durch keinerlei Instrumente wahrnehmbar gemacht werden. Was wir an ihnen feststellen können, sind einzig und allein ihre Wirkungen auf materielle Objekte, niemals aber die Energie an sich selbst; über diese können wir nur Hypothesen aufstellen, aber keine sichere Vorstellung haben. So wie die Elektrizität Maschinen treibt, der Erdmagnetismus die Magnetnadel richtet, die Gravitation alle Körper anzieht, das Licht, das Körper bescheint, dem Auge sichtbar wird, die Röntgenstrahlen den Schirm aufleuchten lassen, mit andern Worten, sich in materiellen Objekten manifestieren und uns dadurch indirekte Kunde geben von ihrer Existenz, genau so manifestiert sich die Lebensenergie im lebenden Organismus, indem sie ihn erzeugt, unterhält und verwesen läßt. Man sollte meinen, daß alle Wunder, welche dieser Organismus vollbringt, eine ebenso klare Manifestation dieser Lebensenergie sein sollten, wie ein Apfel, der einem Faulenzer unter dem Baum auf den Kopf fällt für die Gravitation. Aber nein, gegen diese Einsicht und dieses Geständnis sträuben sich die aus dem Herzen der Forscher kommenden Gefühlsmotive, welche die dunkle Ahnung und Furcht erzeugen, daß dieses Eingeständnis der Physiologie, Biologie und der darauf beruhenden Schulmedizin einen tödlichen Schlag versetzen müßte. Daraus würde eo ipso hervorgehen, daß alle diese Zweige der Wissenschaft gleich einer Seifenblase in der Luft schweben, da ihnen die Basis fehlt, mit der weiteren Folge, daß man alle diese Tätigkeiten, die heute eine ungeheure Zahl von Menschen beschäftigen und Milliarden jährlich verschlingen, nurmehr noch als „viel Lärm um nichts" betrachten müßte. Es wäre dann um die einträgliche und glorreiche Existenz dieser Herrn geschehen, und einen solchen Selbstmord begeht selten ein Sterblicher, es mag ihm dabei so wenig wohl sein, wie es nur sein kann.

Berufsblindheit der weniger Intelligenten und eine infernalische, halbbewußte Angst bei den Intelligenteren vor den Folgen der oben genannten

Erkenntnis ist die Ursache, warum dieses Kernproblem so vollständig verschwiegen wird.

Also, kurz gesagt, von den eigentlichen Ursachen, welche Gesundheit und Krankheit, Widerstandsfähigkeit oder Vulnerabilität eines Menschen bedingen, hat man keine Ahnung, weil diese Ursachen in einer unerforschbaren Sphäre liegen, wozu kommt, daß sich zu diesen Grundursachen noch eine weitere Ursachenkette hinzugesellt, nämlich die Reihe aller Ahnen, die in ihren fernsten Nachkommen sogar dominante oder rezessive Erbanlagen hinterlassen, welche sich zu einem komplizierten Mosaik gestalten und für den Lebenszyklus mitbestimmend sind. Wer wollte nun dieses Mosaik zu erforschen sich erdreisten, von dem man nicht weiß, welcher Vorfahr diese oder jene Tendenz geliefert hat und welcher andere eine verstärkende oder abschwächende, rezessive oder dominante. Auch in diesem Gebiet hat der Mensch mit seinem geringen Verstand nichts zu suchen, weil er schon gar keine Aussichten hat, die wirksamen Elemente zu erforschen und selbst dann, wenn er dies fertig brächte, niemals voraussehen könnte, welches Endresultat als Resultante schließlich zu erwarten wäre.

Sagen wir es daher laut und deutlich: Was da in der Schulmedizin über ursächliche Behandlung geredet wird, ist eitles Gerede, weil man n i c h t e i n e der Ursachen, welche den Lebenszyklus eines Menschen bestimmen, auch nur annähernd feststellen kann. Fällt aber die Basis, dann fällt das ganze Gebäude in sich zusammen.

Jawohl, Gelegenheitsursachen, welche gelegentlich bei der Entstehung einer Krankheit mitwirken, ja solche, die mitunter obligatorisch vorhanden sein müssen, wie Bakterien usw., die kann man schon finden. Das sind aber noch lange nicht die wirklichen Ursachen, sondern höchstens auslösende Faktoren und haben nur beschränkte Bedeutung. Denn worum es in der Heilkunde geht, das heißt nicht, die auslösenden Ursachen zu beseitigen, weshalb ja der ganze Kampf gegen die Bazillen ein zweischneidiges Schwert ist — von wenigen Ausnahmen abgesehen —, sondern den Menschen unverletzlich gegen diese Gelegenheitsursachen zu machen, wie er es von Natur aus ist, wenn er wirklich gesund ist. Nur der Widerstandsfähige und Unverletzliche ist wirklich ein gesunder Mensch. Der schädigenden Einflüsse sind Legion und keiner kann ihnen entfliehen. Wie aber die Schulmedizin einen widerstandslosen und verletzlichen Organismus in einen kernigen Menschen verwandelt, der allen Stürmen und Bakterien trotzt, das möchte ich gern wissen, denn dann würde ich wieder reumütig zur Universitätsmedizin zurückkehren.

Wenn die heutige Schule behauptet, kausal zu behandeln, so möchte ich auch noch in Erinnerung rufen, daß fast alle früheren medizinischen Schulen dasselbe behaupteten. Sie alle suchten immer nach Ursachen für die Krankheiten und fanden auch welche, die sie dann als die Ursache betrachteten und auszutilgen versuchten, genauso wie heute.

Da sei nur erinnert an die Aderlaßwut im 18. und 19. Jahrhundert, wo beispielsweise eine damalige Autorität, Professor BROUSSAIS, seinen Pneumoniekranken 120 und mehr Aderlässe zumutete, woran sie dann starben. Er aber behauptete, sie wären am Leben geblieben, wenn sie nur noch drei oder vier weitere Aderlässe vertragen hätten, jedenfalls hätte er das Menschenmögliche getan, um sie zu retten.

Die Argumentation dieser Schule stützte sich auf die ganz richtige Beobachtung, daß bei der Lungenentzündung die Lunge mit Blut überfüllt ist, weshalb man es abzapfen müsse, um den Patienten von dieser Blutüberfüllung zu befreien. Gegen diese Logik ist nichts einzuwenden. Der Fehler bestand nur darin, daß man vieles andere nicht wußte, was auch bei dieser Krankheit passierte, das heißt man stützte sich auf das Bekannte, hielt dies für den Grund schlechthin und behandelte danach.

Nach einer Reihe weiterer Irrtümer infolge unvollständigen Wissens entdeckte man die Bakterien. Nun sah man den Grund der Krankheit in diesen kleinsten Lebewesen. Ein so intelligenter Kopf wie Professor Bruno BLOCH erklärte uns noch im Kolleg, daß man mit den Krankheiten Tabula rasa machen würde, wenn einmal die Therapia sterilisans magna erfunden sei, denn dann würden die Bazillen im lebenden Körper ausgetilgt und die ganze Ärzteschaft könnte sich in den Ruhestand zurückziehen, weil sie überflüssig geworden sei. Nunmehr hat man in den Antibioticis dieses Wundermittel entdeckt, aber: der Krankheiten sind nicht weniger geworden, sondern heute ist alles krank. Der Schluß läge eigentlich nahe, daß man also in den Bakterien auch nicht den wahren Grund des Krankseins entdeckt habe, aber da man vorläufig in der Schule nichts Besseres weiß, spielen wieder die Motive des Herzens ihre Wächterrolle: man läßt diesen Gedanken nicht aufkommen, „penicillisiert" munter drauf los, schwächt damit die Immunisierung und Widerstandskraft der Kranken, klammert sich an die Tatsache, daß sie nicht sterben und tröstet sich damit.

So kommt man vom Hundertsten ins Tausendste und merkt nicht, daß man sich in einem Circulus vitiosus bewegt, ja brüstet sich sogar mit den „schwindelerregenden Fortschritten", während es mit der Menschheit ständig bergab geht und in immer beschleunigterem Tempo. Das nennt man eben „Berufsblindheit".

Die Wissenschaft steht heute sehr hoch im Kurs; der größte Teil der Menschheit, geblendet von der ungeheuren Propaganda, verneigt sich auch heute noch vor diesem Idol. Und doch müßte man zu ganz anderen Schlußfolgerungen kommen, wenn man die Sache objektiv betrachten würde. Ja gewiß, im Bereiche materiellen Geschehens, also wo es sich nur um chemische und physikalische Phänomene handelt, hat die Wissenschaft ungeheure Leistungen zu verzeichnen. Diese Leistungen haben auch in der Heilkunde ihren Niederschlag zum Nutzen der Kranken gefunden, aber nur dort, wo es sich um materielle Eingriffe in den lebenden Organismus handelt. So kann man heute viel gefahrloser operieren, auch Menschen am Sterben hindern, sie im Koma jahrelang am Leben erhalten, mit Sonden und künstlichen Öffnungen oder ohne Gliedmaßen dahinvegetieren lassen, künstlich ernähren, wenn sie nichts mehr zu sich nehmen oder nichts mehr verdauen können. Ja, alles das kann man schon, aber sie wirklich heilen, wenn die Natur das nicht selber besorgt, das kann man nicht.

Und der Grund, warum man sie nicht wirklich heilen, sondern nur mit Kunsthilfe am Leben erhalten kann ist der, daß man ebenso wie zur Zeit Broussais in logischer Folge aufgrund des Bekannten behandelt, dabei aber Schiffbruch erleidet. Wie damals, hat man den eigentlichen Grund des Krankseins nicht erkannt und hat auch nicht die geringste Aussicht, ihn in absehbarer Zeit zu erkennen.

Damit ist auch das Märchen von der kausalen Therapie entlarvt, und demnach entpuppt sich die heutige sogenannte wissenschaftliche Medizin, die ja ohnehin zu 98 Prozent rein symptomatisch ist, als auf einem der größten Irrtümer basierend, dem die Menschheit je zum Opfer gefallen ist.

Ich kann den Umstand nur kurz streifen, daß die Natur in weiser Voraussicht die Vorkehrung getroffen hat, daß alle Produkte, die sie hervorbringt, nämlich die organischen, dem Untergang verfallen sind, indem sie sich wieder in ihre Ausgangsbestandteile auflösen. Wäre das nicht der Fall, so wäre ebenfalls jedes Leben auf dem Erdball unmöglich, denn man muß nur einen Garten haben, um zu wissen, daß dies jährlich so ungeheuere Mengen sind, daß, den Fall vorausgesetzt, sie würden nicht verfaulen, man schon nach wenigen Jahren in einem undurchdringlichen Müll wandeln müßte, der in einigen hundert Jahren mehrere Kilometer Dicke erreichen würde mit der obengenannten Folge völliger Unmöglichkeit jeglichen höheren Lebens.

Das aber, was die Natur für ihre Produkte vorbestimmt hat, gilt nicht für die Legion von Kunstprodukten, welche heute die chemische Industrie herstellt. Sie zersetzen sich nur langsam oder überhaupt nicht, müssen also aufgestapelt werden und schon heute weiß man nicht mehr, wohin mit ihnen. Mit höchst gefährlichen Nervengiften wußte man nichts anderes anzufangen als sie in Betonbunkern einzuschließen und ins Meer zu versenken, obwohl man weiß, daß das Meerwasser in verhältnismäßig kurzer Zeit jeden Beton auflöst und diese gräßlichen Gifte dann wieder frei werden. Hat je die Menschheit so hirnlos gehandelt wie die heutige unter Anleitung der Naturwissenschaft?

Wie blind muß man daher sein, wenn man unter diesen Umständen auch heute noch einen Triumphgesang auf die Wissenschaft anstimmt, wie es Professor KANZOW* getan hat, und aus der Heilkunst alles verbannen will, was nicht dem Tiegel und der Retorte die Entstehung verdankt oder nicht nach den dort geltenden Regeln geprüft worden ist. Größte Zurückhaltung und Bescheidenheit würde den Vertretern der Wissenschaft bei den heutigen Verheerungen, welche dieser Zweig angerichtet hat, besser anstehen und einige hellere Köpfe haben die Sache auch bereits begriffen, aber den ,,ewig Gestrigen'' ist vorläufig noch nicht zu helfen.

Wenn ich nun im vorigen einige, wenn auch schwerwiegende Mißgriffe der Wissenschaft an den Pranger gestellt habe, so will dies nicht heißen, daß diese Forschungsart an und für sich schlecht sei. Nicht die Wissenschaft ist stur, sondern nur der Mensch, der wähnt, daß er damit sozusagen alle Geheimnisse der Natur aufgedeckt hätte und in diesem Wahne sich anmaßt,

* Prof. Kanzow stellte an die Homöopathen die naive Frage, ob ihm einer ein homöopathisches Mittel nennen könnte, das den Vergleich mit den allopathischen aushalten könne. Daraufhin schrieb ich ihm sofort, daß nicht nur eines, sondern alle unsere Mittel den allopathischen weit überlegen seien, sofern sie sachgemäß nach den Grundsätzen Hahnemanns angewandt würden, und gleichzeitig erbot ich mich, nach Solingen zu kommen und ihm den Beweis für diese Behauptung ad occulus vorzudemonstrieren. — Aber davon wollte er nichts wissen! Also der experimentelle Beweis dafür, was ich über die Berufsblindheit und Angst vor der Wahrheit gesagt habe. — Trotzdem muß ich Herrn Professor Kanzow noch ein Kränzchen winden; der Verkehr mit ihm spielte sich trotz mehrfachem Briefwechsel in sehr höflicher Form ab, welche Anerkennung ich ihm nicht versagen will.

überall willkürlich ins Walten der Natur einzugreifen. Willkürlich greift aber der Arzt ein, wenn er nur nach ontogenetischen Prinzipien handelt, das heißt, nur den einzelnen Menschen betrachtet und ihn, ohne ihn zu heilen, möglichst lange am Leben erhalten will, denn damit richtet er, vom phylogenetischen Standpunkt aus betrachtet, ungeheuren Schaden an. Denn auch hier hat die Natur in ihrer Weisheit die Vorkehrungen getroffen, daß jedes Lebewesen, welches zum Leben und zur Erzeugung gesunder, widerstandsfähiger Nachkommen untauglich ist, vom Erdboden verschwinden muß. Das ist ja schließlich das Schicksal jeder Kreatur a priori und es muß so sein. Ein bloßes Erhalten des Lebens ohne wirkliche Heilung führt zur Entstehung immer weniger widerstandsfähiger Individuen und belastet überdies die Zukunft der ganzen Menschheit mit einer Hypothek, die heute schon infolge der gewaltigen Zahl der Invaliden, Hilfs- und Behandlungsbedürftigen derart drückend ist, daß sie der noch gesunde und arbeitsfähige Teil der Menschheit kaum zu tragen vermag. Das haben an einem Kongreß in Paris mehrere Professoren der Pariser Fakultät mit Nachdruck betont (Professor Hamburger und André Maurois) und an Hand von Statistiken und Zahlen bewiesen. Und an einem letzthin in Aberdeen stattgefundenen Kongreß hat ein Dr. Macqueen eine Sprache geführt und Vorschläge gemacht, gegen welche sich dieser Artikel nur wie das Säuseln eines zarten Frühlingswindes ausnimmt.

„Alle falschen Religionen bekämpfen die Natur", sagte auch ROUSSEAU. Muß nicht auch die heutige Schulmedizin, welche die weisen Naturgesetze rücksichtslos mißachtet, zu diesen falschen Religionen gezählt werden?

Was ist nämlich die Aufgabe unseres schönen und heiligen Berufes? Gewiß nicht armselige Krüppel um jeden Preis am Leben zu erhalten, sondern einzig und allein „Kranke zu heilen, wenn es möglich ist, Unheilbaren die Leiden zu vermindern und dem Sterbenden seine letzten Stunden durch Medikamente und moralischen Beistand möglichst zu erleichtern" wie das bereits HIPPOKRATES als Ziel der Heilkunst ausgesprochen hat. Alles weitere ist von Übel und beruht größtenteils nicht auf ärztlicher Ethik, sondern auf Überheblichkeit oder Geldgier. Die Schulmedizin hat diese Prinzipien, welche allein die Heilkunst in den Dienst der weisen Weltordnung stellen und sie damit rechtfertigen, schon längst verlassen und es wäre höchste Zeit, daß sie sich wieder darauf besänne, statt kopflos am Untergang der Menschheit mitzuwirken.

Damit kommen wir nun zur Homöopathie, deren wissenschaftliche Grundlage, Ziele und Möglichkeiten wir näher betrachten müssen, woraus sich ihre Existenzberechtigung oder aber auch ihre Verwerflichkeit ableiten läßt.

Die Homöopathie gründet sich, und darüber kann kein Zweifel bestehen, wie jeder Zweig echter Naturwissenschaft, auf Beobachtung. HAHNEMANN bewirkte durch einen Selbstversuch mit Chinarinde das Auftreten von malariaähnlichen Symptomen und fragte sich, ob die Wirkung dieser Chinarinde auf die Malaria nicht auf die Symptomenähnlichkeit zurückzuführen sei. Über die Vergiftungssymptome des *Helleborus niger* (jetzt *Veratrum album* genannt) war er durch das Studium der Literatur und eigene Beobachtungen orientiert; wenn ich mich recht erinnere, verfügte er über ungefähr 270 Fälle, die zum Teil aus den arabischen Schulen von Salerno und Cordova stammten, Arbeiten, die er, dank einiger Kenntnis des Arabischen, im Originaltext lesen konnte. (Welcher von unseren Kritikern Hahnemanns aus der Schulmedizin könnte das?) An einem Patienten mit furchtbarem chronischem Brechdurchfall, kalten Schweißen und kollapsartigen Zuständen, der trotz jahrelanger Behandlung nicht gebessert wurde, machte er dann den ersten therapeutischen Versuch, der zu voller Heilung führte, allerdings nicht ohne den Patienten in große Gefahr zu bringen infolge erheblicher, zwar vorübergehender Verschlimmerung.

Nach diesem ersten erfolgreichen Versuch ergaben sich zwei Probleme: 1. erhob sich die Frage, ob es ein allgemeingültiges Gesetz sei, daß Symptomenähnlichkeit zwischen Vergiftungsbild und Krankheit stets das Heilmittel anzeige oder ob dies nur zufällig der Fall gewesen war. Und 2., ob man nicht durch Verdünnen des Heilmittels die Verschlimmerung, die im obengenannten Fall beinahe den Tod verursacht hatte, in Schranken halten oder gar vollständig verhindern könnte, wobei aber doch die Heilkraft des Mittels erhalten bliebe.

In bezug auf das erste Problem überzeugte sich HAHNEMANN in Bälde durch die praktische Erfahrung, daß es sich um ein allgemeingültiges Gesetz handle und inzwischen ist dies in Millionen von Fällen weiterhin durch alle Homöopathen der ganzen Welt bestätigt worden.

Hingegen, was das zweite Problem der Verdünnung anbetrifft, so schlug HAHNEMANN einen ganz merkwürdigen Weg ein, der nicht rationeller

Überlegung entsprungen sein kann. Mancher andere wäre bestimmt unter den gleichen Umständen auch auf die Idee der Verdünnung gekommen, aber er hätte dann vielleicht die Hälfte oder ein Viertel der zulässigen Dosis verabfolgt. HAHNEMANN hingegen verdünnte fast sofort einen Tropfen des Medikaments mit hundert Tropfen unarzneilicher Flüssigkeit und wiederholte diese Prozedur mehrmals hintereinander, so daß im schließlichen Medikament nur noch Spuren der Ursubstanz erhalten sein konnten. Aber siehe da, die Wirkung war vorzüglich, weshalb er die stufenweise Verdünnung, stets mit Einschalten kräftigen Schüttelns, immer weiter trieb, bis er endlich bei der 30. Centisimalverdünnung anlangte, in welcher schon lange kein einziges Molekül der Ursubstanz mehr vorhanden sein kann. Nach der Loschmidtschen Zahl muß das letzte Molekül schon in der 10. Centesimalverdünnung verschwunden sein. Aber trotzdem blieb die Heilkraft erhalten, ja sie verstärkte sich in gewisser Hinsicht noch mit der Verdünnung, vor allem wurde das Mittel selektiver und wirkte manchmal geradezu schlagartig.

Auf der anderen Seite aber muß gesagt werden, daß dies nur bei der Behandlung der Arzneien nach der Hahnemannschen stufenweisen Verdünnung so ist, während eine unendlich viel geringere Verdünnung völlig wirkungslos wird, wenn diese Prozedur in einem Male vollzogen wird. So würde die Auflösung von einem Gran (0,06 Gramm) jeder beliebigen Arzneisubstanz, selbst der allergiftigsten, schon in einem Hektoliter Wasser nicht mehr die geringste therapeutische Wirkung ergeben, während bei der Hahnemannschen stufenweisen Schüttelungsverdünnung selbst das Wasser aller Weltmeere bei weitem nicht genügen würde, um sie unwirksam zu machen. (Hahnemann löste jeweils ein Gran in 100 Tropfen unarzneilicher Flüssigkeit auf, nahm davon einen Tropfen und fügte 99 Tropfen weiterer unarzneilicher Flüssigkeit hinzu, weshalb ich in dieser Betrachtungsweise auch von einem Gran ausgehe.) Wer glaubt Anstoß nehmen zu müssen, wenn ich vom Wasser aller Weltmeere spreche, indem er dies als unüberlegte Übertreibung betrachtet, so möchte ich betonen, daß ich dies mit vollem Bewußtsein sage und noch hinzufüge, daß bei unseren allerhöchsten Verdünnungen, etwa der 10 000sten, der 100 000sten oder gar Millionsten, welche alle noch wirksam sind, selbst das enorme Wasserquantum nicht genügen würde, welches das Eliptoid der Bahn des Planeten Neptun enthalten würde, um eine so hohe Verdünnung in einer einzigen Prozedur herzustellen. Das muß ein für allemal einem jeden eingehämmert werden, der sich irgendwie mit Homöopathie beschäftigen will und auch unseren Kritikern, damit sie wissen, daß wir uns über die ganz unvorstellbare Verdünnung völlig im klaren sind und nicht einfach etwas in den Tag hinein behaupten, ohne uns davon Rechenschaft gegeben zu haben.

Diese enormen Verdünnungen haben wieder zwei Folgen gehabt: 1. daß man HAHNEMANN einen Phantasten nannte und ihn nicht ernst nahm. Diese astronomischen Verdünnungen sind der zweite Stein des Anstoßes gewesen, der den Schulmedizinern, die substantielle Arzneimittel gewohnt sind, von vornherein jede Annäherung an die Hahnemannsche Methode verbot.

Und 2. ergibt sich daraus daß die Hahnemannsche Potenz, wie er sie späterhin nannte, keine substantielle Arznei im schulmedizinischen Sinne sein kann, weil ja schon ganz bescheidene Verdünnungen bis nur zur 30. Potenz völlig von Molekülen der Ursubstanz frei sind, geschweige denn die noch viel höheren. Wenn also diese Potenzen noch wirksam sind, was nur die Erfahrung zeigen kann, dann muß ihre Wirkung auf einem anderen als materiellen Wirkungsfaktor beruhen, hingegen ist jede Wirkung materieller Art von vornherein ausgeschlossen. Falls die Erfahrung aber ihre Heilwirkung bestätigt, so kann diese Wirkung nicht direkt auf den materiellen lebenden Organismus erfolgen, denn dieser ist direkt nur durch materielle Mittel oder grobe Energien zu beeinflussen, sondern sie muß auf einem Umweg erfolgen.

Zunächst habe ich bereits gesagt, daß die Wirkung in Millionen von Heilungen selbst in verzweifeltsten Fällen, die jahrelang erfolglos nach den Prinzipien der Schulmedizin behandelt wurden, absolut bewiesen ist. Welcher Art aber diese Wirkung sein könnte, das ist eine Frage, die wir nur durch hypothetische Annahmen unserem Intellekt begreiflich machen können.

Nicht umsonst habe ich zu Beginn dieser Arbeit auf den Irrtum der Schulmedizin verwiesen, als Basis des lebenden Organismus den materiellen Körper zu betrachten und die Erforschung seiner chemisch-physikalischen Reaktionen während des Lebens als Biologie zu bezeichnen. Und nicht umsonst habe ich darauf verwiesen, daß doch jedes Lebewesen zunächst entstehen muß, daß also dieser Körper, den man als Ursache für alles Weitere betrachtet, doch damals gar nicht da war, somit auch nicht wirken konnte. Ferner kann ein materieller Körper an sich überhaupt keine Wirkung entfalten, sondern nur die Kräfte, die in ihm wirksam sind, in diesem Falle die chemischen Affinitäten und Wertigkeiten. Wir haben aber gesehen, daß diese genau das Gegenteil bewirken, solange dieser Körper nicht lebt, also ihn weder aufbauen noch unterhalten, sondern seine Zerstörung bewirken. Was also bei seinem Aufbau geschieht und seinen Unterhalt besorgt, muß nicht chemischen Prozessen zu verdanken sein, sondern einer primär wirkenden Kraft.Und eine Kraft ist eben als solche unwahrnehmbar und auf keine Weise als solche wahrnehmbar zu machen. Was immer wir tun können, um uns von der Anwesenheit einer ursächlichen Kraft Rechenschaft zu geben, ist, sie auf irgend etwas wirken zu lassen. Also nur aus ihren Manifestationen ist eine Kraft oder, in diesem Falle besser gesagt eine Energie festzustellen, weshalb ich wiederhole: Solcher Kräfte gibt es viele, die Elektrizität bringt Maschinen in Bewegung, das Licht wird dem Auge sichtbar, wenn es Gegenstände bescheint, die Röntgenstrahlen lassen den Röntgenschirm aufleuchten, die Schwerkraft zieht jeden Körper an. Und die Lebenskraft erzeugt unseren materiellen Körper, indem sie jedes Molekül an seinen Platz bringt und dann mit ihnen exerziert, was unsere Bewegungen, die Funktion aller unserer Organe, unsere Empfindungen, unser Ichbewußtsein, unsere Gefühle, Moralität oder Unmoralität und schließlich unsere geistigen Leistungen zur Folge hat. Das sind wahrhaftig Manifestationen unserer Lebenskraft, die denjenigen gewiß nicht nachstehen, welche die anderen Energien, die im Universum tätig sind, bewirken. Aber, wie gesagt, keine Energie ist als solche wahrnehmbar, jede wirkt nur unter bestimmten Umständen und nur auf gewisse Objekte. Es wäre vergebliches Bemühen, die von einem Radiosender ausgestrahlte Energie mit einem Feigenblatt wahrnehmbar machen zu wollen oder den Erdmagnetismus mit einer Kartonschachtel. Zur Wahrnehmbarmachung gehört jedes Mal das ganz bestimmte Objekt, in welchem sich diese Energie manifestieren kann. Und das einzige Objekt, in welchem sich die Lebenskraft zu erkennen gibt, sind die Lebewesen. Alle anderen Objekte reagieren nicht auf sie, bleiben also vollständig stumm.

Bis hierher kann man jedenfalls der Homöopathie nicht vorwerfen, daß sie nicht wissenschaftlich vorgehe. Sie beruht auf Beobachtung und einzig und allein auf Beobachtung derjenigen Objekte, in welchen sich die Lebensenergie manifestieren kann. Man kann diese Beobachtungen anzweifeln, aber dann soll man sie prüfen und nicht in den Tag hinein reden. Und die Prüfung muß genau nach den Prinzipien geschehen, die HAHNEMANN aufgestellt hat, ansonst eben nichts geschieht. Der Unterschied zwischen der Schulmedizin und der Homöopathie beruht nicht auf Wissenschaftlichkeit der einen oder Unwissenschaftlichkeit der anderen, sondern auf der Auswahl der Objekte. Wir Homöopathen können keine Untersuchungen über die Lebenskraft in Tiegeln und Retorten anstellen, weil sie dort nicht vorhanden ist, und weil wir nur über eine einzige Kategorie von Beeinflussungsmitteln dieser Lebenskraft verfügen, nämlich die Hahnemannschen Potenzen, die aber außerordentlich selektiv sind und ihre Modifikationen nur in demjenigen Individuum wahrnehmbar werden lassen, das genau auf sie abgestimmt ist, ähnlich wie ein auf die gleiche Wellenlänge abgestimmter Empfänger uns nur vom entsprechenden Sender Kunde gibt und keinem anderen. Daraus erklärt sich, daß zum Beispiel Kaulquappen, ausgeschnittene Organe oder andere nicht individualisierte Lebewesen notwendigerweise keine Objekte sein können für unsere Versuche, weshalb sich dieselben bloß auf den höher organisierten Menschen erstrecken können, der dazu noch allein über eine Sprache verfügt, um seine Befindungsveränderungen auch auszudrücken.

Dieses letztere muß mit allem Nachdruck betont werden, nämlich, daß wir uns unsere Versuchsbedingungen von keiner anderen Disziplin vorschreiben lassen können, sondern darüber selbst zu bestimmen haben nach Maßgabe unserer Erfahrungen. Es gibt aber leider immer noch zahlreiche Ärzte, die sich Homöopathen nennen, von den obigen Dingen aber nur das wenigste verstanden haben, weil sie die Homöopathie nicht genau nach den Hahnemannschen Prinzipien ausüben, die Eigenart unserer Heilmittel nicht erkannt haben, sondern sie den allopathischen substanziellen Produkten gleichstellen und auf Versuchsbedingungen eingehen, die ihnen von diesem Standpunkt aus vorgeschrieben werden. Dabei gehen sie ahnungslos aufs Glatteis, denn alle diese Versuche haben bisher stets mit einem Fiasko geendet, weil eben die Wirkungsweise und der Angriffspunkt grundverschieden sind. Die allopathischen Mittel wirken auf die Körpersubstanz und über diese auch auf gewisse Funktionen, während die Hahnemannschen Potenzen nur auf die dem Organismus zu Grunde liegende Lebenskraft wirken, sie umstimmen, worauf dann diese letztere ihre modifizierte Wirkung entfaltet. Das ist zweierlei. Es zeigt sich auch dadurch, daß die allopathischen über die Körpersubstanz wirkenden Medikamente nur solange eine Wirkung entfalten, als sie im Körper vorhanden sind und daher wegen der einsetzenden Ausscheidung, Neutralisierung oder Deponierung immer wieder neu eingegeben werden müssen, während die homöopathischen Potenzen, welche die Lebensenergie umstimmen, nur einmal gegeben werden müssen, wenn keine störenden äußeren Einflüsse ihre Wirkung dämpfen, worauf dann die umgestimmte Lebenskraft wochen- oder gar monatelang ihre Wirkung entfaltet, oft bis zur vollständigen Heilung sonst absolut unbeeinflußbarer Krankheitszustände.

Einem Schulmediziner, der zeitlebens nur mit substanziellen Heilmitteln experimentiert hat, können naturgemäß solche Gedanken nicht kommen, denn er bewegt sich in einer ganz anderen Sphäre, die seinen Geist in völlig entgegengesetzter Weise geformt hat. Denn jeder kann nur das denken und begreifen, was seine eigene Erfahrung ihn gelehrt hat, und dies ganz besonders dann, wenn durch jahrelange geistige Beeinflussung auf der Universität und in den Kliniken sein Geist in dieser Richtung bearbeitet und gedrillt wurde. Dies ist auch der Grund, warum ein beträchtlicher Teil von Ärzten, die sich Homöopathen nennen, von dieser Geisteshaltung nicht loskommen, sondern in diesen Gedankengängen stecken bleiben und die Homöopathie von diesem Gesichtspunkt aus betrachten. Wer nicht im Stande ist, die homöopathischen Potenzen in völlig unvoreingenommener Weise zu prüfen, damit Erfahrungen zu sammeln und sich von diesen Erfahrungen belehren zu lassen, wird zeitlebens kein Homöopath, sondern bleibt ein Stümper auf diesem Gebiet. Seine Ansichten bleiben diejenigen der Schule und, wenn er die Homöopathie verteidigen sollte, so ist sein Versagen von vornherein selbstverständlich. Darum versuchen diese Leute auch immer, die Homöopathie in die Schulmedizin einzugliedern, indem sie das Wichtigste von ihr nicht betonen, weil sie es nie erfaßt haben, sie also so als eine Art abgeschwächte Allopathie unter falschem Namen und unter vielen Bücklingen einzuschmuggeln versuchen, ein geradezu widriges Schauspiel für einen wahren Homöopathen.

Auch in einem dritten Punkt unterscheidet sich die Homöopathie grundsätzlich von der Schulmedizin, nämlich in der Veränderlichkeit. Die Schulmedizin ist ständigen Veränderungen unterworfen, indem jede neue Erkenntnis die vorherige Auffassung umstößt, woraus folgt, daß sie unvollkommen oder falsch war. Dies gilt sowohl für das therapeutische Vorgehen als auch für die Arzneien. Der Direktor eines der größten pharmazeutischen Konzerne bekannte mir, daß die Mittel im allgemeinen nach zwei oder drei Jahren wegen mangelnder Nachfrage vom Markt abgesetzt werden müßten, weil man in dieser Zeit ihre mangelnde Wirkung oder schädliche Folgen festgestellt hätte. Deshalb seien auch auf über 10 Jahre hinaus alle neuen in Betracht kommenden Mittel bereits vorbereitet. Natürlich handle es sich um nur ganz geringe Veränderungen während es im Grunde genommen die gleichen Produkte seien, nur mit einem anderen Namen versehen. Nur ausnahmsweise halte sich ein Mittel länger.

Bei der Homöpathie ist dies anders. Das Ähnlichkeitsgesetz hat sich eh und je bestätigt, die Hahnemannsche Potenzierung ebenfalls. Die Frage, wie die Ähnlichkeit aufgefaßt, wie ermittelt wird und welche Symptome wahlanzeigend sind, hat Hahnemann bis in alle Details gelöst, und ich wüßte nicht, was noch hinzuzufügen wäre. Fast alle natürlich vorkommenden Substanzen, Pflanzen, Tiersekrete und Bakteriengifte sind geprüft, einige vielleicht nicht ganz vollständig, aber auch da erweist sich, daß die ersten 2 — 300 Mittel, die ganz besondere Beziehungen zum Menschen als Nahrungs-, Reiz- oder Aufbaumittel haben, weitaus die häufigsten sind, während die später geprüften nur noch eine bescheidene, weit seltener gebrauchte Ergänzung bilden. Was soll also da noch geändert werden?

Diese Tatsachen weisen daraufhin, daß die Homöopathie auf transzendentalen, absolut unveränderlichen Gesetzen beruht, infolgedessen als Ganzes unveränderlich für alle Zeiten dasteht. Höchstens in der Einzelausführung mag der eine oder andere Homöopath sich kleinere Abweichungen gestatten, entsprechend der verschiedenen Veranlagung der Menschen. Das kann aber in der Lehre nicht berücksichtigt werden, sondern jeder muß da auf seine Erfahrung bauen. Diese Unveränderlichkeit ist die Stärke der Homöopathie, ein weiterer Beweis für ihre Konformität mit der Schöpfung.

Auch hier ist wieder bezeichnend, daß die Halbhomöopathen immer von Anpassung und Fortschritten der Homöopathie reden, welche nach ihrer Meinung mit den ,,Fortschritten der Schulmedizin'' Schritt halten sollte. Also gerade das, was die Schwäche der Schulmedizin ausmacht, das halten sie für Stärke und bedauern, daß sie bei der Homöopathie nicht damit prunken können, um sie auch in diesem Punkte ihrem Idol gleichschalten zu können.

Wenn die Homöopathie als Ganzes vollkommen ist und alles das enthält, was dem Menschen an Eingriffen in die Schöpfung erlaubt ist, so ist sie, vom individuellen Standpunkt aus betrachtet, nichts weniger als unveränderlich. Ein wahrer Homöopath lernt nämlich nie aus, sondern, er mag so alt werden wie er will, er wird immer neue Feinheiten entdecken, das Ähnlichkeitsgesetz immer vollkommener anwenden und Krankheiten, an denen er sich anfangs vergeblich die Zähne ausgebissen, 20 Jahre später mit aller Sicherheit der Heilung zuführen, weil er inzwischen Nuancen im Ähnlichkeitsgesetz und in den Pathogenesien kennengelernt hat, die man nicht beschreiben, sondern nur in der Erfahrung erfühlen kann. Insofern bringt die Homöopathie dem Praktiker jeden Tag Neues, aber nicht, weil sich die Homöopathie verändert, sondern weil der Mensch, der sie ausübt, sich vervollkommnet. Das ist nun bei allen transzendentalen Wahrheiten so. Sie bleiben sich immer gleich, aber der Mensch, der sie in die Tat umsetzt, erfaßt sie immer gründlicher und dringt immer tiefer in sie ein. Meines Erachtens ist dies ein ganz wichtiger Punkt, der die Homöopathie in die ganz weltbewegenden Erkenntnisse der Menschheit einreiht*).

Diese grundsätzlichen Verschiedenheiten zwischen der Schule und der Homöopathie sind die Ursache, warum die Homöopathie keine Gnade bei der Schulmedizin findet, denn der Schulmediziner kann sich infolge seiner Geisteshaltung, seines Denkens und infolge vollständigen Mangels an Erfahrung mit unseren Potenzen absolut keine Vorstellung von der Wirkungsweise derselben machen. Für ihn ist das so unbegreifbar wie ein Wasserfall für einen Wüstenbewohner, der sein Leben lang unter Wassermangel gelitten hat, weshalb für ihn dieser Überfluß gänzlich unbegreifbar ist. Das zeigte sich in schlagender Weise vor einiger Zeit in Frankreich, als man eine Gruppe Wüstenbewohner aus der Sahara nach Savoyen einlud und ihnen dort die Wasserfälle zeigte. Die Leute schüttelten den Kopf und glaubten, man mache ihnen etwas vor. Als man ihnen sagte, daß diese Wasser ständig flössen, lächelten sie mitleidig und verbaten sich, daß man sich über sie lustig mache. Alle Überredungskunst war umsonst. Und in der Nacht, als man sie in einem in der Nähe liegenden Hotel untergebracht hatte, stahl sich einer nach dem anderen aus dem Hotel und begab sich an den Wasserfall, wo alle die ganze Nacht in ungläubiger Verwirrung die abstürzenden Wassermassen betrachteten, immer in der Meinung verhar-

* z. B. die indische Weisheit in der Vedanta und Upanishad, die sufistischen und die transzendentalen Erkenntnisse der großen Religionsstifter im Koran und der Bibel (wobei natürlich nicht alles transzendental ist, was sich in diesen Büchern findet). Wie ausgezeichnet paßt der Ausspruch des Propheten Haggai, der vor mehr als 2 000 Jahren getan wurde, auf unsere heutige so emsig aktive Epoche mit Computern, elektronischen Gehirnen, Mondfahrten, Statistiken, Reglementen, Freiheitsbeschränkungen, Papierflut und ihrem grandiosen Leerlauf; geradezu wie auf sie zugeschnitten: „Ihr säet viel und bringet wenig ein; ihr esset und werdet doch nicht satt; ihr trinket und bleibet durstig; ihr kleidet euch und könnt euch doch nicht erwärmen; und welcher Geld verdient, der legt es in einen löcherichten Beutel."

rend, daß schließlich doch einmal der Moment komme, wo man dieses Wasserwerk abstellen müsse. Aber überzeugen ließen sie sich auch durch das stundenlange Anstarren des Wunders nicht. So sieht es eben im Gehirn eines Menschen aus, der vor etwas ganz Neues gestellt wird, das allen seinen früheren Erfahrungen widerspricht.

Nun ist allerdings die Homöopathie noch wesentlich komplizierter und daher schwieriger zu begreifen als das Schauspiel eines Wasserfalls, und vor allem sind die homöopathischen Experimente viel schwieriger zu machen als bloß eine Naturerscheinung anzuschauen. Diese Experimente gelingen erst dem erfahrenen Homöopathen, weshalb also ein Schulmediziner nicht einfach 14 Tage lang homöopathische Experimente machen kann, um sich zu überzeugen, ob er oder der Homöopath auf dem Holzwege sei. Ein regelrechtes Experimentieren mit homöopathischen Potenzen setzt jahrelange Übung in dieser Disziplin voraus, und das ist ein weiterer Grund, warum es um das Verständnis der Homöpathie bei den Schulmedizinern so übel steht. Denn selbst die wenigen unter ihnen, welche sich dazu aufraffen, dieser „absurden" Therapie einige Beachtung zu schenken, lassen meist bald wieder davon ab, weil sie unsere Disziplin nach allopathischen Grundsätzen betreiben, wobei nichts herauskommt.

Die homöopathische Therapie mit substanzlosen Potenzen führt zu einer Auffassung des Krankseins, die von der schulmedizinischen diametral verschieden ist und ein vollständiges Umdenken und Verlassen der früheren materialistischen Auffassung zur Folge hat. Deshalb kann ein Schulmediziner die Homöopathie unmöglich verstehen, es sei denn, daß er sich längere Zeit mit der Praxis derselben befasse. Dann verläßt er aber seine früheren Ansichten und wird Homöopath, jedenfalls kenne ich keinen einzigen Fall, wo diese Folge nicht eingetreten wäre, und ebenso keinen, wo ein Homöopath je wieder zur Schule zurückgekehrt wäre.

Eine Zusammenarbeit zwischen Homöopath und Schulmediziner wäre durchaus möglich und erwünscht. So zum Beispiel bei lästigen Narkosefolgen, die meist schlagartig durch Homöopathie verschwinden, bei schwer- oder gar nicht verknöchernden Knochenbrüchen, wo wir den Heilungsvorgang herbeiführen können, ja überhaupt bei jedem Knochenbruch, der mit der Homöopathie in der Hälfte der üblichen Zeit heilt, worauf schon der seinerzeitige preußische Militärarzt GRIESELICH aufmerksam gemacht hat, dem es an Erfahrung gewiß nicht fehlte. Eine solche Zusammenarbeit kommt bei mir häufig vor und die zuweisenden Kollegen waren stets nicht nur zufrieden, sondern erstaunt über den guten und raschen Erfolg. Oft versuchten sie dann die Homöopathie auch ein wenig, aber wie? Eben nach allopathischen Verordnungsgrundsätzen, wobei nichts herauskommt, mit dem Ergebnis, daß sie es wieder aufgaben.

Die Homöopathie hat noch den immensen Vorteil, daß alle unsere Mittel völlig ungiftig sind, ja daß selbst ein Fehlgriff im Mittel keine unangenehmen Folgen nach sich zieht, weil es dann einfach nicht wirkt. Nur bei Zeitnot darf dies nicht geschehen; ist man in einem solchen Falle nicht sicher, dann lieber Hände davon und Zuflucht zur Allopathie, um das Schlimmste vor der Hand zu verhüten. Vergiftungen, wie sie bei der Allopathie sehr häufig, ja in geringerem Grade eigentlich fast immer auftreten, gibt es bei der Homöopathie nicht, selbst gewaltige Überdosierung an Substanz hat nicht die geringsten Folgen, weil auch dann der Schwellenwert der Giftigkeit noch lange nicht erreicht wird.

Der Übelstand ist nur der, daß infolge des grundverschiedenen Ausgangspunktes und der fast entgegengesetzten Auffassung des Krankheitphänomens der Schulmediziner sich einfach nicht in die Denkweise des Homöopathen hineinversetzen kann und uns, wenn er einmal eine Heilung sieht, die er selbst umsonst versucht hat, so als eine Art Deus ex machina betrachtet, dem er verständnislos gegenübersteht. Schon mehrmals haben mir Patienten die Worte überbracht, nachdem sie ihren früheren Arzt gelegentlich zwischenhinein wieder einmal aufgesucht hatten: „Was Teufels hat der denn mit ihnen gemacht; ich habe mir fünf Jahre Mühe gegeben mit Ihnen und nichts erreicht und jetzt sind Sie bei blühender Gesundheit. Das kann ich nicht verstehen!" Gar nichts des Teufels habe ich gemacht, werter Herr Kollege, sondern nur alle zwei Monate ein paar Kügelchen oder ein winziges Tropffläschchen voll Flüssigkeit gegeben, beides gänzlich unarzneilich nach Ihrer Meinung; aber die wieder ins Gleichgewicht gekommene Lebenskraft, nicht ich, heilte dann bei dieser Patientin die Cystitis, das Magenbrennen, die gestörte Verdauung, die Anämie, die Verstopfung, die rechtsseitige Ovarosalpingitis und die Schlaflosigkeit (alles mehrfach von Spezialisten diagnostiziert), während die früheren lebenslangen Behandlungen nicht nur nichts erreicht, sondern zu den Beschwerden noch einige neue hinzugefügt hatten.

Welcher ehrliche und wahrheitsuchende Kollege könnte nicht aus eigener Erfahrung die Ohnmacht der Schulmedizin in zahlreichen Fällen bestätigen und wie wenige sind tatsächlich zufrieden und glücklich mit dem, was sie erreichen? Welcher würde nicht mit Freuden nach einer besseren Methode greifen, wenn er dazu die Möglichkeit hätte?

Aber das ist nicht so einfach: Im Studium werden ihm die schönsten Fälle vorgeführt und außerdem wird er mit totem Ballast derart überfüttert, daß ihm auf lange Zeit die Freude am Lernen vergeht. Kommt er dann in die Praxis, so macht er die Erfahrung, daß er in 70 % der Fälle nicht einmal eine Diagnose stellen kann, weil alle Untersuchungen negativ ausfallen und daß er bei einem Großteil der anderen Patienten ebenfalls nicht vorwärts kommt. So medikastert er drauf los, um seinen Lebensunterhalt zu verdienen, ohne rechte Freude. Bekommt er die Sache endlich satt und hört er etwas von der Homöopathie, dann ist er nicht mehr in der Lage, sich umzustellen und überdies: wo sie erlernen? Es gibt in ganz Kontinental-Europa keine einzige Klinik, wo die wahre Hahnemannsche Homöopathie gelehrt wird! Außerdem müßte er die finanziellen Mittel besitzen, um während des Umlernens seinen Verpflichtungen nachzukommen, was nicht immer der Fall ist, und drittens müßte er noch in Kauf nehmen, als Scharlatan abgestempelt zu werden. Das ist nicht jedermanns Sache. Nur einer, der den Spruch in sein Stammbuch geschrieben hat:

> „*Laßt die Welt schelten, die Welt ist blind*
> *Sie fragt, was Menschen gelten, nicht was sie sind*"

kann den Mut haben, alles dies auf sich zu nehmen.

Solange die wahre Homöopathie, nicht das verwässerte Mischmasch, das an einigen Orten als den „modernen Fortschritten" angepaßte „Homöopathie" propagiert wird, also solange die wahre Homöopathie nicht an den Universitäten gelehrt wird und zwar von Leuten, welche sie beherrschen, so daß der Medizinstudent die Möglichkeit hat, sich beizeiten für die eine oder andere Methode zu entscheiden, solange wird sich nichts ändern, bis es eines Tages zur Explosion kommt, weil die Unzufriedenheit allgemein geworden, der Gesundheitszustand des Volkes sich ständig verschlechtert und der Tribut, den die komplizierten Methoden und die pharmazeutische Industrie erheischt, immer untragbarer wird. Das wird eines Tages eintreten, denn „*Animus tamen omnia vincit*".

Täuschen wir uns, indem wir auf die Erkenntnisse der Wissenschaft allein abstellen?

Die Wissenschaft, ein rein intellektuelles Verfahren, das sich auf das Experiment gründet, hat in den letzten 200 Jahren die Welt erobert und große Bereicherungen auf technischem Gebiet, wie schon erwähnt, zur Folge gehabt, vor allem infolge der Entwicklung der Physik, der Chemie und der Mechanik. Mit den Erkenntnissen, welche uns diese Wissenschaftszweige vermittelt haben, ist es gelungen, zahlreiche frühere Plagen zu vermindern oder zu beseitigen und ebenso zahlreiche Annehmlichkeiten zu vermehren, zu vertiefen, ja sogar viele, früher unbekannte, zu erfinden. Das Leben ist also weniger mühselig und um viele Errungenschaften bereichert worden.

Nehmen wir als Beispiel nur die Insektenplage. Noch als ich ein Knabe war, wurde man beim Baden in einem fort von den Mücken und Bremsen gestochen; die Pferde die damals als einziges Zugmittel auf den Straßen dienten, waren mit Bremsen bedeckt, bluteten, schlugen um sich und ein widriger Geruch von brennendem Bremsenöl, das in einem an der Deichsel aufgehängten Behälter brannte, aber nur wenig nützte, brachte Fuhrleute und Passagiere zum Niesen und Räuspern. In südlichen Ländern war das Reisen wegen der Armeen von Flöhen und Wanzen wenig erbaulich. Ich schlief 1920 in Sizilien noch in Zimmern, wo die Flöhe auf dem Boden herumhüpften, daß es aussah wie ein heftiger, sich in einen See ergießender Regen. Das alles hat seit mehreren Jahren vollständig aufgehört, Fliegen, Mücken, Flöhe und Wanzen gehören sozusagen der Vergangenheit an, kaum daß einige als Raritäten übrig gebliebene Exemplare den Menschen an frühere Zeiten erinnern.

Aber alle diese Insekten existierten nicht nur, um den Menschen zu belästigen; sie dienten zahlreichen Tieren, ganz besonders den Vögeln und Fischen als unerläßliche Nahrung. Infolge der Insektenvertilgung sind nun auch die Vögel und Fische seltener geworden. Da erstere die Reinigung der Bäume von andern, schädlicheren Insekten, die Fische die Reinigung der Gewässer vom hineingeworfenen Unrat und den Abwässern zu besorgen haben, hat sich die Welt verändert. Die Bäume sind viel mehr als früher von Krankheiten befallen und die Gewässer sind vielfach zu stinkenden Kloaken geworden, die ernstlich das Weiterleben aller darin lebenden Kreaturen bedrohen.

Dem versucht die Chemie durch Vernichtung der Baumschädlinge mit Giften abzuhelfen. Aber, oh weh, damit vergiftet man die Bäume und den Boden, wodurch die ersteren noch viel anfälliger für Krankheiten werden, während die in den Boden eingedrungenen Gifte vom Regen in die Flüsse geschwemmt werden und diese um eine weitere Stufe vergiften, also für die zu ihrer Reinigung nötigen Lebewesen unbewohnbar machen.

Das ist nur ein Beispiel dafür, wie wissenschaftliche Fortschritte zwar anfangs Annehmlichkeiten bedeuten, in der Folge aber schwere, lebensfeindliche Störungen verursachen können, denen man wieder mit Kunstmitteln abzuhelfen sucht, mit dem Ergebnis einer weiteren Stufe der Verschlimmerung. Die Kosten, die dieser Vorgang verursacht, der sich in in einer Spirale ständig aufwärts bewegt, wollen wir nur nebenbei erwähnen; es handelt sich da, selbst in kleinen Ländern, um Dutzende von Milliarden, welche für die Beschaffung dieser Kunstmittel, die Reinigung der damit verseuchten Abwässer und Gewässer ausgegeben werden müssen, aber nur ungenügend Abhilfe schaffen. Alle diese Ausgaben belasten die Produkte unserer Landwirtschaft und alles andere, das wir zum Leben benötigen, weshalb sich die Kosten der Lebenshaltung unaufhaltsam aufwärts bewegen.

Obiges ist nur ein Beispiel, das ich aus dem komplizierten Getriebe der Umweltverschmutzung und Vergiftung herausgegriffen habe, doch einige andere zu nennen, scheint mir notwendig. Da wären alle Waschmittel, die Zusätze zum Abwaschwasser, das mit Giften versetzte Benzin und die Schmieröle, die aus den Automobilen ausgestoßen werden, dann das Heizöl, die in die Luft gejagten Rückstände der Benzinraffinierung, ferner die Abfallprodukte der gewaltigen chemischen und pharmazeutischen Industrie, die fast alle in die Erde abgeleitet werden und Flüsse und Meere zusätzlich verseuchen. Neuerdings kommen noch die unzerstörbaren radioaktiven Rückstände der Atomkraftwerke und der mit dieser Energie betriebenen Maschinen hinzu, deren furchtbare Wirkung noch verstärkt wird durch die mit diesem Betrieb unvermeidbare Erhöhung der Gewässertemperatur, weil die Flüsse zur Kühlung benützt werden, kurz: Die Fortschritte der Wissenschaft zerstören mit aller Sicherheit mit der Zeit die Lebensgrundlagen der Menschheit.

Zwar haben die meisten Länder begonnen, sich einzumischen, um die Schäden herabzusetzen. So wurde der Gehalt der Abwasch- und Waschmittel an Giftstoffen, die sich nicht selbst zersetzen, auf 1/4 herabgesetzt, was aber im Grunde nicht viel zu bedeuten hat, denn dann dauert es nur viermal länger bis die Vergiftung mit dem Leben unvereinbar wird, was im Grunde auf dasselbe hinaus läuft. Chemiker untersuchen auch unentwegt die Gewässer auf Gifte und haben Wertskalen aufgestellt, in welchen die sogenannte Toleranzgrenze vermerkt ist, die angeblich den Lebewesen noch ohne Schaden zugemutet werden kann. Hierzu muß aber gesagt werden, daß diese Angaben willkürlich sind, denn wenn man ein Tier einige Zeit solches Wasser trinken läßt und keine Gesundheitsstörung feststellt, so kann man noch nicht wissen, wie der Mensch auf dieses Gift reagiert und noch viel weniger, wie es sich nach jahrelangem Genuß oder gar auf die nachfolgende Generation auswirken wird, welche von diesen, zweifellos latent kranken Eltern gezeugt wurde.

Um solche Gefahren zu bannen, hat die Natur in ihrer Weisheit vorgesorgt, daß alle Produkte, welche durch das Leben der Pflanzen und Tiere erzeugt werden ohne Ausnahme auch wieder in ihre ursprünglichen Bestandteile zerfallen, womit der ewige Kreislauf im Universum allein garantiert ist. Bei den synthetischen Produkten unserer chemischen Industrie ist dies nicht der Fall; es bleiben giftige Reste zurück, die irgendwo gelagert werden müssen oder sich selbst ablagern.

Würde alles, was die Natur hervorbringt, bestehen bleiben, so würde die Erde schon in wenigen Jahrzehnten von einer mehrere Meter dicken Schicht stinkenden Morastes bedeckt und das höhere Leben wäre alsbald unmöglich.

Aus dem Gesagten folgt, daß wir alle chemischen Fabriken schließen müßten, wenn wir weiterleben wollen, von den Atomkraftwerken gar nicht zu reden. Denn im Grunde gibt es keine Toleranzgrenze. Jedes unzerstörbare Gift ist und bleibt ein Gift und untergräbt mit kumulativer Wirkung die Gesundheit dessen, dem es einverleibt wird. Die Natur hat vorgesorgt, daß sich alle Gifte, die sie in ihrem Kreislauf erzeugt, wieder selbst zerstören; der Mensch kann dies nicht, weshalb er keine Gifte produzieren darf. Dieses Gebot ist absolut; auf seine Übertretung steht der Tod.

Schon heute muß der Arzt eine ganze Reihe Krankheiten feststellen, zu denen sich immer weitere hinzugesellen, welche auf diese chronische Vergiftung zurückzuführen sind.

Eine erste Gruppe sind die zahlreichen Allergien, welche sich als Ekzeme, asthmaähnliche Atemstörungen, chronisch rezidivierende Blasenentzün-

dungen ohne Bakterien, Entzündung der Harnröhre bei Männern und solche, sehr lästige, der Schamteile bei Frauen, die außerordentlich schwer zu heilen sind, ja auf die Mittel der Schulmedizin überhaupt nicht ansprechen oder gar verschlimmert werden.
Dann beobachtet man immer mehr Muskelschwächen und lähmungsähnliche Erscheinungen mit Atrophie der Muskeln bei älteren Leuten, die sehr wahrscheinlich auf das jahrelange Einatmen der vergifteten Schmierölemanationen zurückzuführen sind. Denn es ist ja bekannt, daß diese Gifte Lähmungen erzeugen, wie in Marokko, wo seiner Zeit 10000 Menschen auf Lebenszeit gelähmt wurden durch gereinigte Autoabfallöle, die dort von unsern Industriebaronen als Salatöl verkauft wurden. Genau die gleichen Erscheinungen in milderer Form zeigen sich heute bei uns, allerdings muß das Einatmen der Gifte längere Zeit stattgefunden haben, weswegen nur ältere Leute betroffen werden, diese aber in großer Anzahl. Auch Lähmungen der Augenmuskeln werden bei älteren Leuten immer häufiger. Diese müssen dann das eine Auge mit einer Verschlußklappe bedecken oder eine Brille mit einem schwarzen Glas tragen, da sie sonst doppelt sehen, und in der Regel aufs Autofahren verzichten, weil man sich im Alter nicht mehr an das Fahren mit einem Auge gewöhnen kann (Unmöglichkeit, die Distanzen richtig einzuschätzen). Oft kommt eine leichte Trübung der Linse (beginnender grauer Star) hinzu, was zwar an sich wenig stören würde, aber vereint mit dem vorgenannten Übel große Unsicherheit zur Folge hat. Alle diese Erkrankungen waren vor 50 Jahren äußerst selten, haben sich aber seither von Jahr zu Jahr vermehrt, ja sind nach amerikanischen Statistiken 10- bis 50mal häufiger geworden.
In der Medizin hat sich die wissenschaftliche Methode erst viel später, etwa um die Mitte des vorigen Jahrhunderts eingebürgert. Sie hat dazu geführt, daß man für die Erklärung der Krankheiten nur noch das Geschehen und die Veränderungen im materiellen Körper des Menschen zum Ausgangspunkt nahm, da ja diese allein unseren Sinnesorganen zugänglich sind, die auch bewaffnet mit all den komplizierten Apparaten der heutigen Medizin nie etwas anderes feststellen können als Veränderungen der Materie. Zwar gibt es die Psychologie; da aber weder die Entstehung der Gedanken und der Gefühle, noch ihre Verknüpfung wissenschaftlich erforschbar sind, so beruht sie ausschließlich auf Hypothesen.

Am Anfang der wissenschaftlichen Aera der Medizin glaubte man, dem Geheimnis des Lebens nunmehr auf die Spur zu kommen, indem man annahm, daß sich in einem zufällig entstandenen Konglomerat von Molekülen und Atomen plötzlich der Lebensfunke entzünde. Seit man aber die unendliche Kompliziertheit einer einzigen Zelle im Elektronenmikroskop wahrgenommen hat, erscheint es als völlig ausgeschlossen, daß ganz zufällig Trillionen von äußerst komplizierten Zelleinheiten gleichzeitig entstanden sein und sich dann erst noch im richtigen Verhältnis und an der richtigen Stelle zusammengefügt haben könnten. Das Märchen der Spontanentstehung des Lebens muß uns heute als ein Gehirngespinst naiver Leute erscheinen und kein Wissenschaftler kann es mehr ernst nehmen. Doch übergeht man in Fachkreisen diesen heiklen Punkt mit Stillschweigen und fährt fort mit Forschungen in Physiologie und Biologie, wie wenn es doch eine Spontanentstehung des Lebens gäbe, wobei man vom Hundertsten ins Tausendste kommt, aber auf keinen grünen Zweig, weil sich nämlich die Sache umgekehrt verhält, wie wir in einem vorhergehenden Kapitel gesehen haben.

Wie gesagt besteht der lebende Mensch aus fünf Organisationen, dem materiellen Körper, den Empfindungen, Gefühlen, ferner dem Verstand, der Vernunft, dem Intellekt, dem Gedächtnis und schließlich dem moralischen Empfinden.

Vom Wesen all dieser Funktionen hat man keine Kenntnis, denn jeder Erforschung durch unsere Sinnesorgane, selbst mit allen ihren Verlängerungen durch die kompliziertesten Apparate, sind sie, weil immateriell, unzugänglich und werden es immer sein. Es gibt zwar Leute, die wähnen, daß man in ferner Zukunft doch auch in dieses Gebiet eindringen werde, indem sie auf die riesigen Fortschritte verweisen, welche die Wissenschaft in den letzten 50 Jahren gemacht hat. Der Schluß ist aber unrichtig, denn alle bisherigen Fortschritte betreffen ausschließlich die materielle Späre, wozu auch die Manifestation der Energien in dieser materiellen Sphäre gehört. Aber darüber hinaus ist man nicht einen Schritt weitergekommen und wird auch nicht weiterkommen, weil dem Menschen die Organe nicht gegeben wurden, die ihm erlauben würden, Kenntnisse in diesen Sphären zu erwerben.

In diesen Sphären gelten die Anschauungsformen des menschlichen Gehirns nicht, das sich alles in Raum, Zeit und Kausalität vorstellen muß, weshalb ein Forschen hier auch unmöglich wäre, selbst wenn man Apparate erfinden würde, die sichere Feststellungen ermöglichen könnten.

Daß uns hier unser Vorstellungsvermögen im Stich läßt, zeigt sich schon bis zu einem gewissen Grade bei materiellen Erscheinungen, sobald diese universelle Ausmaße annehmen. So kann sich der Mensch die Entstehung des Universums nicht vorstellen, denn woraus sollte es entstanden sein. Auf der andern Seite kann er sich aber auch nicht vorstellen, daß es seit ewigen Zeiten ein solches Universum gab, da im menschlichen Vorstellungsvermögen alles einen Anfang und eine Ende haben muß. Unser Vorstellungsvermögen ist auf die materiellen Dinge beschränkt. Aus diesem geschlossenen Kreis kommt der Mensch nicht heraus, er mag tun was er will. Dasselbe gilt für den Raum: Wenn wir das Universum mit stärkeren und immer stärkeren Teleskopen betrachten, nehmen wir immer mehr Milchstraßensysteme wahr, d. h. unvorstellbar riesige Sternansammlungen, die sich immer weiter ausdehnen.

Auch da kann sich der Mensch nicht vorstellen, daß dieses Universum begrenzt sein könnte, aber ebensowenig kann er sich vorstellen, daß außerhalb nichts mehr existiere. Denn in seinem ganzen Leben hat er nie einen Gegenstand angetroffen, der unendlich groß ist, noch einen vollständig leeren Raum mit absolut nichts drin. Aber der Grund, warum er sich das Universum schlechthin nicht vorstellen kann, liegt nicht einmal darin, daß er hierin keine Erfahrung hat, sondern liegt in unserm Denken selbst: Auch ein Mensch, der keine Ahnung hat, daß auch im scheinbar leeren Raum noch Gase oder andere unsichtbare Dinge vorhanden sind, weiß ebensogut wie der berühmteste Physiker, daß der Raum nicht begrenzt sein kann. Er steht also vor der Frage der Endlichkeit oder Unendlichkeit des Raumes oder des Beginnens und Endes des Universums fassungslos, weil es für ihn nur diese beiden Alternativen gibt, und nach seiner angeborenen Denkungsart beides unmöglich ist.

Um diesen Fragen beizukommen, spricht man heute häufig von der vierten, ja sogar der fünften Dimension. Das sind ebenfalls bloße Hirngespinste, welche ein Wissen vortäuschen sollen, indem man Unbekanntem einen Namen gibt, ein alter Trick der Wissenschafter aller Gattungen. Der Mensch kann sich weder eine vierte noch eine fünfte Dimension vorstellen, weil diese weder in seiner Denkungsart noch in seiner Erfahrung existieren, weshalb es aufs gleiche herauskommt, ob man etwas „vierte" Dimension nennt oder ehrlich zugibt: Ich weiß es nicht.

Der Mensch muß sich also damit abfinden, daß außer dem Wahrnehmbaren noch riesige Gebiete existieren, die ihm endgültig verschlossen sind, eine Tatsache, welche die moderne Physik schon lange entdeckt hat, von der aber die Medizin, die gegenüber den exakten Wissenschaften um 70 Jahre im Rückstand ist, nichts weiß oder nichts wissen will. Das hat seine guten Gründe: Wie bereits gesagt, beruht die ganze Diagnostik und Therapie der heutigen Medizin auf materiellen Feststellungen. Auf Grund dieser Feststellungen sucht man sich dann die gestörten Funktionen, soweit man sie erkennen kann, zu erklären, d. h. man macht Hypothesen, mit andern Worten Hirngespinste. Solche Hirngespinste können ausnahmsweise auch einmal richtig oder beinahe richtig sein, wie etwa die Atomtheorie, aber richtige Hypothesen gibt es bisher nur in der unbelebten Natur, welche von der Physik und Chemie weitgehend erforscht werden konnte.

In der belebten Natur, die unendlich viel kompliziertere Verhältnisse aufweist, von welchen weitaus der größte Teil aus den oben genannten Gründen überhaupt nicht erforscht werden kann, sind alle diese Hypothesen ausnahmslos falsch.

Nur ein Beispiel: Sofort nach seiner Entdeckung wurden die Erfinder des Penizillins und des D.D.T. mit dem Nobelpreis ausgezeichnet. Man war überzeugt, daß die Bakterien die Ursache der Infektionskrankheiten seien, so daß man ohne weiteres annahm, die Anwendung von Penizillin würde in allen Fällen in kürzester Zeit zum Verschwinden der Infektionskrankheiten führen. Selbst ein so kluger Kopf und glänzender Wissenschaftler wie Bruno BLOCH erklärte uns Studenten noch 1922: Wenn einmal ein Mittel erfunden wird, mit dem man die im Körper lebenden Bakterien vernichten kann, dann wird es keine Infektionskrankheiten mehr geben und die Ärzte werden aussterben. Das dachten noch 1935 alle Koryphäen der medizinischen Wissenschaft.

Nur die sogenannten „Outsider", die HIPPOKRATES, PARACELSUS und den verpönten HAHNEMANN studiert hatten, Kollegen, über die man die Achseln zuckte, waren etwas sekptischer, aber ich betone „nur etwas", denn auch der Mehrzahl derselben hatte die moderne Medizin den Gedanken eingehämmert, daß die Bakterien die Ursache der Infektionskrankheiten seien, sodaß auch sie die Meinungen der mehr intuitiven Ärzte wie Hippokrates und Paracelsus als überholt betrachteten.

Zwei Jahrzehnte lang war dieser Gedanke im Ärztekorps der ganzen Welt zur Herrschaft gelangt, sodaß jeder Arzt, der bei Infektionskrankheiten nicht zu Penizillin griff, von seinen Kollegen als Scharlatan gebrandmarkt wurde und, wenn die Sache schlecht ausgegangen wäre, zu Schadenersatz, ja im Todesfall sogar wegen fahrlässiger Tötung verurteilt zu werden riskierte.

Die Erfahrung hat dann innerhalb etwa 20 Jahren die Intelligenteren eines Besseren belehrt, nämlich daß für das Angehen einer Infektion noch andere Ursachen maßgebend sind, wie bereits besprochen wurde.

Welche Blüten die Berufsblindheit treiben kann, lehrt uns ein Professor KNESCHAURECK, der bis zur Rezession an der Handelsuniversität St. Gallen tonangebend war. Dieser behauptete unablässig in seinen Kursen, Publikationen und Vorträgen, daß eine Rezession in der gegenwärtigen Prosperitätszeit ausgeschlossen sei, da die jährliche Erhöhung der Produktion 7 % betrage und daß dieser Prozentsatz aufrecht erhalten werden könne. Wenn man in Rechnung stellt, daß bei 7 % jährlicher Zunahme sich eine Zahl in 10 Jahren verdoppelt, so macht dies in 100 Jahren eine Zunahme von 2^{10} aus, das heißt 2048 mal mehr. Bei einer solchen Zunahme müßte also in der Schweiz nach 100 Jahren auf allen Gebieten 2048 mal mehr produziert werden, was ungefähr auch 2048 mal mehr Menschen erfordern würde. Die Schweiz hätte also im Jahre 2071 12 Milliarden Einwohner, 4 Milliarden Wohnungen, 2000 mal mehr Fabriken als heute, sie verbrauchte 2000 mal mehr Benzin usw., und da der letzte Quadratmeter überbaut wäre, produzierte sie überhaupt keine Nahrung mehr. Das sind die Aussichten für die Zukunft, wenn es nach dem Verstand eines Universitätsprofessors ginge. Hinzu kommt, daß diese Bevölkerungszunahme in allen Abnehmerländern auch stattfinden müßte, ansonsten die produzierenden Länder ihre Riesenproduktion nicht verkaufen könnten.

Nun sind aber nach Berechnungen der Fachleute fast alle unsere Naturprodukte bereits recht rar geworden und viele gehen gar ihrem Ende entgegen. So wird voraussichtlich das Blei bereits 1985 erschöpft sein, Gold zur selben Zeit, Silber gegen 1988, das Zinn 1995 und in absehbarer Zeit alle Metalle. Auch werden die heute vorhandenen Petrolreserven schon 1990 den Bedarf nicht mehr decken, was zunächst eine enorme Verteuerung mit sich bringen wird, sodaß es für die meisten Zwecke unerschwinglich sein wird. In der Industrie, wo es sich als unerläßlich erweist, muß dies zu einer Verteuerung der Produkte führen. Dieser Verteuerungs- und Rarefikationsprozeß wird unaufhaltsam weitergehen wie eine Schraube ohne Ende bis zur totalen Erschöpfung der wichtigsten Vorkommen, was in etwa 30 Jahren der Fall sein wird.

Diese Berechnungen beruhen naturgemäß auf Schätzungen und bedürfen möglicherweise der Korrektur, falls unerwartete Lager entdeckt würden. Immerhin kann schon heute gesagt werden, daß der Erdball bereits so eingehend durchforscht wurde, daß höchstens in den Meeren noch Vorkommen erwartet werden können, deren Ausbeute aber fast unüberwindliche technische Schwierigkeiten bereitet, die zweifellos nur in den seltenen ganz flachen Meeren überwunden werden könnten. Nach den bisherigen Erfahrungen in der Nordsee sind sie schon in 20 — 30 m Tiefe fast unüberwindlich und die Kosten so groß, daß sich eine Ausbeute kaum rentiert. Erschwert wird die Sache durch das Meerwasser und das Austreten des Petrols ins Meer.

Nunmehr ist noch das Problem der Kernkraftwerke aufgetaucht. Auch hier stehen sich die Meinungen der Fachleute diametral gegenüber. Während die einen die Reserven an Uran für sehr bedeutend einschätzen, behaupten die andern, daß auch diese Vorkommen etwa mit denjenigen des Petrols erschöpft sein werden. Es besteht kein Zweifel, daß die radioaktiven Rückstände aufgestapelt werden müssen, womit das Urteil über die Atomkraftwerke gesprochen ist, da jede Aufstapelung von gefährlichen Stoffen, — und diese sind die allergefährlichsten, weil sie sich praktisch nicht zersetzen — zur Katastrophe führen muß. Außerdem brächten uns diese Installationen nur einen kleinen Aufschub, lösten aber die Frage keineswegs.

Die beiden einzigen Vorkommen, welche noch für längere Zeit ausreichen, sind das Eisen und die Kohle. Ersteres dürfte in etwa 300 Jahren erschöpft sein, die Kohle bedeutend später. Wie dem aber auch sei, alle Bodenschätze sind begrenzt und die Zeit ist nicht fern, da wir vor dem Nichts stehen werden.

Naive Leute glauben, daß man durch neue Erfindungen Ersatz beschaffen könnte, doch ist dies ein frommer Wunsch. Energien kann man wohl benützen, um duch geeignete Techniken Wärme und Kraft zu erzeugen, aber die Energien selbst kann man nicht herstellen, denn ihre Erzeugung würde mehr Energie benötigen als ihr Produkt enthalten würde, da Verluste bei der Erzeugung nicht zu vermeiden sind. Das Perpetuum mobile war immer ein Traum der Menschheit und wird es bleiben.

Übrig bleiben nur noch die Energien der Sonne, des Windes und der Wellenschlag der Meere. Hier wären große Energiequellen vorhanden, die sich ständig erneuern. Aber praktische Möglichkeiten, sie im Großen nutzbar zu machen, haben sich bisher als illusorisch erwiesen. Die Kosten solcher Installationen sind im Verhältnis zur Ausbeute unermeßlich und die Materialien, die hierfür nötig wären, sowie die Energie zu deren Verarbeitung wären so enorm, daß selbst im Falle der Beschaffung Jahrzehnte vergehen würden, bis man nur wieder auf dem Nullpunkt angelangt wäre.

Dennoch gäbe es Wege, die Katastrophe beträchtlich hinauszuschieben, was die Möglichkeiten einschließen würde, eine langsame Umstellung anzubahnen.

An Kohle wird noch lange Zeit kein Mangel herrschen. Am leichtesten und vorteilhaftesten wäre es, sofort die ganze Schiffahrt auf Kohle umzustellen und auch die Bahnen, sofern sie nicht elektrifiziert sind. Der Ersatz der Dieselmotoren durch Dampfturbinen wäre verhältnismäßig wohlfeil und die Ersparnis an Dieselöl wäre enorm. Hinzu kommt, daß die Verschmutzung der Meere, die heute eine schwere Beeinträchtigung der Fischerei darstellt, größtenteils behoben wäre, da die Verbrennungsrückstände der Kohle ungiftig sind und sich von selbst zersetzen ohne Folgen für die Umwelt. Der Umstand, daß sich dadurch das Bedienungspersonal vermehrt, hätte dazu eine günstige Folge für die überall einsetzende Arbeitslosigkeit.

Parallel damit müßte eine gewaltige Einschränkung des Luftverkehrs einhergehen, der ja Unmengen von Benzin verschlingt. Ganz besonders müßte der heutige Lufttourismus eingeschränkt werden, ohne welchen die Menschheit ebensogut leben und glücklich sein kann, ohne etwas Lebenswichtiges zu entbehren. Solche Vorschläge greifen natürlich in das ganze ökonomische Getriebe ein und verlangen Einschränkungen, welche dem heutigen nach Abwechslung und Vergnügungen hastenden Menschen nicht willkommen sind. Es handelt sich aber hier nicht um die Alternative, ob wir wollen oder nicht, sondern um eine Überlebensfrage. Denn, wenn wir das Problem der Erschöpfung der Bodenschätze nicht bis in spätestens 10 Jahren lösen, dann wird die Menschheit in die Steinzeit zurücksinken. Das bedeutet nicht nur ein für den heutigen Menschen unerträgliches Leben, sondern auch den Tod von 3/4 der gesamten Bevölkerung des Erdballs. Denn nach Erschöpfung der Rohmaterialien wird die Menschheit inbezug auf das Material für Wärme- und Krafterzeugung auf die Wälder angewiesen sein und nur diejenige Menge verbrauchen können, welche jährlich durch Zuwachs neu entsteht. Dies bedeutet mit Einschluß der Wasserkräfte höchstens 1/4 des bisherigen Verbrauchs.

Hinzu kommt, daß nach Erschöpfung der Ölvorkommen die gesamte Landwirtschaft wieder mit Tieren als Zugmittel für Pflüge und dergleichen betrieben werden muß, denn ohne Öl gibt es keine unabhängigen Fahrzeuge mehr, die ihren Betriebsstoff in einem kleinen Tank mitführen können. Das bedeutet weitere große Ackerflächen, die für das Tierfutter reserviert werden müssen.

Elektrische Automobile kommen nicht in Betracht, da die gesamte Elektrizitätserzeugung zu gering ist, um nur für den nötigsten Bedarf der Industrie und der Beleuchtung auszureichen, zumal auch das Blei für die Fabrikation der riesigen Mengen von Akkumulatoren nicht zur Verfügung steht. Außerdem haben die elektrischen Automobile andere Nachteile, die sie für den landwirtschaftlichen Betrieb ungeeignet machen. Da ihr Aktionsradius sehr gering ist, sind sie für den Betrieb über größere Strecken unbrauchbar und wären es auch dann, wenn der Strom für das Aufladen der Batterien zur Verfügung stände.

Des weiteren wäre allergrößte Sparsamkeit im Verbrauch aller Materialien eine absolute Notwendigkeit. Die gesamte Produktion von Luxusartikeln, die nicht zum Leben notwendig sind, müßte gedrosselt und aufgegeben werden.

Und schließlich müßten alle anderen Fabrikationszweige und die Heizungen wieder auf Kohle umgestellt weren, eventuell mit Einbezug der Sonnenenergie, die uns schätzungsweise eine Ersparnis von 10 % an Kohle einbringen würde.

Auf diese Weise und auf keine andere könnte der Rückbildungsprozeß erheblich verlangsamt werden und es wäre möglich, der Menschheit auf Jahrhunderte hinaus wenigstens die nötigsten Erzeugnisse zu ihrer Erhaltung zu sichern. Allerdings ist ein Aufrechterhalten der heutigen Verschwendung unter keinen Umständen möglich zumal anzunehmen ist, daß die genannten Einsparungen und Umstellungen schwere ökonomische Probleme mit sich bringen würden. Die Frage ist also, ob die Menschen zur Einsicht kommen wollen oder ob sie es vorziehen zu warten, bis die unausbleibliche Katastrophe sie dazu zwingt.

Was alles auf Kongressen und im Fernsehen diskutiert und vorgeschlagen wird zur Aufrechterhaltung des bisherigen Lebensstandards, ist eitles Gerede. Wir haben noch eine kurze Galgenfrist vor uns, um uns umzustellen, denn schon in nächster Zeit werden sich die bisher aufgetretenen Unsicherheiten und Schwierigkeiten in der Beschaffung gewisser Rohmaterialen vermehren.

Aber immer noch träumen Leute, die sich Fachleute nennen, in den verantwortlichen Kommissionen sitzen und das Schicksal der Menschheit schmieden, von Erhöhung des Lebensstandards. Sie bauen Luftschlösser, immer aus dem gleichen Grunde, weil der Wunsch der Vater des Gedankens ist. Die Realität wollen sie nicht sehen, weil sie ihren Wünschen nicht entspricht. Diesem Gesetz unterliegt der ganze heutige Wissenschaftsbetrieb und diese Denkweise ist in allen Wissenschaften so verbreitet, weil die Spezialisierung sich dahin auswirkt, daß jeder nur einen Teil des Ganzen sieht, die Augen vor den Tatsachen verschließt, die seinen Wünschen nicht entsprechen, und infolgedessen zu falschen Schlüssen kommt. Zwar vermehrt sich die Zahl der Einsichtigen von Jahr zu Jahr, aber von der Einsicht zur Tat ist ein großer Schritt.

So erweist sich auch der ganze Fimmel der Bakterienfurcht und der Vorbeugung gegen Krankheiten als eine Fehlleistung deswegen, weil die Bakterien nicht die wirklichen Ursachen der Krankheiten sind.

Einem Massai kann ein Löwe den Bauch aufreißen, daß die Därme heraustreten. Nachdem der Medizinmann diese wieder eingepackt und einen schmutzigen, mit einer undefinierbaren Salbe bestrichenen Lappen darauf gebunden hat, sitzt der Verletzte lächelnd vor seiner Hütte und freut sich über seine furchtbare Verletzung, die ihn erst zu einem wahren Manne macht. Nach kurzer Zeit ist er geheilt. Daß ein Europäer unfehlbar zu Grunde gehen würde, ist überflüssig zu betonen. Der Unterschied beruht darauf, daß beim ersteren das Selbstverteidigungssystem ständig geübt wird, während es beim letzteren infolge der Desinfektion, der Penizillinbehandlung und der Tetanusimpfungen nicht aktiviert wird, daher entartet und keinen hinreichenden Schutz mehr bietet.

Das obige Beispiel sei nicht zur Nachahmung empfohlen bei Kulturvölkern; es soll nur dartun, wie kräftig die Vis medicatrix naturae bei Naturvölkern noch wirksam ist, deren Lebenskraft nicht durch ständige ärztliche Interventionen geschwächt ist. Auf der andern Seite ist aber die Angst, die in den Kulturvölkern vor allen möglichen Komplikationen gezüchtet wird, ein ebenso schlechter Berater.

Im obigen habe ich eine Anzahl verhängnisvoller Beispiele aufgezeigt, welche der Wissenschaft zur Last gelegt werden müssen. Die schädlichen Wirkungen fast aller Zweige der Wissenschaft beruhen nicht darauf, daß ihre Vorstellungen an sich falsch wären, sondern auf der Unvollständigkeit der wissenschaftlichen Erkenntnisse. Man stellt etwas fest und zieht daraus sofort Schlüsse, ohne zu bedenken, daß an diesem Problem noch viele andere Faktoren mitwirken, die unbekannt sind, aber eine wichtige, oft sogar die Hauptrolle spielen. In der Überzeugung, ein in allen Teilen bekanntes Problem vor sich zu haben, wird dann gehandelt und erst nach Jahren oder Jahrzehnten erkennt man den oft nicht wiedergutzumachenden Schaden.

Ist die Schulmedizin wirklich in Bausch und Bogen abzulehnen?

Es gibt in der Heilkunde rein mechanische Probleme, besonders bei Unfällen, in der Geburtshilfe, ferner solche, die durch länger bestehende Krankheiten hervorgerufen werden, wie Verengungen, Abzesse, Verdrängung von Organen durch Geschwülste usw., die chirurgisches Eingreifen erfordern, wobei man in den letzteren Fällen allerdings die Frage aufwerfen muß, ob diese Krankheitsfolgen nicht hätten vermieden werden können, wenn man durch eine wirkliche Heilmethode rechtzeitig die Heilung der ursächlichen Krankheiten herbeigeführt hätte.

Wie dem auch sei, derartige Veränderungen müssen chirurgisch behandelt, d. h. repariert werden, wie man bei einer Maschine beschädigte Teile ersetzt oder repariert. Das hat aber im Grunde nichts mit einem Heilungsprozeß zu tun, wohl aber kann sich nach einer Operation der Heilungsprozeß einstellen, weil ein Hindernis der Heilung beseitigt wurde. Die Chirurgie ist also keineswegs zu entbehren. Hingegen wird sie heute viel zu häufig angewandt, wo sie keineswegs nötig wäre, sehr oft mit Nachteilen für den Patienten.

Zweitens kann auch die Schulmedizin bei akuten Infektionskrankheiten Gutes leisten, wenn sie möglichst die Natur walten läßt, diese durch diätetische und äußerliche Maßnahmen unterstützt, sich aber im übrigen darauf beschränkt, nur in gefährlichen Situationen einzugreifen, um das Leben zu erhalten. Unter diesen Voraussetzungen heilen die akuten Krankheiten aus, da deren Heilung im Programm des Naturgeschehens verankert ist. Der Verfasser hat früher nach diesem Prinzip ca. 220 Lungenentzündungen behandelt mit nur zwei Todesfällen bei Greisen, deren Uhr eben abgelaufen war. Hinzu kommen noch 60 Lungenentzündungen während der schweren Grippe von 1918, die im Militärhospital behandelt wurden. Diese Patienten, es war Ende November, hatten fast alle stundenlangen Transport bei großer Kälte in Pferdewagen hinter sich, bei hohem Fieber; ihr Zustand war meist schon bei der Einlieferung äußerst prekär. Trotzdem starben nur fünf Patienten, also nur 8 %, was in den Spitälern trotz Penizillin heute noch die durchschnittliche Zahl der Sterbefälle bei Pneumonie ist.

Das Unterdrücken der Krankheitssymptome ist zwar immer ein wunder Punkt der Schulmedizin gewesen, doch war man sich dieses grundsätzlichen Mangels früher bewußt und versuchte, ihn zu vermeiden, wo es möglich war.

Momentan an einer Bronchitis selbst erkrankt, nahm ich ein altes Therapiebuch von 1920 zur Hand, um nachzusehen, was damals die Ansichten der Schulmedizin über diese Krankheit und ihre Behandlung waren. Da werden empfohlen: Natürlich vorkommende Stoffe und Pflanzen, welche das Sekret verflüssigen und daher dessen Ausscheidung erleichtern. Ferner Lichtbogen über der Brust, um Schweiß zu erzeugen, womit die Toxinausscheidung begünstigt wird. Drittens Senfwickel des Thorax, um die Zirkulation in der Lunge zu erhöhen und die immunisierenden Hautreaktionen anzuregen. Zuletzt bei allzu quälendem Husten: Codein.

Ich anerkenne, daß die ersten drei Empfehlungen durchaus vernünftig und zweckdienlich sind, indem sie das natürliche Heilbestreben der Vis medicatrix naturae unterstützen. Die vierte hingegen wirkt palliativ; sie wird aber auch nur im äußersten Fall als notwendiges Übel empfohlen, weil nichts besseres für diesen Zweck in der Schulmedizin bekannt ist und ein konstanter, quälender Husten den Patienten erschöpft, also schädlich ist. In dieser Weise, mit Vorsicht und Beschränkung angewandt, kann auch der Schulmediziner in akuten Krankheiten Gutes wirken.

Aber diese Stufe der Schulmedizin ist längst überholt. Maßgebend ist ein rasches Verschwinden der Symptome, und für die Mittel, um dies zu erreichen, hat ja die pharmazeutische Industrie vorgesorgt.

Da wird also der Bazillus kurzerhand durch Penizillin vernichtet, die Sekretion und der Schweiß brutal unterdrückt und der Husten ebenfalls. Daß infolge dieser Unterdrückung des normalen Ablaufs der Krankheit weder die Immunisation gegen den Bazillus eintritt, dagegen die Bakterientoxine im Körper verbleiben und sich der Patient wochenlang unbehaglich fühlt nach einer solchen Kur, kümmert den heutigen Kassenarzt nicht. Und daß der Patient bald wieder mit einem neuen Leiden erscheint, das nur die Folge des nicht ausgeheilten vorherigen ist, kann ihm ja nur recht sein.

Diese totale Vernachlässigung aller die Heilung unterstützenden Maßnahmen zugunsten bloßer palliativer Unterdrückung der Reaktionen, welche die Vis medicatrix naturae zum Zweck der Heilung unternimmt, ist völlig abwegig und zu verurteilen. Sie verhindert gerade das, was der Organismus mit der Krankheit bezweckt, nämlich die Beseitigung der eingerissenen Störung im Bereich der Lebensenergie, die zur Abschwächung der Widerstandskraft und deshalb zur Infektion geführt hat.

Bei chronischen Krankheiten hingegen liegen die Verhältnisse wesentlich ungünstiger; eine kausale Behandlung kann mit der Schulmedizin nicht gemacht werden, weshalb man sich meist mit symptomatischen Mitteln begnügen muß, die wohl vorübergehend die Beschwerden lindern, die im Innern glimmende Krankheit aber nicht beeinflussen, sondern durch toxische Wirkung und Lähmung der Abwehrfunktion Verschlimmerungen nach sich ziehen.

Was die Qualität der Ärzte und Hochschullehrer anbetrifft, verdient auch ein großer Teil die Vorwürfe nicht, die im 8. (S. 68 ff.) Kapitel erhoben wurden. Zwar verstehen es gewisse ehrgeizige und verantwortungslose Elemente immer wieder, sich durch unlautere Machenschaften in die Universitäten einzuschmuggeln, aber es gibt hochintelligente Köpfe, welche die schweren Probleme der heutigen Medizin erkannt haben und dagegen anzukämpfen suchen. Leider suchen sie dies im Rahmen der Schulmedizin zu erreichen, da sie andere Methoden nicht kennen, und da die ständige Ausweitung im Prinzip derselben liegt, so ist diesen Anstrengungen praktisch kein Erfolg beschieden. Unter den praktischen Ärzten gibt es ebenfalls auch heute noch viele, die anfangs mit großer Begeisterung an die Verheißungen glaubten, die sie auf Grund einiger demonstrierter Glanzfälle für berechtigt hielten, aber später in der Praxis Enttäuschungen erlebten und schließlich zu Pessimisten wurden. Was sollten sie nun tun? Sie hatten diesen Beruf erlernt, die Verpflichtungen der Familie gegenüber nötigen sie zu einem Verdienst, eine Umkehr gibt es nicht mehr und so praktizieren sie eben nolens volens weiter, indem sie sich trösten, daß es die andern ja auch nicht besser machen können. Man muß nicht glauben, daß es im Innern des Menschen immer so aussieht, wie der äußere Schein sich darstellt. Die moralischen Leiden dieser Kollegen sind oft groß, sie steigern sich mitunter zu wahren Tragödien, auch wenn äußerlich durch forsches Auftreten der innere Katzenjammer verdeckt wird.

Diesem besseren Arzt sah besonders Jeremias Gotthelf*) ins Herz hinein, indem er ihn entschuldigte. Zwar tadelt er ihn zunächst auch, indem er sagt: ,,Wenn ich ein solcher Arzt wäre, so müßte ich mir vorwerfen bei einem Mißerfolg: Du trägst die Schuld . . ., doch hätte ich das Meine getan, hätte mit allem menschlichen Fleiße die Kräfte und Krankheiten des Menschen, die Kräfte und Stoffe der Natur zu ergründen versucht . . . dann mit Sorgfalt die Kunst geübt . . . und doch mich geirrt und doch falsch gegriffen . . . Wenn ich Arzt wäre (und welchem Arzte geht es nicht so, und wer liest im Herzen des wahren Arztes die innere Angst und den inneren Jammer, die Trostlosigkeiten und den Überdruß), ich würde allemal erbeben, wenn man zu einem Kranken mich rufen würde. Das Leben ist das höchste Gut des Menschen.''

Was wirft eigentlich Gotthelf diesem zwar ernsten und wohlgesinnten Arzt vor? Daß er ein Wissenschafler ist und glaubt mit den Erkenntnissen der Naturwissenschaft das Rätsel der Krankheit gelöst zu haben, bis er dann nach langen Jahren erkennt, daß er sich getäuscht hat! Diese bittere Erfahrung machen viele unserer besseren Kollegen; das ist die eigentliche Tragik der meisten Schulmediziner.

Der schöpferische Geist Gotthelfs erkennt den Grund dieses Versagens des bloßen intellektuellen Wissens: ,,Immer lebendiger drängt sich als Ergebnis aller Forschung das Bewußtsein auf, daß durch das Sichtbare ein geheimes Unsichtbares sich ziehe, ein wunderbares Band die Menschen unter sich verknüpfe, auf unerklärliche Weise mit der Natur nicht nur sie in Verbindung bringe, sondern auch mit einer höheren Welt, daß zwischen den Gestaltungen der Materie und den Äußerungen aller Kräfte gegenseitige Einflüsse und Wirkungen stattfinden, von denen die Sinne nichts wahrnehmen, die man weder unter das anatomische Messer noch in den Schmelztiegeln der Chemie zersetzen kann.'' Genau wie dies schon PARACELSUS und HAHNEMANN erkannt hatten.

*) Prof. Carl Müller, Bern: Jeremias Gotthelf und die Ärzte, Verlag Paul Haupt, Bern.

Auch gegen die Umwandlung der Spitäler in Maschinenfabriken besteht in Ärztekreisen eine Abneigung. Als unsere Universitätskliniken in dieser Weise umgebaut wurden, sperrte sich sozusagen die ganze Ärzteschaft dagegen, selbst diejenigen, die darin in Zukunft tätig sein sollten. Aber sie konnten gegen die administrativen Instanzen und die Politiker nichts ausrichten, da diese fast ausnahmslos dem Fortschrittsglauben huldigen und zudem von den Vertretern der Industrie auch gehörig bearbeitet wurden. Sind aber die Maschinen einmal da, so braucht man sie natürlich; die schlechteren Elemente, die nie fehlen, treiben damit Mißbrauch und das Personal imitiert die Vorbilder nach Kräften mit dem Erfolg einer unsinnigen Verschwendung, nebst Nachteilen für die Patienten.
Wo sich einmal der Wurm einnistet, da verbreitet er sich meist unentwegt und ist mit keinem Mittel mehr wirksam zu bekämpfen.

Weil da auch Kräfte mitwirken, die an dem gerügten Verschleiß aus finanziellen Gründen interessiert sind, ist eine Besserung der Lage innerhalb der Schulmedizin nicht zu erwarten, im Gegenteil, das Abgleiten auf der schiefen Bahn verstärkt sich von Jahr zu Jahr, wie die Erfahrungen zeigen.
Wenn wir aber eine Verbesserung herbeiführen wollen, so genügt die Kritik an den bisherigen Einrichtungen nicht, wir müssen vielmehr Methoden einführen, die bei unvergleichlich geringerem Kostenaufwand bedeutend mehr leisten.
Um dies aber durchzusetzen, müßte die Ärzteschaft, vor allem ihre Lehrer, zunächst einmal begreifen, was eigentlich die Krankheit für eine Bedeutung hat und was ihr Sinn und Zweck ist. Daß es heute nicht so ist, glaube ich in den vorgängigen Kapiteln bewiesen zu haben. Die derzeitige allgemeine Meinung geht noch immer dahin, daß die Krankheit ein höchst unangenehmes, verdammenswertes Ereignis — eine bloße Plage — im Leben des Menschen sei, das auf irgendeine Weise vernichtet oder ausgerottet werden müsse, und zwar je schneller umso besser und sicherer.

Der Sinn der Krankheit

Unsere materialistische Zeit, und ganz besonders die Wissenschaft, die rein materialistisch eingestellt ist, stützt sich als Kriterium für alles, was im Universum geschieht, einzig auf den Umstand, ob dieses Geschehen für den Menschen angenehm ist oder nicht. „Der Mensch soll (nach Ansicht der naturwissenschaftlichen Ärzte) gesund, d. h. arbeitsfähig, kriegstauglich und sporttüchtig sein".* In ihrer Überschätzung der Technik glauben die Menschen, daß dieser absolute Gesundheitszustand mit unserer „fortgeschrittenen" Medizin zu erzwingen sei. Wie alles Wohl der Menschheit übertragen sie die Aufgabe des „Gesundmachens" dem Staate, der mit Hilfe der Steuern und Prämien die Organisationen zu schaffen hat, die unter Zuhilfenahme von Ambulatorien, Spitälern und einem Maschinenarsenal dem Menschen diese Gesundheit zu vermitteln, ja, wenn er zu gleichgültig ist, um hier aktiv mitzuwirken, oder an diese Verheißungen nicht glaubt, sie ihm mit Gewalt aufzuzwingen hat. Dies im Interesse der „Kollektivität", der nur ganz gesunde Menschen nützlich sind.

Wozu dient also die Gesundheit, wie sie oben definiert wurde? Nur dazu, um dem Menschen eine maximale Arbeitsleistung abzuverlangen und ihn zu einem höchstmöglichen Genuß des Lebens tauglich zu machen, so wie der Genuß von einem Materialisten verstanden wird. Diese Auffassung ist heute das Weltbild des Großteils der Menschen geworden. Hat sie aber der Menschheit wirklich Gesundheit, Zufriedenheit und Glück vermittelt? Diese Frage stellen heißt sie beantworten!

Noch zu keiner Zeitperiode in der Geschichte der Menschheit herrschten eine so große Hast, Unzufriedenheit, Verlangen nach Umwälzungen aller Art, ein so verbreitetes und raffiniertes Verbrechertum, wie es heute die ständigen Umwälzungen in allen Bereichen erzeugt haben. Alle diese Erscheinungen und Forderungen bedeuten nichts anderes als eine Flucht aus dem heutigen Dasein in ein besseres, das sich aber ständig verschlimmert, weil man die Besserung mit den gleichen Mitteln erstrebt, die sich bereits seit langem als verhängnisvoll erwiesen haben. Die Ursache besteht im Glauben an die Errungenschaften der Wissenschaft; der Irrtum besteht darin, daß man versucht, die Errungenschaften durch Institutionen und Organisationen dem Menschen aufzuzwingen, wodurch seine Freiheit eingeschränkt wird. Ohne die Freiheit, sein Leben nach individuell verschiedenen Grundsätzen einzurichten, ist der Mensch ein Gefangener und damit ein bedauernswerter Tropf. Schon allein diese Einzwängung des Menschen

* Jeremias Gotthelf und die Ärzte, Prof. Carl Müller, Verlag Paul Haupt, Bern.

in alle diese Institutionen sind eine wichtige Ursache der bestehenden Unzufriedenheit.

Wenn wir aus dem Weltgeschehen versuchen, die Gesetze zu erkennen, durch welche es regiert wird, so finden wir, daß dieselben bestrebt sind, das ganze Getriebe reibungslos aufrecht zu erhalten, während die individuellen Wünsche des Menschen wenig berücksichtigt werden. Außer dem ehernen Gesetz, daß alles, was in der Welt entsteht, auch wieder vergehen muß, die Lebewesen sogar nach einer recht kurzen Zeitspanne ihrer Existenz, geschieht noch viel Unheilvolles für jedes einzelne Individuum, wie Krankheit, Verlust von geliebten Angehörigen; mißratene Kinder verbittern den Eltern das Leben, Verluste an Vermögen und Einkommen zwingen zur Einschränkung der Lebenshaltung, Unglücksfälle und Kriege hinterlassen Verstümmelte und unheilbar Kranke, Erdbeben und Vulkanausbrüche zerstören Städte und Dörfer, kurz, der Leiden, welche die Menschen ständig bedrohen, schädigen und vernichten, ist kein Ende. Wir haben es hier vor allem mit der K r a n k h e i t zu tun, die der Mensch nach Kräften versucht, mit den modernen Errungenschaften von sich abzuhalten oder zu vertreiben. Die früheren Generationen, die an Gott und seine unergründliche Weisheit glaubten, nahmen an, daß sie eine Folge der Sünde, eine Strafe Gottes sei. Wie man auch den Gottesbegriff auffassen mag, so ist es unbestreitbar, daß viele Krankheiten auf üble Gewohnheiten, Übertretung ethischer Gesetze und andere Verstöße gegen die Weltordnung zurückzuführen sind, vor allem die Geschlechtskrankheiten, aber auch diejenigen, welche durch Völlerei, übermäßiges Rauchen, Alkoholgenuß im Übermaße und dergleichen Laster entstehen. In solchen Fällen muß die Krankheit als eine Art Strafe betrachtet werden, um den Menschen von diesen Lastern abzuhalten. Es ist daher sehr fraglich, ob es für die Gesamtheit der Menschen vorteilhaft ist, gewisse Krankheiten bekämpfen zu können, da auch sie eine Aufgabe im Weltgeschehen zu erfüllen haben.

Aber abgesehen von diesen Fällen ist es doch unzweifelhaft, daß viele Menschen, deren Lebenswandel außer den verzeihlichen Fehlern, die jeder Mensch begeht, durchaus untadelig war, ebenfalls von Krankheiten heimgesucht werden, oft sogar von besonders schweren und sogar unheilbaren, obwohl eine Veranlassung hierfür aus ihrem Leben nicht zu erkennen ist. Auf der andern Seite gibt es Schädlinge, Ausbeuter, Verbrecher, Wollüstlinge etc., die sich einer eisernen Gesundheit erfreuen, die durch die größten Ausschweifungen und übelsten Taten nicht zu erschüttern ist. Da sind wir mit unserm Latein am Ende.

Täuschen wir uns also vielleicht inbezug auf unsere Auffassung über die Krankheit, die wir a priori als ein Übel betrachten? Wissen wir überhaupt, was Gesundheit ist? Ist die anfangs angegebene Definition der wissenschaftlichen Medizin überhaupt richtig?

„Was ist Krankheit? Und was ist Heilung? In welchem Verhältnis steht Krankheit zu unserm Dasein? Stört sie den Bauplan dieser Erde oder dient sie ihm? Und, was ist Gesundheit? Ist Gesundheit etwa identisch mit jenem Zustand, der frei von objektiv feststellbaren Krankheitserscheinungen und subjektiven Beschwerden ist?" Diese Fragen stellt Prof. Carl MÜLLER in seinem Buch ‚Jeremias Gotthelf und die Ärzte." Und er fährt fort: „Was Krankheit an sich eigentlich ist und was sie für den Menschen bedeutet, ist heute ungeklärter den je... Der moderne Mensch hat keine Beziehung mehr zu dem Dunkel, aus dem die Krankheit kommt; sein geistiger Horizont reicht nicht mehr so weit - so weit auch seine Raketen steigen mögen."

Große Denker, Philosophen, Religionsstifter und schöpferische Geister unter den Ärzten, wie Paracelsus, deren Horizont weiter war als derjenige anderer, haben sich zu allen Zeiten mit dieser Frage beschäftigt, welche sich die naturwissenschaftliche Medizin nie zu stellen bemüßigt fühlte. Jesus heilte die Krankheiten durch Übertragung geistiger Kräfte. Gewisse Leute hatten zu allen Zeiten die Begabung, durch Handauflegen Krankheiten zu heilen. Die indischen Weisen erklärten sich die Krankheiten als karmische Folgen eines früheren Lebens, die sich nach der neuen Inkarnation als notwendige Leiden einstellen müssen. Paracelsus spricht vom „ens dei" d. h. gewisse Krankheiten sind durch Gott gesandt, um den Menschen zu läutern, weshalb bei dieser Gruppe von Krankheiten eine Behandlung durch Medizin zwecklos ist. Nur die Abkehr vom bisherigen lasterhaften Leben vermag sie zu heilen.

Was wäre der Mensch, wenn er nie etwas zu leiden hätte? Ein Kraftprotz mit einem riesigen Appetit nach Genüssen, den er rücksichtslos ausleben würde, also das ungefähr, was die heutigen Menschheitsbeglücker uns mit Erfolg als Ideal beizubringen versuchen. Die Folge wäre aber die vollständige Desorganisation aller menschlichen Beziehungen. Die Krankheiten und andere Leiden sind berufen, den Menschen immer wieder zur Besinnung zu zwingen.

Krankheiten sind also notwendig für den Bestand der Menschheit und die Kultur. Deswegen muß notgedrungen auch die naturwissenschaftliche Vorstellung, Krankheit durch stoffliche Medikamente oder andere derartige Maßnahmen beseitigen zu können, nicht nur Schiffbruch erleiden, sondern der Mensch, der den Glauben an diese Möglichkeit hat und sich ihr ergibt, muß durch Verschlimmerung seiner Leiden und häufigere Heimsuchung eines Besseren belehrt werden. Daraus erklärt sich zum Teil die enorme Zunahme der Krankheiten, seit sich die Menschheit dem uferlosen Materialismus ergeben hat.

Man muß sich geradezu die Frage stellen, ob nicht eine höhere Macht beschlossen hat, unser ,,gottloses Geschlecht'' auszutilgen, indem sie es mit Blindheit schlägt. Denn auf allen Gebieten spielt sich das Verhängnis in gleichem Maße ab.

Wieder zur Schulmedizin zurückkehrend ist es interessant, zu konstatieren, daß neben tausend anderen auch die Professoren CARL MÜLLER und A. M. KLAUS MÜLLER zu ähnlichen Auffassungen gekommen sind wie der Autor dieses Buches, obwohl ihre Ansichten nicht auf Beobachtungen der Homöopathie fußen, sondern auf solchen der offiziellen Medizin unter Einbezug der Philosophie und anderer Wissenszweige. Ja selbst weitblickende Schriftsteller und Geistliche wie Jeremias GOTTHELF haben das Verhängnis prophetisch vorausgesagt. So sagt Carl Müller: ,,Krankheit ist für Gotthelf daher etwas Heiliges. Genauso empfindet ein Mensch, der sich mit dem Urgrund der Dinge noch verbunden fühlt . . . Er (Gotthelf) sieht in ihr den vollkommenen Ausdruck der Heilung . . . Die Betrachtung des Krankheitsgeschehens ausschließlich von den körperlichen Beziehungszusammenhängen her, erfaßt nur einen Teil der wirklichen Beziehungszusammenhänge und entwirft damit ein falsches Bild der dahinterstehenden Wirklichkeit . . . Das ist bis in unsere Zeit hinein ein grundlegender Fehler der Naturforschung wie der Krankheitsforschung und wird in letzter Zeit vielfach kritisiert . . . Nicht der Leib hat also die Führung im menschlichen Leben, sondern die Seele . . . Diese innere ,,Führungsmacht'' hat in der Medizin, wie alles, was mit naturwissenschaftlichen Methoden nicht oder noch nicht faßbar ist, keinen Platz gefunden . . . Durch immer subtilere Erforschung des organischen Geschehens (was einzig in den sogenannten

Forschungsinstituten gemacht wird - der Verfasser) ist ein entscheidender Fortschritt nicht mehr zu erwarten.“ Soweit Prof. Carl Müller, Spezialist der Frauenheilkunde in Bern (im Ruhestand).

Prof. Carl Müller erkennt das Problem und stellt sich die Frage nach dem Sinn der Krankheit, während Klaus Müller die verheerenden Folgen der Verwirrung, welche die Wissenschaft angerichtet hat, als „kriminell“ brandmarkt. Eine Lösung dieses Problems vermögen aber beide nicht zu geben, da sie praktisch noch auf der Stufe der reinen Wissenschaft stehen.

Arthur Schopenhauer, der große Philosoph und Naturwissenschaftler hingegen kommt dem Problem durch scharfsinnige Beobachtung und Nachdenken auf die Spur. Er sagt: „Wer die Lebenskraft leugnet, leugnet im Grunde sein eigenes Dasein und kann sich also brüsten, den Gipfel der Absurdität erreicht zu haben.“

Hier liegt der Has‘ im Pfeffer! Der Naturwissenschaftler wähnt, es existiere nur das, was er mit seinen Sinnen wahrnehmen könne. Weil aber nur materielle Dinge wahrgenommen werden können, so sucht er sich alles andere, wie Leben, Geist, Gefühle, Intelligenz u. s. w., das zwar unwahrnehmbar ist als solches, aber an dessen Existenz man doch nicht zweifeln kann, aus dem Materiellen zu erklären. Er gleicht einem Elektriker, der vor einem Elektromotor steht, der nicht läuft. Angenommen dieser Mann wisse nichts von der Elektrizität, dann würde er den Motor auseinandernehmen und wieder zusammensetzen — aber ohne jeden Erfolg, wenn kein Strom vorhanden wäre, selbst wenn er diese Arbeit hundert oder tausendmal ausführen würde. Der Fehler liegt eben nicht am Motor, sondern am Fehlen der zwar unsichtbaren, aber zum Zwecke der Funktion des Motors grundlegenden Triebkraft.

Genau so unwissend ist der heutige medizinische Forscher. Er kennt das Unsichtbare nicht, leugnet es und seziert nun den materiellen Körper des Menschen hunderttausend, ja millionen Mal in allen Forschungsinstituten der Welt seit dreihundert Jahren. Aber er findet die Ursache der Krankheit ebensowenig wie der unwissende Arbeiter, der den Motor nicht zum Laufen bringt, weil er seine Triebkraft nicht kennt. Der Forscher kann dies ruhig noch weitere Jahrhunderte lang so machen; er wird die Triebkraft, nämlich die Lebensenergie, die das Wunderwerk eines menschlichen Körpers aufgebaut hat, es unterhält und steuert, nicht finden, genau so wenig wie die Seele, die Gedanken, die Gefühle und den Geist, von dem er immerhin behauptet, eine besonders große Menge zu besitzen; er würde es jedem übelnehmen, der dies bestreiten würde, weil der Geist unwahrnehmbar sei: die bekannte Berufsblindheit der Gelehrten.

Der moderne durch Bücherwissen in der Schule und die täglich auf ihn einstürmende „Information" vollgestopfte Mensch glaubt, daß er sozusagen eine isolierte Einheit sei, die nach Belieben auf Grund seiner Einfälle handeln und wandeln könne. Er ist überzeugt, daß alles, was aus ihm an Kraft und Geist herauskomme, seine Eigenproduktion sei. Dem ist aber nicht so. Schon allein seine Körperwärme und Körperkraft werden ihm von einem Gestirn geliefert, das 148 Millionen von Kilometern entfernt ist. Die Sonne nämlich strahlt ihm die hierzu nötige Energie zu, teils direkt, teils dadurch, daß sie dieselbe in Pflanzen und Früchten in Nahrungsmittel umsetzt, welche dann durch Verzehren in den menschlichen Körper übergeht und dort in Kraft und Wärme umgesetzt wird.

Der Mensch produziert also nichts, er setzt nur das Zugestrahlte um. Er ist also sein ganzes Leben lang wie mit einer Nabelschnur an dieses 148 Millionen Kilometer entfernte Gestirn gefesselt und würde in kurzer Zeit zu Grunde gehen, wenn dieses Band abgerissen würde.

Der Primitive hingegen ist noch nicht so verbogen. Er fühlt noch instinktiv die Kräfte, die ihn ans Universum fesseln und von denen er abhängig ist. Ob er nun mit Hilfe des Medizinmannes einen rechten oder einen abergläubischen Gebrauch dieser Kräfe anstrebt, tut nichts nur Sache. Diese Kräfte sind vorhanden; sie ermöglichen uns das Leben und unser Wirken in der Welt. Und wenn wir wähnen, daß sie nicht existieren, so sind wir im Irrtum, nicht der Wilde, der noch seinen Instinkten gehorcht.

Man könnte diesen Punkt noch weiter ausführen, doch würde dies den Rahmen des Buches überschreiten. Es genügt, wenn der Mensch sich klar darüber ist, daß er nicht als isoliertes Wesen im Weltenraum sein Wesen und Unwesen nach Belieben und Willkür treiben kann, sondern von den Energien des Weltenraumes abhängig ist und deren Gesetzen gehorchen muß, wenn er nicht zu Schaden kommen will. Eigenherrliches Tun, wie es die Wissenschaft propagiert, führt unweigerlich in die Irre.

Menschheitsentwicklung und Medizin

Nach den Forschungen wird der Beginn der Menschheitsentwicklung auf 300 000 Jahre vor Beginn unserer Zeitrechnung angesetzt. Es ist dies der Zeitpunkt, da zum ersten Male Lebewesen aufgetreten sind, welche außer einem menschenähnlichen Organismus noch dazu geistige Eigenschaften aufwiesen, welche bisher nie aufgetreten waren, nämlich die V e r n u n f t. Die bisherigen tierischen Lebewesen waren und auch die heutigen sind lediglich von ihrem Instinkt beherrscht, können keine Überlegungen anstellen, vermögen auch nicht frühere Ereignisse mit den gegenwärtigen zu vergleichen noch Schlüsse zu ziehen, obwohl einige derselben, besonders die Pferde ein gutes Gedächnis besitzen.

Ein Beispiel mag das illustrieren: Als ich eines Tages mit einem Mietpferd auf dem Truppenübungsplatz die Hindernisse anritt, nahm das Pferd alle anstandslos außer einem einzigen. Alle Mittel versagten, es zum Überspringen desselben zu veranlassen. Erkundigungen ergaben, daß dieses Pferd vor 7 Jahren vor diesem Hindernis auf einer Konservenbüchse gestrauchelt war und seither nie mehr über dasselbe gebracht werden konnte. Alsbald verkaufte der Eigentümer dasselbe Hindernis nach einem 200 km entfernten Orte, wo es als Rennpferd gebraucht wurde. Vor wenigen Tagen war es also nach 7jährigem Unterbruch wieder zum früheren Eigentümer zurückgekommen mit dem Erfolg, daß es sich nach dieser langen Zeit wieder an den Unfall erinnerte und nicht zum Setzen zu bringen war, obwohl nunmehr keine Konservenbüchse den Sprung gestört hätte. Das Pferd konnte also den Schluß nicht ziehen, sondern war vollständig dem Instinkt ausgeliefert, der ihm, vom guten Gedächnis beeinflußt, den Sprung gebieterisch untersagte, obwohl hierzu kein Grund mehr vorhanden war. Ein Mensch hätte unter den gleichen Umständen der Ü b e r l e g u n g gehorcht und den Sprung getan.

Die Wissenschaftler streiten sich darüber, von welchem Tier aus sich der Mensch entwickelt hat; die meisten führen ihn auf die Menschenaffen zurück. Dies gilt aber nur für seinen materiellen Körper, dessen Einrichtungen dem Säugetiertypus angehören, was aber trotz einer gewissen Ähnlichkeit nicht viel beweist, da auch die Tiere in den 300 000 Jahren der Menschheitsentwicklung einen großen Weg zurückgelegt haben und man nicht genau darüber orientiert ist, wie die Menschenaffen zur Zeit des Auftretens des Menschen beschaffen waren.

Kurz gesagt: Das Auftreten der Vernunft und der damit verbundenen Eigenschaften ist durchaus ein Novum, das bei keinem anderen Lebewesen auch nur im Keim vorhanden ist.

Diese Vernunft erlaubt dem Menschen Zustände der Vergangenheit mit gegenwärtigen zu vergleichen, Schlüsse auf die Zukunft zu ziehen, Beobachtungen zu machen und dieselben zur Verbesserung seines Daseins anzuwenden, was bei Tieren ausgeschlossen ist, die in allen ihren Leistungen vollkommen ihren Instinkten gehorchen müssen.

Die ersten Leistungen der wild lebenden Menschen waren wohl Waffen, um die wilden Tiere zu erlegen, welche neben den wildwachsenden Pflanzen und Früchten ihre Hauptnahrung bildeten. Da es damals zahlreiche gefährliche Tiere unter den Breitengraden gab, wo der Mensch ursprünglich lebte, im gemäßigten Klima hauptsächlich Bären und Wölfe, so ist als sicher anzunehmen, daß diese Jäger häufig Verletzungen erlitten, da es ja außerordentlich gefährlich und schwierig ist mit einem bloß zugespitzten, ungehärteten Speer einen Bären oder Wolf zu töten, zumal jedes angegriffene und verletzte Tier dieser Art sich sofort auf den Angreifer stürzt, ihn meist schwer verletzt oder sogar tötet, wofür wir viele Beispiele haben.

Infolgedessen ist es wohl sicher, daß die Medizin mit Beginn der Menschheitsgeschichte entstanden ist, da man doch selbstverständlich versuchte, durch geeignete Maßnahmen die Schmerzen zu lindern und die Wunden zu heilen durch Einnehmen von schmerzlindernden Tränken und durch Auflegen heilsamer Produkte aus dem Pflanzenreiche, wie es heute noch wilde Völkerstämme, wie die Löwenjäger Massai und die Simba, mit außerordentlich gutem Erfolg machen. Beobachtungen haben ergeben, daß selbst sonst absolut tödliche Verletzungen, wie aufgerissene Bäuche mit vorgefallenen Därmen, meist anstandslos ausheilen, ja, daß die Verletzten sofort nach Reposition der Eingeweide und Verband mit Salben gemütlich und voll Zufriedenheit vor ihren Hütten sitzen, zufrieden, weil erst ein Schwerverletzter nach den Stammessitten als Vollmensch betrachtet wird. Die Behandlung allein ist wohl nicht die einzige Ursache der Wiederherstellung, sondern die Widerstandsfähigkeit dieser Menschen scheint ungleich größer zu sein als bei uns Zivilisierten und durch den Komfort verhätschelten Individuen.

Allmählich entwickelten diese Menschen immer mehr Geräte und Annehmlichkeiten: Sie verfertigten Kleider aus Tierfellen, welche ihnen ermöglichten, auch in kälterem Klima leben zu können, später gestalteten sie natürliche Höhlen wohnlicher aus, verbesserten ihre Waffen, indem sie an den Speeren steinerne Spitzen anbrachten, Hämmer aus Steinen machten, was man zum ersten Male ca. 150 000 Jahr vor unserer Zeitrechnung feststellen konnte beim als „Cros Magnon" bezeichneten Menschen, der in der Dordogne (Fr.) lebte, und beim Neandertaler in Deutschland.

Von diesem Momente an geht es dann rascher aufwärts, ja der Mensch beginnt, sich sogar um die ferne Zukunft Gedanken zu machen, d. h. vom Leben nach dem Tode, wovon zahlreiche Bilder und Fetische, die besonders in der Dordogne gefunden wurden, Zeugnis ablegen.

Kurz und gut, die Beschreibung der Menschheitsgeschichte ist nicht meine Aufgabe, wichtig ist nur, zu wissen, daß die Medizin schon in diesen Urzeiten zweifellos eine Rolle spielte, wahrscheinlich eine ganz bedeutende. Über die Art ihrer Ausübung und über die Menschen, die sich ihr widmeten, gibt es aber nur Vermutungen.

In der heutigen Zeit wird den Menschen die Geschichte der Medizin so dargestellt, als ob es erst seit den Griechen eine ernstzunehmende Heilkunst gebe, also etwa seit 400 vor Christi Geburt, d. h. seit Hippokrates. Dieselbe wird aber nur selten richtig gewürdigt, denn in der Regel wird die Meinung vertreten, daß erst vor etwa 100 Jahren eine wissenschaftliche Medizin begonnen habe, die aber außer einigen Entdeckungen noch höchst fragwürdig gewesen sei bis sie endlich in den letzten 40 Jahren „schwindelerregende Fortschritte" gemacht habe.

Demgegenüber muß betont werden, daß man schon seit 10 000 Jahren vor Christi Operationen vorgenommen hat, denn das erste Skelett, an welchem man eine Armamputation festgestellt hat, stammt aus jener Zeit. Etwa 5 000 Jahre vor Beginn unserer Zeitrechnung begann man bereits Schädel zu trepanieren und aus den Knochenreaktionen an der Operationsstelle ergibt sich, daß die Trepanierten, deren Schädel aufgefunden wurden, am Leben geblieben sind. Diese Operationen fanden in der Steinzeit statt und als Trepan wurden kreisartig angeordnete, geschärfte, zahnartige Silexsteine verwandt; das Instrument gleicht einem künstlichen Gebiß. Diese Operationen wurden häufig aus religiösen Motiven durchgeführt, teils wohl auch bei heftigen, chronischen Kopfschmerzen.

Die chinesische Akupunktur stammt aus der Zeit von 2 000 vor Christi. Es ist erstaunlich, daß die Chinesen, offenbar der Intuition vertrauend, das ganze System der anatomisch nicht wahrnehmbaren Lebensenergie aufgefunden haben mit allen 750 Punkten, wo diese Energie durch Silber- oder Goldnadeln erhöht oder vermindert oder aber von einem Gefäß mit zu hoher Energie in ein solches mit verminderter übergleitet werden kann. Die therapeutischen Ergebnisse bestätigen die absolute Genauigkeit der chinesischen Entdeckung.

Bei den Ägyptern und teilweise auch den Griechen wurde die Heilkunst hauptsächlich von den Priestern ausgeübt. In Ägypten war die Augendiagnostik im Schwung, bei den Griechen der Tempelschlaf und die Orakel, welche besonders die Aussagen, die der Patient im Traume machte, interpretierten und daraus die Heilmethode ableiteten. Über die Resultate dieser auf religiösen Vorstellungen beruhenden Medizin haben wir nur ganz lückenhafte Kenntnisse.

Wichtiger wird dann die sarazenische Heilkunst, deren Hauptvertreter in den Universitäten von Cordoba (Spanien) und Salerno (Italien) ca. 1000 — 1200 n. Chr. lehrten und ihre Kunst ausübten. Hier spielten besonders die Heilpflanzen eine große Rolle, deren Wirkungen außerordentlich genau beobachtet worden waren. In Salerno ist man heute daran, diese arabisch verfaßten Schriften neu herauszugeben.

Eine gewaltige Anzahl von Ärzten hat zu allen Zeiten ihre Kunst ausgeübt, doch sind aus der Zeit vor den Griechen nur wenige Namen bekannt. Als der erste wissenschaftlich vorgehende Arzt, der also seine Kenntnisse durch Beobachtungen am Kranken und an der Leiche erworben hatte und eine zielstrebige Therapie begründete, gilt Hippokrates, ca. 480 vor Christi auf der griechischen Insel Cos praktizierend. Er gründete die damals berühmteste medizinische Schule und befürwortete sowohl die Behandlung mit Gegenmitteln als auch mit ähnlichen Mitteln, doch hat er nichts darüber berichtet, wie er die letzteren anwandte und unter welchen Bedingungen.

Berühmte Ärzte seit Hippokrates sind:

Vesuvius, ein römischer Arzt der ersten Hälfte des 1. Jahrhunderts.

Galenus: 130 in Pergamon geboren, nach welchem man die substantiellen Heilmittel als galenische Mittel auch heute noch benennt.

Antyllus: ein Römer des 3. Jahrhunderts und Leibarzt des Kaisers Marc Aurel, vor allem Chirurg.

Die Etrusker: weisen eine Menge berühmter Ärzte aus (2.—5. Jahrhundert). Sie widmeten sich vor allem der Kieferchirurgie und behandelten bereits kunstgerecht die Kieferfrakturen.

Abulcasis: ein sarazenischer Arzt aus Cordoba, der den Thermokauter erfunden hat.

Maitre Guy ein Franzose (Chirurg, Erfinder des Klystiers)

Indien: berühmt ist besonders die Nasentransplantation, die dort schon Hunderte von Jahren vor Christi durchgeführt wurde mit glänzenden Erfolgen. Infolge der häufigen Kriege waren solche Verletzungen mit den krummen Säbeln außerordentlich häufig. Die Methode wird noch heute in Indien praktiziert.

Europa: Infolge des Verbotes der Autopsie durch die Kirche, stagnierte die wissenschaftliche Medizin bis zur Renaissance, dann setzte, als dieses Verbot gemildert wurde, eine fieberhafte Entdeckerperiode ein mit

Leonardo da Vinci, den Universitäten von Padua, Pavia und den Anatomen V e s a l i u s usw.

Diese frühwissenschaftlichen Ärzte haben außerordentlich fleißig gearbeitet; viele hinterließen 10 und 15 bändige Werke, doch kann ich ihre Namen, wegen der großen Zahl nicht nennen aus Raumgründen.

Ehe aber alles erfunden und entdeckt war bis Ende des 19. Jahrhunderts, mußte eine ganze Armee von Ärzten, Apothekern, Optikern, Chemikern und Physikern am Werke sein, ganz zu schweigen von der unendlich großen Zahl der heutigen Forscher und Praktiker der Medizin, die wie der Sand am Meer die Erde bevölkern.

Was aber nun das Wichtigste ist, ist der Umstand, daß alle diese Vertreter der Medizin, mit Ausnahme der chinesischen Akupunkteure, zwar fleißige Forscher von Hippokrates bis über Eberth und Koch, aber doch nur eben f l e i ß i g e G e s u n d h e i t s a r b e i t e r waren. Sie faßten alle die Krankheit als eine Art F e u e r s b r u n s t im lebenden Organismus auf. Und wie man eine solche mit Wasser löscht, so glaubten alle, daß man auch die Krankheit gleichermaßen löschen könne, indem man durch geeignete G e g e n m i t t e l die Krankheit austilgen müsse. Das G e -

nie, das den äußeren Aspekt eines Phänomens durchschaut, in die Tiefe zu blicken vermag und die Ursache gewahrt, welche die äußere Erscheinung hervorbringt, fehlte allen vollständig. Infolgedessen lieferten sie zwar gute Kenntnisse über die materiellen Phänomene, die bei den Krankheiten beobachtet werden können, hingegen hatten sie keine Ahnung vom Wesen und der Bedeutung der Krankheit selbst, welche eben eine Erscheinung der unwahrnehmbaren Lebensenergie ist. (Siehe auch Blüher, Hans „Die Achse der Natur" Ernst Klett, Verlag Stuttgart).

Das erste medizinische Genie, welches diese äußeren Phänomene durchschaute und sich eine richtige Vorstellung von der Krankheit machte, war Paracelsus (1493—1541). Er wurde sich, abgesehen immer von den chinesischen Entdeckern der Akupunktur, zum ersten Male klar, daß die Erscheinungen und Gewebsveränderungen, die wir bei der Krankheit wahrnehmen, keineswegs die Krankheit selbst sind, sondern die Heilreaktionen und ihre Begleiterscheinungen, welche der von einer Störung der Lebenspotentiale betroffene lebende Organismus unternimmt zum Zwecke der Heilung dieser innern, aber unwahrnehmbaren Störung.* So verwies er vor allem darauf, daß man unter keinen Umständen Ausflüsse unterdrücken dürfe, da diese ausnahmslos dem Zwecke dienten, giftige Produkte, die der kranke Organismus bilde, aus dem Körper herauszubefördern. Daraus erklärt sich auch der Umstand, daß Krankheiten wie Leukaemie, Krebs, d. h. alle chronischen Krankheiten, welche wenig oder keine Störungen machen, nicht von selbst ausheilen, hingegen die akuten, die mit schweren und lästigen Störungen (Fieber, Entzündungen, Schwellungen, Abszessen und heftigen Schmerzen) einhergehen, zwar Gefahren mit sich bringen können, aber wenn diese überwunden werden, sozusagen immer ohne weiteres Zutun des Arztes in völlige Heilung ausgehen. Es ist die dem Organismus innewohnende Heilkraft der Natur, welche die Heilung herbeiführt, eine andere Heilung gibt es

* Anmerkung: Die schulmedizinische Diagnose ist, aus den Erfahrungen der Homöopathie heraus gesehen, nur eine Feststellung der von der innern dynamischen Störung verursachten Gewebsveränderungen, also das Resultat eines Vorganges, der davon nicht abgeleitet werden kann, also für die Behandlung der Krankheit von geringer Bedeutung ist. Man versucht diesen durch Hypothesen zu ergründen, die sich aber sozusagen stets als falsch erweisen und immerfort wechseln. Für viele Krankheiten bestehen 100 und mehr Hypothesen. Die Homöopathie behandelt auf Grund der Gesamtsymptome, welche der außere Ausdruck der dynamischen Störung sind. Die Symptome erlauben nach einem bewährten Gesetz die Auffindung des Heilmittels.

nicht. Ist diese Kraft gut entwickelt, so wird der Patient geheilt, ist sie schwach oder fehlt sie ganz, muß sie der Arzt anzufachen versuchen, was nicht mit galenischen Mitteln, sondern nur mit den von ihm hergestellten „ Arcana " gelingen kann. Jede Unterdrückung der Krankheitssymptome ist schädlich und wirkt der Heilung entgegen.

Eine zweite, ebenso gewaltige Entdeckung ist seine Erkenntnis der fünffachen Wurzel der Krankheit, beruhend auf den 5 Entia (siehe Seite 148), welche genau mit den indischen Erkenntnissen über die fünffache Gestaltung des menschlichen Organismus übereinstimmt, obwohl Paracelsus keine Kenntnis derselben besaß. Wahrscheinlich hat er eine noch umfassendere Kenntnis der Krankheiten besessen, jedoch diesselbe nicht mehr in Buchform wiedergeben können, da er, fast sein ganzes Leben lang verfolgt und verjagt, sich früh aufrieb und schon mit 49 Jahren starb. Seine Verfolger waren die Ärzte und Apotheker, die er wegen ihrem Scharlatanismus und ihrer Ausbeutung der Kranken unentwegt anklagte.

Das zweite Genie der Medizin ist Hahnemann (1755 — 1843). Seine Forschungen setzen genau am Punkte ein, an welchem Paracelsus sein Werk abgeschlossen hat. Durch systematische Prüfungen der Arzneien und der von ihm hergestellten Potenzen (dynamische, energetische Heilmittel, die nicht durch Substanz wirken) und die Entdeckung des Ähnlichkeitsgesetzes schuf er die Homöopathie, die nun durch praktisch zuverlässige Anwendung dieser Gesetze eine sichere Therapie ohne unsichere hypothetische Voraussetzungen ermöglicht.

Wohl machte auch inzwischen die wissenschaftliche Schulmedizin bedeutende Entdeckungen, aber diese blieben immer im Rahmen des materiellen Erkennens, ermöglichen aber doch Eingriffe in den menschlichen Körper, wenn es sich darum handelt, schwer geschädigte oder zerstörte Organe zu entfernen, Strikturen, komprimierende Geschwülste oder Konkremente zu entfernen, ferner bei Verletzungen die Integrität des Körpers möglichst genau wieder herzustellen und dadurch die Heilung zu begünstigen. Eine Heilkraft an sich haben aber diese Eingriffe nicht, ihr Erfolg hängt ganz allein von der nachher einsetzenden Vis medicatrix naturae ab. Außerdem ist es so, daß solche Zustände, außer bei Verletzungen, nicht eintreten würden, wenn man das ihnen zu Grunde liegende dynamische Krankheitsgeschehen rechtzeitig erkannt und durch Homöopathie beseitigt hätte.

Die „schwindelerregenden" Fortschritte der chemisch-pharmazeutischen Industrie der letzten 50 Jahre hingegen haben uns, von wenigen Ausnahmen abgesehen, nur symptomatisch wirkende, giftige und schwer oder nicht ausscheidbare Substanzen beschert, die den Kranken nur über seinen Zustand für kurze Zeit zu täuschen vermögen, indem sie lästige Symptome unterdrücken, dafür aber fast immer solche an anderen Organen erzeugen, die dann der Kranke fälschlich einer anderen Krankheit zuschreibt, indem er sich zum zweiten Male täuscht. Der größte Teil dieser Substanzen hat nicht nur keinen Heilwert, sondern sie hemmen noch durch Unterdrückung des Heilbestrebens der Natur die Genesung und sind m. E. die Hauptursache der beunruhigenden und enormen Vermehrung der Krankheiten, die heute sozusagen die ganze Menschheit erfaßt haben, so daß es kaum noch wirklich gesunde Individuen gibt. Sie bewirken, wie Prof. Klaus Müller sagt: „daß nur eine Verschiebung des Krankheitsbildes durch das gezielte Bombardement mit Medikamenten erreicht werde". . . was den Kreislauf von Wissenschaftskatastrophe zur Territorialkatastrophe der wissenschaftlichen Nebenwirkungen zur Folge habe. Er spricht dann von der „unheiligen Allianz zwischen Medizin und pharmazeutischer Industrie", von der „Unaufgeklärtheit der Wissenschaft" (und sozusagen aller unserer Staatsmänner - der Verfasser -), welche „lebensbedrohend" geworden sei. Weiterhin spricht er von der „Unreife und Blindheit der Fachmänner". Er kommt zum Schluß, daß „die Menschheit aufhören müsse, Mörder zu sein, wenn es weiter eine Menschheitsgeschichte geben solle." (siehe auch Seite 74).

In mehreren Büchern, publiziert von Ärzten und Professoren der Medizin, wurde die Giftwirkung der synthetischen Medikamente bereits gebrandmarkt, ja es gibt kaum eines, das nicht schon den Tod von mehreren Patienten bewirkt hätte.* Und was die Spätwirkungen anbetrifft, ja sogar

---

* Anmerkung: 1. David Spain (New York) und 5 Mitarbeiter: Iatrogene Krankheiten (d. h. Krankheiten, die durch Medikamente hervorgerufen werden) führen Schädigungen durch über 200 Mittel auf, die eine gewaltige Zahl von Krankheiten verursacht haben, die ich raumeshalber hier nicht aufzählen kann.
2. F. Hausbrand und F. Gstirner (Deutschland) bringen eine ähnliche Aufstellung, bei deren Lektüre einem die Haare zu Berge stehen.
3. „Der Spiegel" hat 1976 in den Nummer 39—43 unter dem Titel „Die ehrenwerte Familie (Im Inhaltsverzeichnis als „die westdeutsche Pharmazie" bezeichnet) die Propagandamachinationen und die Riesengelder, die hierfür investiert werden, gebührend gebrandmarkt, die darauf hinausläuft, die Ärzte dazu anzutreiben, ein Maximum von Medikamenten zu verordnen, was besonders dort, wo Selbstdispensation erlaubt ist, ermöglicht, enorme zusätzliche Einkommen zu erzielen, die in gewissen Fällen bis zu 160 000,— sFr. jährlich erreichen, zweifellos ein wirksamer Ansporn.

solche auf die nächstfolgende Generation, so weiß man bis heute noch nichts Genaues.

Doch ist die Kontergankatastrophe (Thalidomid), welche Tausende von verkrüppelten Kindern ohne Arme und Beine zur Folge hatte, noch in aller Erinnerung. Des weitern ist es auffallend, daß seit der Einführung dieser Mittel die hirngeschädigten Nachkommen sich um mindestens das Vierfache vermehrt haben, ebenso die Idioten und andere Mißgestalten, die lebenslänglich in Spezialinstituten versorgt werden müssen. Einzelbeobachtungen, welche die Ärzte machen, sprechen auch im gleichen Sinne. So wurden mir vor einigen Jahren 2 solche Elendssäuglinge gebracht, die ohne Haut geboren waren und es ist wahrscheinlich, daß deren Mutter während der Schwangerschaft durch ein Goldpräparat geschädigt worden war, da diese Präparate ganz besonders solche Hautschädigungen verursachen, was auch 5 Fälle im Kanton Waadt/Schweiz beweisen, bei denen nach solcher Goldmedikation die Haut bei lebendigem Leibe abfaulte, was zum Tode führte. Ein Arzt, der dies verordnet hatte, war nur mit Mühe vom Selbstmord abzuhalten infolge der Vorwürfe, die er sich machte,

Aus Japan kommt die Nachricht,. daß ein von einer großen schweizerischen chem. pharmazeutischen Gesellschaft hergestelltes Mittel, das Mexaform, schwere Sehnervenstörungen und Lähmungen in großem Maßstabe hervorgerufen habe. Die Tochtergesellschaft dieser Firma in Japan, eine andere Herstellerfirma und selbst der japanische Staat, der in seinem Eifer ebenfalls eine Fabrik eröffnet hatte, sind heute wegen Schadenersatz angeklagt und bisher wurden bereits von den Gerichten 800 Millionen Schweizer Franken Entschädigungen zugesprochen, doch sind noch weitere Prozesse anhängig, sodaß die ganze Sache auf über eine Milliarde Entschädigungen hinausläuft. Es scheint, daß die gelbe Rasse auf dieses Mittel besonders sensibel ist.

Schaden hat ebenfalls das Hexachlorophen angerichtet, das in vielen Pudern, Zahnpasten und Salben vorhanden ist, allerdings in geringen Mengen. Aber in einem dieser Puder war der Gehalt größer und dieses hat vor kurzem in Frankreich zum Tode von über 30 Kindern geführt und beschäftigt zur Zeit die französischen Gerichte.

Als ich vor einigen Jahren einen Besuch bei einem Kollegen im Thurgau machte, lag dessen Frau in einem schwerkranken Zustande zu Bette, so daß sie kaum sprechen konnte. Es stellte sich dann heraus, daß dies von einem Rheumamittel herrührte, von welchem ihr Gemahl ihr nur eine einzige Ampulle eingespritzt hatte. Als ich nach Hause kam, lag ein Brief der Herstellerfirma vor, in dem diese dringend vor Anwendung des Mittels warnte und die Ärzte ersuchte, allfällig vorhandene Vorräte sofort zurückzuschicken. Solche Widerrufe treffen dann und wann bei uns ein; ich kann mich erinnern, daß einmal in einem Briefe gleichzeitig 4 Mittel aus dem Handel zurückgezogen wurden wegen der verursachten Störungen. Dies ist nur ein kleiner Ausschnitt aus dem Sündenregister. Man sieht auch, daß die Medikamentenkontrolle kaum wirksam ist, denn das Experiment ermöglicht nicht, die Möglichkeit von Schäden mit einiger Sicherheit auszuschließen; das ergibt sich erst aus dem Gebrauch. Diese Unzulänglichkeit wird noch verstärkt, weil die geldkräftigen Firmen mit allen Mitteln versuchen, die Arzneimittelkontrolle auf längst bekannte und bewährte Naturheilmittel abzulenken oder auf homöopathische Präparate, bei denen seit dem 180 jährigen Bestehen der Homöopathie, noch nie eine Schädigung vorgekommen ist.

Und diese schädigende und menschenvernichtende Medikasterei wird von den Regierungen, Krankenkassen und von der Sensationspresse als menschenbeglückende Neuerung angepriesen und mit Milliarden und Abermilliarden unterstützt, damit auch ja der Letzte der „schwindelerregenden" Fortschritte der Medizin teilhaftig werde.

Dutzende von Ärzten, Professoren der Medizin, ja selbst Nobelpreisträger haben sich schon auf Kongressen in gleicher Weise ausgesprochen, aber gegen die Propagandadampfwalze der chem.-pharmazeutischen Industrie haben sie bisher kaum nennenswerte Erfolge aufzuweisen. Ja selbst die enormen Prämien, die jedermann zu entrichten gezwungen ist infolge des Obligatoriums der Krankenkassen, noch die Steuergelder, die dem Moloch der modernen Medizin zufließen, vermochten bisher Abhilfe zu bringen, denn das Volk ist durch die Propaganda, welche auch von vielen Ärzten unterstützt wird, geradezu hypnotisiert und kann sich nichts Schlimmeres vorstellen, als dieser „Segnungen" nicht mehr teilhaftig zu werden, obwohl das Aufhören dieser verheerenden Verarztung ja sein Glück bedeuten würde. Da bestätigt sich wahrlich das Sprichwort: „Wen Gott verderben will, den schlägt er mit Blindheit".

Und doch gäbe es einen Weg, der aus dieser Sackgasse herausführen würde, unsere Völker von den maßlosen Abgaben, welche heute die Medizin beansprucht, befreien und die Volksgesundheit wieder herstellen würde. Dieser Weg ist, wie ich es im Vorliegenden gezeigt habe, die mindestens zehn Mal wohlfeilere Homöopathie, welche die Kranken den Naturgesetzen gemäß und daher wirklich heilt. Allerdings nur dann, wenn die Homöopathie von fähigen Dozenten an besonderen Instituten gründlich gelehrt würde und nicht so, wie sie heute infolge von Mangel an Lehrinstituten zum großen Teil von Leuten ausgeübt wird, welche sie weder gelernt haben noch verstehen, infolgedessen bloße Scharlatanerie treiben und sie dadurch diskreditieren. Dabei besteht gar kein Unterschied zwischen ärztlichen Homöopathen und Heilpraktikern, denn in beiden Lagern fehlt es bis heute bei einem großen Teil an gründlicher Ausbildung mit der Folge, daß die Heilerfolge bei weitem nicht diejenigen der wahren klassischen Hahnemannschen Homöopathie erreichen.

Schlußwort

Die Forschungsergebnisse der Schulmedizin sind mehrheitlich zwar richtig, aber sie gelten nur im Bereich der toten Materie. Man kann wohl durch vorübergehendes Einsetzen einer Pumpe die Herzaktion nachahmen und auf diese Weise bei Versagen des Herzens die Blutzirkulation gewährleisten. Man kann auch bei Blutkrankheiten, wie Leukämie, perniziöser Anämie oder bei solchen, die durch Krebs- oder andere Krankheiten hervorgerufen werden, das Blut des Kranken mit dem eines gesunden Menschen austauschen. Doch wird dieses Blut alsbald zersetzt, ausgeschieden und wieder durch krankes, körpereigenes ersetzt, womit nur ein kurzer Aufschub erzielt wurde. Man kann auch Geschwülste entfernen oder Konkremente, wie Gallen-, Nieren- oder Blasensteine, jedoch wird dadurch die eigentliche Krankheit nicht beeinflußt. Die gestörte Lebensenergie erzeugt sie von Neuem oder wirkt sich in anderer Weise aus.

Alle diese Maßnahmen haben mit einer Heilung nichts zu tun. Ebenso können Symptome mit Medikamenten unterdrückt werden, aber die gestörte Lebenskraft erzeugt sie von neuem. In den meisten Fällen sind Symptome Heilreaktionen, weshalb die symptomatische Behandlung schädlich ist, indem sie das Heilbestreben des Organismus stört. Daraus erklärt sich die enorme Zunahme der Krankheiten, seitdem die schulmedizinische Behandlung infolge der Krankenkassen Allgemeingut geworden ist.

Wenn wir daher die untragbaren Verhältnisse in der heutigen Schulmedizin von Grund auf sanieren, deren untragbare Kosten auf ein erträgliches Niveau senken und unsere kranken Völker wieder der Gesundheit zuführen wollen, so müßten in erster Linie die folgenden Grundsätze verwirklicht werden:

1. Striktes Verbot der Devitalisierung der Zähne, weil die Zahnwurzeln sich stets mit der Zeit mit Bakterien oder Viren besiedeln mit der Folge von Aussaat und allergischen Toxikosen aller Art, der Crux der heutigen Menschheit (akuter und chron. Rheumatismus, Leber-, Blaseninfektionen, chron. rezidivierende Bronchitis etc.)

2. Die heutige Impfwut muß aufs stärkste gebremst werden, weil zahlreiche Impfungen ebenfalls zu allergischen Krankheiten und dazu noch zur Sykose disponieren, welch letztere die Tumorbildung begünstigt.

3. Die Behandlung mit symptomatischen Mitteln, welche heute 98 % des schulmedizinischen Arzneischatzes ausmachen, ist auf das dringendst Notwendige zu beschränken, also vor allem auf unheilbare Krankheiten bei denen es sich nur darum handelt, dem Patienten seinen Zustand einigermaßen erträglich zu gestalten. Auch die Behandlung mit Antibioticis ist eine symptomatische Behandlung, weil sie nur einen akzidentellen Krankheitsfaktor, den Bazillus bekämpft, keineswegs aber die Ursache der Infektionskrankheit, welche in der mangelnden Widerstandskraft des Patienten zu suchen ist. Diese würde durch das normale Durchstehen der Infektionskrankheit verstärkt, ein notwendiger Prozeß, der aber durch das Antibioticum beeinträchtigt oder verhindert wird.

4. Die bloße Erhaltung des Lebens schwerkranker, invalider und unheilbarer Patienten und die Transplantationen etc., kurz alles, was nur eine Verlängerung des Leidens ohne Aussicht auf eine Heilung bedeutet, sollte unter allen Umständen aufgegeben werden, eine Forderung, die aber aus mannigfachen Gründen sehr schwer zu verwirklichen ist. Das Hineingeraten in diese Sackgasse ist die Frucht der materialistischen Schulmedizin, deren Grundlage auf falschen Prämissen beruht, weshalb sich auch hier wieder die Wahrheit bestätigt: „An ihren Früchten werdet ihr sie erkennen."

Könnten diese Forderungen verwirklicht werden, so würde die heutige kranke Menschheit allmählich wieder genesen und die heutigen, fast untragbaren Kosten des Gesundheitssektors würden sich auf einen Bruchteil des heutigen Prozentsatzes senken. Die grundsätzliche Einführung der Homöopathie als Hauptbehandlung mit gewissen Ergänzungen durch die Schulmedizin, wie dies aus dieser Arbeit hervorgeht, würde das ganze Problem mit einem Schlage einer dauerhaften Lösung zuführen.